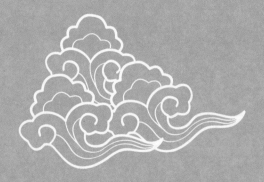

北大蒋文跃的中医养生课

蒋文跃 / 著

海南出版社
·海口·

图书在版编目（CIP）数据

北大蒋文跃的中医养生课：全两册 / 蒋文跃著 . ——
海口：海南出版社，2021.1（2024.5 重印）
  ISBN 978-7-5443-9681-3

  Ⅰ . ①北… Ⅱ . ①蒋… Ⅲ . ①养生（中医）Ⅳ .
① R212

中国版本图书馆 CIP 数据核字 (2020) 第 237099 号

北大蒋文跃的中医养生课

BEIDA JIANG WENYUE DE ZHONGYI YANGSHENG KE

作　　者：	蒋文跃
策划编辑：	宣佳丽　车　璐
责任编辑：	张　雪
穴位插画：	夏天工作室
封面设计：	MM末末美书　QQ:974364105
责任印制：	杨　程
印刷装订：	北京兰星球彩色印刷有限公司
读者服务：	唐雪飞
出版发行：	海南出版社
总社地址：	海口市金盘开发区建设三横路 2 号
邮　　编：	570216
北京地址：	北京市朝阳区黄厂路 3 号院 7 号楼 101 室
电　　话：	0898-66812392　　010-87336670
电子邮箱：	hnbook@263.net
经　　销：	全国新华书店
出版日期：	2021 年 1 月第 1 版　2024 年 5 月第 3 次印刷
开　　本：	787 mm×1 092 mm　　1/16
印　　张：	38.5
字　　数：	410 千字
书　　号：	ISBN 978-7-5443-9681-3
定　　价：	108.00 元（全两册）

作者序

我时常觉得医书是不能轻易写的。人言为信，读者会将书中的内容作为信条去尝试，如果医书传达的信息是错误的，其危害性可想而知。况且历代的医书已汗牛充栋，如果没有什么亲自验证的新意，就不要轻易去著书立说。那么，为什么我要写这本书呢？这本书的出现，既是偶然，也是必然。

近年来随着传统文化及中医的复兴，非医学专业的普通百姓喜爱中医、自学中医的大有人在。随着人们保健意识的提高，中医养生的热度更是日益高涨。常有人问我，如何自学中医？钻研古典医籍，不知从何下手；读中医现代教材，又总有隔靴搔痒之感。与此同时，"挺中医"与"贬中医"的论战频频见于各类媒体，甚至许多高学历人士也常常参与其中。然而，我发现这其中真正平心静气地进行理性讨论的少，抬杠式争吵甚至谩骂的居多。

对于中医的态度，时下有两种说法很盛行，一种是将古典中医玄化拔高乃至神化，引得外行如痴如醉；另一种是在科学的名义下把中医批得一无是处，将其斥为"伪科学"。然而有关中医核心概念的争论，答案往往很难在古典医书及现代教材中找到。比如阴阳五行在算命风水中盛行，以此作为核心理念的中医怎么会是科学？心明明是循环器官，中医为什么说心主管神？"肝主疏泄"究竟是啥意思？属于泌尿系统的肾脏怎么会储藏生殖之精呢？看不见摸不着的经络到底是什么？中医连细菌、病毒都搞不清楚，怎么就把炎症治好了？诸如此类的问题几乎是每一个学中医的人都会碰到的，甚至很多从事中医工作很久的人也想不明白。我认为，市场上缺乏一本面向普通百姓的、能把中医理论说明白的书，我内心一直想写一本这样的书，却始终没有动笔，因为总有些问题没有完全弄清。

作为常年在西医院校开展中医教学工作的教师，我一直努力试图还原中医最核心的理论在历史上的来龙去脉，并作出现代解读——这种解读的原则是不失中医之灵魂——再客观理性地分析其优势与缺陷。虽然我在学校从事教学工作，但也从来没有脱离临床，因此在我的课堂上几乎所有理论都会结合案例予以说明。意想不到的是，这种亦中亦西、融汇古今、以案说医的授课模式，取得了很好的效果。

后来我想：作为北京大学的学生，如果对作为传统文化重要组成部分的中医不甚了了或者有成见、偏见，那对于传播中国文化一定是有损害的。因此，我面向北京大学校本部的非医学专业学生开设了通选课《中医养生学》。虽然名之曰"养生学"，但是实际上我带着私心，希望借养生之名做好中医常识的普及，这门课程中有三分之一课时的内容是解读中医核心理论。这门课程自开设以来，深受学生喜爱，同时也吸引了一些社会人士旁听。后来，知名音频分享平台喜马拉雅的编辑来学校旁听我的课，觉得内容很有意思，希望将该课程放到喜马拉雅上。由于要面向社会大众，我在原有课程的基础上，增加了内外妇儿老等各类常见病的保养内容。由此，这门课程就几乎包括了中医养生学涉及的方方面面。

后来海南出版社的宣佳丽女士来找我，希望将此课程编辑成书出版。经过多次讨论后，我们重新梳理了本书框架，将其分为"养生之道"和"养生之术"两大板块。上册"养生之道"包括对中医的认知、基础理论及体质养生等内容；下册"养生之术"包括内外妇儿老等各类常见病的分析和常用调养方法，涵盖了家庭易用的中医方药和针灸推拿等内容。其中，体质养生是本书的重点和特色部分，因为本书的体质分类是一种直观分类法，一看就会，我也在稿件中做了进一步的完善和补充，使这部分内容更加完备、系统，更具有实用性。

以上就是这本书的由来，它可以说是我从事教学和临床研究几十年来，对中医常识解读的一次总结。虽然有关中医临床方面的内容尚不够详细具体，但中医理论中"难啃的硬骨头"几乎都可以在这本书里找到答案或启示。以此渐进，我相信至少能使方向不偏，如此才可入得堂奥。

其实，养生只是中医这棵树上的一个果实而已，不懂中医而去谈中医养生，那是天方夜谭。这堂"中医养生课"强调的是养生之道下的养生术，以道统术，道术相结合。现今市面上关于养生之术的书很多，而深入讲解养生之道的少。实际上，养生之道的核心就是强调保养人的天性及自愈力，强调人的体质差异。可以说，这两部分内容是本书与其他养生著作的显著区别之一。

大道至简，养生之道其实并不复杂，但如果你不去践行，那就没有任何意义，正如古人所说的"知而不行，只是未知"。在此借用老子的话"吾言甚易知，甚易行；天下莫能知，莫能行"，与各位读者朋友共勉。

蒋文跃

2020 年 7 月 8 日晚

于北京花园北路北京大学医学部

编者序

　　药膳食疗、推拿按摩、经络疗法、体质调理……对于这些名词，您一定不会感到陌生。近几年，中医养生因适用人群广泛、方便易操作、治疗效果理想等优势，越来越受大众青睐，各类中医养生馆、线上线下中医养生课程等也应运而生。但当人们到正规医院去挂知名中医专家的号时，往往一号难求；私人养生医馆又大多费用高昂，且医术水平没有保障；网络上的养生方法则良莠不齐，甚至有的还自相矛盾……这就使人们对中医养生既好奇，又迷惑，既想感受一下它的神奇，又因一些治疗失败的例子而对它望而却步，甚至还有人对它采取坚决抵制的态度。

　　其实，这是因为大家还没有真正地了解中医、体悟中医。仅凭自己对中医的一知半解或某些人对中医夸大其词的宣传、全盘否定的抹黑，来给这样一门传承了几千年，凝结了无数人的智慧，经无数人亲身实践验证的学科下定义，这种做法既不妥，也不科学。

那么，作为不懂医学基础知识的普通人，要想真正了解、学习博大精深的中医学，并将其中的精华理念运用到日常生活中，帮自己和身边人获得高品质的健康人生，应该怎么做呢？要解决这个问题，最重要的是找到一位可靠的领路人，由他来针对大众的养生、调理需求，从浩瀚的中医知识海洋中删繁就简、去粗取精，撷取最适合零基础者入门与操作的内容，建立起一个系统全面的知识网络，使人们由浅入深地了解和运用中医学科的知识，真正做到把经典融入当下生活。

《北大蒋文跃的中医养生课》这套书就是这样一位可靠的"领路人"。本书作者蒋文跃先生现为北京大学医学部中西医结合教研室副教授，从事中医临床工作三十余年，治疗病例数万例。在各种中医知识让人眼花缭乱之际，本书的出版殊为难得：一是作者数十年如一日奋战在教学、临床第一线，始终兼顾科研与实践，因此本书可谓理论联系实际的最佳成果；二是作者学贯中西，将中西医的治疗优势完美结合，客观务实，并无偏颇。可以说，读这套书，就是把有着丰富临床经验的北大教授请回了家，为读者传授私家中医养生课。

本套书分为上下两册。上册"养生之道"追本溯源，将中医的核心理论和养生的本质，用形象生动、通俗易懂的语言娓娓道来，首先便说明我们的身体本来就有着最强大的自调节能力和自愈能力，找到适合自己体质的养生方法才是养生的核心。其中第四章"体质养生"是本套书的核心知识点。了解什么是体质，不同体质的人有怎样的外形和性格上的表现，各类体质的人群分别容易得什么病以及如何保养，这些都是调理身体的根本。这就是所谓知其然，更要知其所以然。体质判断与调理的内容贯穿全书，因为这是我们普通人在实际生活中运用中医养生方法的前提。

下册"养生之术"务求实用，将全家男女老少可能出现的健康问题分别从致病原理、调理思路、调理的具体方法、心理因素等多方面进行深入讲解，逐个解决。作者总结了自己从医三十多年间接诊各类患者的经验，将关注重点放在儿童、女性、老人这三大人群上，针对他们的高发疾病展开分析，给出实用、安全、有效的解决办法。除此之外，书中还详解了当下备受关注的滋补中药和经络穴位养生疗法（如针灸、按摩、刮痧等），分别讲述了这些药材和养生疗法的适用人群、服用宜忌、操作方法等，让读者在用中医治病和调理时，能够做出正确的选择，以免花费巨大却收效甚微，甚至是越调理身体越差。本书翔实的内容将教会读者全方位呵护家人和自己的身体健康。

在编辑本书的过程中，给编者印象最深的一句话是："有人问，那养生不是很简单吗？是的，养生很简单。说来容易，做起来也容易，可坚持做到并不容易。"确实，拥有正确的养生观念并不难，学会适合自己的养生方法也不难，真正难的是在生活中做到持之以恒。希望您的养生之路的第一步，是由翻开本书，认真践行其中内容开始。

目　录

第五章 运动养生

第六章 食养原则

❀ 下　册 ❀

第七章　儿童保健

第八章　妇科保健

第九章　老年病保养

第十章　中药养生

第十一章　经络穴位养生

第十二章　房事养生

第一章

认知中医

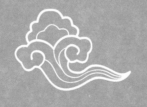

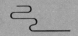

世界各国都有自己的传统民间医学，但随着现代医学的兴起，各国的传统医学基本上都慢慢退出了医疗领域。唯独我们中国的传统医学——中医学，非但没有衰退，反而更加蓬勃发展。我国拥有大量的中医教学、科研及医疗从业人员，这在全世界是绝无仅有的。

01
为什么中医总是被"神化"与"妖化"

在本书正式开始讲养生之前,我想首先在理念上作个澄清,那就是我们应该怎样客观地看待中医。

中医备受争议的独特现象

中医绝对称得上医学领域的"奇葩"。世界各国都有自己的传统民间医学,但随着现代医学的兴起,各国的传统医学基本上都慢慢退出了医疗领域。唯独我们中国的传统医学——中医学,非但没有衰退,反而更加蓬勃发展。我国拥有大量的中医教学、科研及医疗从业人员,几乎每个省都有中医药大学,各市县都有中医院,每家西医院都设有中医科,这在全世界是绝无仅有的。

但是,这样一门非常有生命力的传统医学却有个非常奇特的现象,那就是人们对它持有截然相反的态度——褒之者称其为"国粹",贬之者称其为"伪科学"。没有一门学科能像中医这般受到如此激烈的争议。

如果我问:"你相信氢和氧发生反应会产生水吗?你相信化学吗?"我想这几乎不是个问题,只要受过基本教育的人都会给予肯定的回答。可是当有人问:"你相信中医吗?你相信经络针灸吗?"

很可能会得到许多不同的答案。

中医备受争议的第一个原因：个人经历不同

导致人们对中医有不同看法的原因是多方面的。首先，个人经历会深刻影响一个人对中医的理性判断。

我有一次乘坐京沪线火车，在我上铺的乘客是位小伙子，闲聊时他指着自己已经歪了的半边脸，说"要去北京治这个"。我知道这是病毒所致周围性面神经炎引起的面瘫，过了一定的时间窗口就很难治愈。他一路上不停地埋怨坐在身旁的母亲。这位母亲年轻时也得过这种病，是一位针灸师治好的，所以在她的建议下，儿子刚发病时也采用针灸治疗，未见好转后又找西医治疗，但医生说："太晚了，治不了了。"因此小伙子认为是中医延误了他的病情，毁了他的容貌。听着这位尚未找对象的小伙子不停地骂"中医是骗子"，看着那位满脸愧疚的母亲，我想可能他这一辈子都会痛恨中医。

而我曾遇到的另一位患有同样疾病的小伙子，经一位民间医生以外敷中药的方法治疗，很快就将病治好了，他见到我时总是夸"中医太神奇"。

不是专门从事中医行业的人，很容易通过自己的有限经历或道听途说来判断中医如何如何。所以，要想真正理性地判断中医，首先必须对中医有一个全面的学习和了解，然后再下结论。

清朝末年有位非常知名的学者，叫俞樾，应该说他是最早提出废除中医的人，而他之所以提出废除中医其实也跟他的个人经历有很大的关系。在短短几年内，他的妻子、两个儿子、女儿、女婿、孙子全部因病去世，可想而知，他当时的心情可以说已接近崩溃。在这种个人经历下，他认为中医是没有用的，甚至认为医学是没有用的，病不是用药能治好的。因为俞樾是位很有名气的大学者，所以后世很多主张废除中医的人都受到了他的影响。

这些实例说明，个人经历会影响一个人对中医的判断。

中医备受争议的第二个原因：用现代科学评价中医是不对等的

第二个原因是许多人喜欢用当今自然科学的方法与技术来检验中医、评判中医，而这就涉及中医与现代科学之间的关系。

我个人认为，中医与现代科学并不是对立的，但也不是对等的。说它们不是对立的，是因为中医学有相当多的内容是可以通过现代科学技术证明其合理性的，譬如青蒿素治疗疟疾，砒霜、雄黄治疗白血病，针灸镇痛，等等。我们不能说，古人用新鲜的青蒿绞出的汁治好了疟疾是迷信，分离了有效成分后治好了疟疾就是科学。

但中医里的有些概念，确实是很难用科学来论证的，或者至少暂时不能用科学来证明。比方说人参大补元气，这如何证明呢？当然，你说人参里的皂苷有提高免疫功能之类的效果是可以的，但你怎么用科学证明元气呢，哪些指标才算是元气？这恐怕很难。

再比如，如何用科学证明六味地黄丸可以补肾阴呢？按现代西医通行的做法，要先在动物身上进行实验论证才行。人肾虚时有腰酸、耳鸣、脉尺部沉弱等症状，难道我们要问小白鼠："你耳鸣吗？腰酸不酸？"这可能吗？虽然中医有判断阴虚的客观指标，但要找到用什么现代科学指标来衡量它，也不是件容易的事，更不要说明确肾阴虚的科学本质是什么了。这六味中药所含的化学成分成千上万，如何来判断哪些是有效成分并不容易，是否有可能分离鉴定清楚也是个问题。

中医重视人的整体性，重视形态与功能的合一，重视疾病的动态变化与个体差异及自我愈合能力，而现代科技重视的是分子机制和局部定量方法。这种局部定量的方法至少目前还不能恰当、合理地评价中医的整体动态指标。也许将来某一天，科技进步后能解决这个问题。

因此，被科学证明了的，不见得就是中医的全部或是它的精髓；没被科学证明的，更不一定是错误的或是伪科学。

中医备受争议的第三个原因：传统医学的丰富与芜杂

第三个原因是传统医学内容本身的丰富与芜杂。传统医学是个筐，什么都可以往里装。

在长达五千年的历史长河中，在无数次与病痛抗争的过程中，我国人民在医书中记载了形形色色的治疗方法、方药，记载了解释生理、病理、药理的各种稀奇古怪的理论。不同的人看到了传统医学中的不同内容：有的人盯着个别的愚昧荒唐，有的人则发现了超越时空的瑰宝。

清代有位名医叫叶天士，有一年苏州气候不好，又湿又闷热，那一带发生了大规模的传染病，很多人因高热而死亡，这时叶天士用一种叫"金汁"的药来治疗此病，大获成功。起初我以为这药与黄金有关，查后才知，这药是将健康儿童的粪便与泥浆搅拌，装入坛中，埋入地下，若干年后取其上清液用来治病。

中医的说法是，若是天地间腐败不洁之气感染了人体，那么就用土和粪便中的腐气"以腐治腐"。可能很多人觉得这种解释荒唐可笑，但实际上，这可能是用土办法制造出的天然广谱抗生素。近几年，很多国际著名杂志都刊载过通过儿童粪菌移植来治疗难治性细菌感染的事例。

所以，对于先人的种种尝试，我并不觉得可笑，我们反而应该对祖先的那种不懈求索的精神肃然起敬。当面对大疫凶病、痼疾沉疴时，他们不是束手待毙，而是将天地间所有物质都作为治疗的药物来探索，不光是常见的草根树皮，梁上尘、灶中土、草木上的蜜蜂与知了、地下的蛇蝎虫虺，甚至人畜的排泄物，都会被他们拿来尝试治疗疾病。为了与疾病抗争，先人做过无数次真正意义上的人体实验，积累了非常宝贵的经验。

客观地讲，这些治疗的经验有重大的价值，但也难免会有一些错误或荒唐的内容。当然，这其中夹杂着一些错误的或荒唐的东西也不足为怪。

中医备受争议的第四个原因：中医的哲学理论易被误读

最后一个重要的原因是人们对阴阳、五行、脏腑等中医核心理论的误解。

有一次，一位朋友跟我说："中医完全是胡说八道，说肾藏精，精子怎么在肾脏里呢？"殊不知中医的肾脏与西医的肾脏是不一样的——大多数人不明白中医所讲的五脏六腑等概念是如何产生的，这些概念在本书中都会有详细的说明。

还有一次，有个孩子反复感冒发热，同时有食欲差、大便稀的症状，中医大夫在病历上写了用"培土生金"的方法治。孩子的母亲问我："什么是培土生金？"我说："这是用五行理论来解释病理和治疗思路，也就是通过调补肠胃达到补肺的目的。"这位母亲就说："什么生啊克啊，那不是算命才讲的吗？"

其实，五行理论中的相生相克本来是指自然界相互促进、相互制约的整体平衡关系，中医用这个理论来帮助解释人体各系统间的相互关系，是用了五行的基本精神。但算命则完全失去了五行的原始意义，将出生日期与金、木、水、火、土相配，来推演人的命运，甚至解释人与人之间的相互关系。这就好比一把水果刀，既可以用来削水果，也可以用来杀人，但那不是水果刀的错，而是使用者的问题。

阴阳五行理论有其产生的历史背景，但如果将它无限地放大去解释一切，就会出现理论使用不当的问题。这就分别给了吹捧中医和贬低中医的人依据，吹捧中医的人会说："你看，中医的理论多高明啊，它可以解释宇宙间的一切，任何治疗成功的案例都要用这些理论来套！"而贬低中医的人呢，可能会说："中医使用的是算命、风水等迷信工具，这样的医学能靠谱吗？"

在本书第二章"中医基础"中，我会详细讲解上述这些理论的来龙去脉，剥去它们的神秘外衣，还原它们的原始意义。

总之，我们应该理性客观地看待中医，承认中医有其独特性和生命力，但也要明白它并不玄秘，更不是某些人宣称的超现代的包治百病的完美学科，它也有明显的缺陷。

02
养生到底养什么

下面我要谈一谈养生中的一个关键问题，那就是养生到底养什么？

我治疗过一位女患者，她的皮肤不太好，肤色又黄又暗。她向我倾诉："蒋医师啊，我其实很注意保养自己的皮肤的，经常吃一些燕窝、阿胶，他们告诉我这些都有美容养颜的作用。我还经常去美容院做皮肤保养。可是，为什么我的皮肤还是这么差？"其实，她的皮肤黄暗是因为湿气太重，按照现代医学的说法是皮肤组织里的水液潴留太多。很多脸黄的人其实体内都有湿，而燕窝、阿胶又都有滋阴的作用，是增加湿气的，所以服用燕窝、阿胶只会适得其反。

这件事让我想起了一位朋友养兰花的经历，她经常喜欢给兰花浇水，没多久，兰花的根烂了，兰花也死了。她不知道其实兰花根部的湿度不宜太大。养兰花，你必须知道兰花的天性，比如光照不能太强烈、湿度不宜过大、土壤宜疏松等。

所谓"养"，是给予被养对象符合它天性的适宜条件。

"性"与"养性"的含义

养人，当然得符合人的天性。所以，古往今来的许多养生专家和中医名家，都提出了一个命题——养生其实就是养性。

这个"性"，就是天性的"性"。我们来看"性"这个字：左半边是竖心旁，古人所说的心主要指神经系统所管理的一些功能；右半边是生命的"生"字，因此左右两边合起来的意思是"生下来就具有的一些功能活动"，也就是我们平时说的天性。

那么哪些是人的天性呢？古人说"食、色，性也"，吃饭、过性生活就是天性。当然，天性还有很多，譬如人一生下来就会呼吸，渴了就要喝水，饿了就要吃饭，饱了就不想吃了，累了、困了就要休息，睡够了就要起来动动筋骨、蹦蹦跳跳，这些都是人的天性。

经常破坏天性，疾病就会找上你

养生就是养性，就是要保养和遵从这些天性，而不要去破坏这些天性。有人问，那养生不是很简单吗？是的，养生很简单。说来容易，做起来也容易，可坚持做到并不容易。

譬如人饱了就不应该吃了，这事做起来难吗？不难，可很多时候我们明明已经吃饱了，但由于觉得这东西很好吃，就会再多吃一些。朋友聚餐或节庆聚会，我们一般都会吃得过多，这就开始违背天性了。

再譬如有时我们很困了，应该上床休息了，但是因为还有没完成的任务，所以就得喝杯茶或咖啡，抽支烟，提提神，这又破坏天性了。

还有，性成熟后，由于体内激素的作用，人就需要过正常的性生活。可是有的人觉得这种感官刺激很舒服，便过分地追求这种感觉，以致会有性生活过度的情况；也有的人由于各种原因，不能有正常的性生活，因而强行压抑正常的欲望——这些都违背和破坏了人的天性。

再比如人的情绪问题。人都有七情六欲，中医学把这些情绪分为喜、怒、忧、思、悲、恐、惊。有人说我们坏话，我们就会不高兴，会生气；亲人故世，我们会悲伤；看到令人害怕的事，我们会恐惧……这些都是天性，即人受到外界刺激会产生情绪上的变化，这是正常的。当这些刺激消失后，大多数人的情绪很快就会平复，可是有的人却会沉溺于这种情绪而不能自拔。我们经常会听到的"恨你一辈子"，就是一种典型。

有的人失恋了就很痛苦，整天萎靡不振，甚至借酒消愁，把白酒往胃里灌——如果小猫、小狗失恋了，才不会用一瓶二锅头来伤害自己呢。

经常破坏或损害天性，健康就会出问题，疾病就会找上你。

人的天性特点之一：自调节能力

人的天性中最重要的一个特点就是自调节能力。当环境发生变化时，人的身体会作出调整以适应环境，保持身体内环境的稳定。

比如到了热的环境中，假设是40℃，我们就会出汗，这时身体的散热功能便会启动，因此我们的体温还是维持在37℃左右，而不是40℃；而当我们身处0℃的寒冷环境时，身体也不会像杯子中的水一样变成0℃——这个时候表皮会收缩，散热会减少，同时体内产热增加。这就是人体对气温的自调节能力。

人体也能根据空气中氧气含量的变化自行调节。譬如到了高原环境，比如西藏、青海等，高海拔的地方空气中的氧气含量比较低，人会有缺氧的高原反应。可是你在那儿待一段时间之后，身体自然就会作出调节以保证获得足够的氧气。不知道你是否注意过我们的藏族同胞，他们的肤色暗紫，其实并不全是阳光晒的，更主要的原因是他们血液中的血红蛋白含量较高——血红蛋白是血液中输送氧气的蛋白质。可见，人在低氧的环境里，血红蛋白会增加。

人体还会对光照作出调节以保护身体。生活在非洲的人皮肤比较黑，那是因为他们的身体作出了自调节，增加皮下的黑色素以阻挡紫外线对身体深层组织的损害。而在北欧这种光照时间特别短的地方，人们的皮肤通常比较白，且眼睛是蓝色的，这是因为白皮肤可以吸收更多阳光，蓝眼睛则对光更敏感。

实际上，人体不只会对温度、光线、含氧量等变化作出调节，还会对许多其他的外界变化作出自身的调整。

人不可能生活在一成不变的环境中，我们所处的环境时时刻刻都在发生着变化，如气温、湿度、光照、风力、食物、社会压力等，一个人适应环境的能力强，就不容易得病；适应环境的能力弱，就容易得病。因此，**增强自己适应环境的能力，是养生的重要内容**。

人的天性特点之二：自愈能力

除了自调节能力外，人的天性还有自愈能力。当人患了疾病或身体有损伤时，身体能自己愈合、自我修复。

我们都知道，家里的电视、冰箱坏了，就要请人修，它们不会自己变好，更不会自己长出一台全新的电视、冰箱。但人的身体不一样。譬如你的手被划破了，流血了，但血不会像开着的水龙头一样滴滴答答流个没完，此时人体的凝血机制会被激活，以形成血栓堵住出血点；你的表皮被蹭掉了一块，过几天就会长出新的皮肤来；你感冒了，气管发炎了，过段时间炎症损伤的黏膜就会自行修复；像肝脏这种再生能力强的器官，即使被切掉一大块，只要有足够的营养，还会长出新的、健康的肝脏。

当病毒、有害细菌进入身体时，身体就会产生抗体，有一万种致病菌，身体就会产生一万种抗体，有一百万种致病菌，就会产生一万种抗体，这非常神奇。

古人虽然没有这些科学知识，但他们同样知道人体有自愈能力，称这种能力为"内药"——身体自己的魔药。古代道家炼的"内丹"，中医学所说的"正气""元气"等，其实都是指人体的这种能力，虽然语言表述不一样，但内涵是一致的。

人体这种天生的能力是从哪里来的呢？既是人类长期进化形成的，也是在出生后不断发育成熟的。养生就是要保护好这种能力，避免损害这种能力的生活方式。

天性健全且又顺从天性：无意识地养性

一个人如果天性健全，过着顺从天性的生活，就会健康长寿，享受天年。

我们时常可以看到在偏僻的山野乡村中，一些老爷爷、老奶奶身体很健康，活到九十多岁，甚至一百多岁，他们可能没上过学，也从没听过"养生"两个字，可他们的生活基本遵从了人的天性。

这或许是他们的天性比较健全，按现在的话来说，是遗传素质没有大问题。每天的起居劳作比较规律，经常做些力所能及的田间地头农活或家务活，而不是整天坐着、躺着，啥事也不干。

他们的性格乐观开朗，不会为鸡毛蒜皮的小事耿耿于怀，有心事或不快时，喜欢表达出来，为人友好，乐于助人，与家人相处也和睦。

他们在饮食上也比较节制，吃的都是随处可见的普通的健康食品。

这样的人，不谈养生自养性，他们也不用去健身馆，不必吃补药，就能颐养天年。

天性不健全的人如何顺从天性：有意识地学习

有些人会说："蒋医生啊，你说的那些违背天性的事我很少做的，我各方面都蛮注意的，但我的身体还是不好，经常生各种疾病。"

其实，有相当多的人出生时天性已经有些偏差，虽然没有到先天残疾，缺胳膊少腿这种程度，但功能方面有些欠缺，这就是体质。本书第四章对人的体质有详细的介绍。

天性不健全的人更应有意识地学习如何顺从天性，了解如何通过食物、药物的性能来纠正自己天性的偏差，这样，他们也可以健康长寿。

许多知名中医都有慢性病或年幼时体弱多病，但由于他们懂得保养，懂得如何顺从天性，他们同样可以享受健康。唐朝的孙思邈寿一百多岁，然而他小时候体弱多病，为治病几乎倾家荡产。可是他一辈子修性养身，最终成为言行一致的养生奇迹。他的名著《千金要方》中专门有一篇叫"养性"，有兴趣的朋友不妨找来看看。

03
五花八门的养生说法，我该听谁的

随着人们生活水平的提高，关心养生这个话题的人越来越多。养生的方法在日益增多，但各种养生方法往往意见不一致，甚至互相矛盾，作为非专业人士常常不知道该听谁的。

有一对夫妻就非常有意思，他们两个人对养生的态度迥然不同。妻子特别讲究保养，电视里的养生节目她都看得很认真，每位专家的意见她都相信，还会拿笔记本记下来，并且在生活中实践这些方法。有人说醋蒜可以软化血管，她就每天吃醋蒜；有专家说敲打阳陵泉穴有利于消化，她就按照书上说的仔细地寻找阳陵泉，一丝不苟地敲打穴位……社会上流行什么养生方法，她就用什么方法。而她的丈夫性格大大咧咧，根本不信养生，认为应该怎么痛快怎么来。这个丈夫还经常挖苦妻子，将一个段子挂在嘴边，说名人甲不抽烟不喝酒，活到六十多岁；名人乙只喝酒不抽烟，活到七十多岁；名人丙又喝酒又抽烟，活到八十多岁；而最后一位什么不良嗜好都有的名人活到九十多岁。

回想一下，你身边是不是也有这样的人，只相信自己喜欢或者愿意相信的意见、观点。比如：某人喜欢吃肉，当有专家根据科学研究列出吃肉对健康的好处时，他会立即相信，并且以此作为自己饮食喜好的强有力证据；而那些吃肉过多导致的坏处，他听都不要听。

这就好像某人坚持认为某个国家很坏，那么他会特别留意有关这个国家的负面新闻，而每一条负面新闻又都加深了他原先的印象；对于这个国家的正面新闻，他要么视而不见，要么认为是别人炮制的虚假消息。这样的人，不是相信某位专家或权威人士，他只是相信自己，在为自己的观点不断地寻找证据。

其实，我们每个人都有这样的人性弱点。

要做好养生与保健，就必须放弃自我的成见，理性地分析。

一是不可轻信。

那些所谓包治百病、适合所有人的养生方法，大多不可信，因为每个人的体质是不一样的。

我们经常听到各种互相矛盾的养生说法。比如：有人说吃肉不好，尤其是肥肉，容易引发高脂血症、血管硬化、脂肪肝、乳腺癌、肠炎等，还举出很多真实的例子来，吓得人不敢吃肉；而另一种意见会说，很多长寿老人天天吃肉，人体的激素就是脂肪合成的，不吃脂肪不利于身体健康。其实，在中医看来，应不应该吃肉要因人而异，那些壮实肥胖的人应避免过多摄入肉类，比如热积体质、湿热体质、痰浊体质之人，就应该避免过量的高脂饮食；而气营虚体质、阴虚体质等虚弱体质之人，饮食不宜过分清淡。同样一种体质，体力消耗大的人，可以适当多食用一些肉类；而运动量少的人，就应避免摄入高脂肪的肉类。

再比如运动与健康的关系。我可以列出一大堆运动对健康的好处，如增加骨密度、增强心肺功能、降血脂、降血糖、调节情绪、有利于排便等。可是另有专家说生命在于静止，很多高僧或修道者都是静坐修炼，乌龟、鳖这类喜静的动物都长寿，新陈代谢低的人也长寿，这似乎也很在理。

在中医的养生理论中，运动是否有益健康，同样因人而异。对于那些体内代谢废物堆积得比较多或者气血不通畅的人，比如湿热体质、热积体质、郁滞体质之人，建议适当加大运动量，这样有利于积滞的排泄；而对于虚弱的、营养不足的气血虚体质之人，或消耗较大的阴虚体质之人，则不适合剧烈运动，宜低强度运动，身体适应后可以逐渐增加运动强度，总之，过度运动对这类人来说反而会伤害身体。若一个人本身的体质就是分解代谢水平较高，那么再加上高强度的运动消耗，显然不利于健康。当然，适度运动有利于各类人。

二是不可盲目。

不要以为凡是长寿老人的做法就是可取的。对于长寿老人的经验，同样必须学会分析，要理性对待。许多人喜欢学一些长寿老人的做法，听一些知名中医的意见，或看看身边健康的人有什么保养方法。当然，我们可以从这些人身上得到相当多有价值的经验，比如像长寿老人一般乐观、乐于助人、勤于活动等。

我曾经有一位患者，他听说有一位长寿老人经常喝一种自酿酒，便认为这种酒可以延缓老化，于是就学着酿这种酒，并且依样画葫芦，每天都喝这种酒。但不久，他就因为肝脏问题住院了。我们必须明确一点，长寿老人的很多日常生活习惯不见得就是使他长寿的决定性因素，即便他自己是这样认为的。比如例子中的这位老人，可能因为他的肝脏功能比较好，这种酒对他伤害不大，但如果他不喝这种酒，可能身体会更好。

一些长寿老人由于身体素质比较好，年纪很大还会有性生活，但你不能认为性生活可以延长寿命，将因果颠倒；或者一些长寿老人有不良嗜好，比如抽烟，我们切不可东施效颦，认为抽烟有助于长寿；还有一些女性天生皮肤很好，身材很匀称，她的小姐妹会向她"取经"，问她是用了什么好的化妆品或吃了什么营养品，殊不知遗传因素才是主要原因。

三是不可教条。

还有的人只相信有科学根据的理念，其他什么都不信。举个例子：我有位朋友天天吃蓝莓，问她为什么？她说："科学家研究了，人体老化的元凶是氧化产生的自由基。而蓝莓中有丰富的抗氧化的花青素，所以蓝莓有抗衰老的作用。"她还说自己身边谁谁谁都在吃，吃了以后感觉很好，如此云云。实际上中医一般从整体上评价一种食物或药物，而不是根据某一种或两种成分。辣椒中有维生素C，维生素C当然对人体很有益，有抗氧化作用，那是否我们每天都要吃大量辣椒呢？显然不是。因为中医是从整体来评价辣椒的：它是辛温暖胃的，对胃寒、食欲差的人有散寒开胃的作用，这类人可以适当吃一些辣椒；而辣椒对胃火旺的人就会造成伤害，成为"有毒"的食物。辣椒本无毒，人们在食用后，却会产生"有毒"与"无毒"两种效果。虽然传统中药中没有蓝莓，但据它的味道，我判断其应该是甘寒滋阴的，对于舌苔厚的湿重患者并不合适，而我那位朋友恰恰是湿热体质，吃蓝莓对她未见得有什么好处。任何科学知识都有一定的应用条件，不可机械教条。

四是不可为养生而养生。

那些脱离日常生活的极端养生方法，是为养生而养生，人们通常无法长久坚持，不可取。养生可以让我们的身体更健康，有了健康的身体，就可以享受美好的、有质量的生活。有很多人问我辟谷（不吃五谷杂粮）是否可以养生。我说这个不可能长期坚持，是不可取的。如果要辟谷，只需一日三餐少吃一些或者晚餐减少二分之一或三分之一即可，为何要走极端呢？有一位中年女性，天天打坐，迷恋辟谷，也不给家里人做饭，最后闹得以离婚收场。这样的做法真的能养生吗？任何走火入魔式的极端养生方法，我都是反对的。

所谓大隐隐于市，好的养生方法，应该是结合个人的日常生活，可以方便地做到的。你不需要躲进深山的寺庙里去修行，每天的工作、生活，其实都是修行、养性。

五是不可步入误区。

还有一种常见的养生误区，是认为名贵的滋补品就是好的保健品。保健品、补药作为商品，同样受供求关系的影响，如果这种滋补品比较稀少，想服用的人又比较多，价格就会被抬高。但价格高并不表示其作用强或疗效好，不可替代。比如野山参、冬虫夏草、西红花、燕窝等，都是价格很高的，主要是因为其量的稀少。

曾有一位尿毒症患者，家里经济条件并不好，全家人节衣缩食买冬虫夏草给他服用，希望对其肾脏有利。实际上，冬虫夏草作为药用，每天吃一两根对患者的作用非常有限，临床上起码每天要用5~10克，一年的花费起码几十万，比换肾还贵，还不一定真能治好他的病。

因此，除非你的病或体质确实适合且需要这类药，否则不要盲目服用名贵滋补品。我在第十章"中药养生"会对常见补药作详细说明。

总之，我不能告诉你应该相信谁的说法，但我可以告诉你不能相信谁的。不能相信所谓包治百病的、适合任何人的养生法，不要不加分析地盲目迷信长寿老人或别人的经验，不要食"科学"而不化，更不要走极端。反之，你要相信，你身体中有最强大的自调节能力和自愈能力，学会理性分析，找到适合自己体质的养生方法才是养生的核心。

04

中医治人，西医治病：治人与治病有何不同

本节我们要谈的主题是，中医与西医相比，究竟有什么异同。

先来分析一则案例。非典那年，很多人出现严重的发热、咳嗽症状，一开始没有找出病因，不知道是什么病毒或细菌所致，医生也不知道这是什么病，但是一些患者经过中医治疗，很快就康复了。这就提出了一个非常有趣的问题：中医是如何把病治好的？有人说，中药能够提高免疫功能——其实古人还真没有免疫功能这一概念。那么，中医的诊断思路是什么呢？弄明白这个问题，就可以基本了解中医的诊断和治疗原理了。

下面让我从细菌或病毒感染引起的炎症说起。前文讲过，人体有很强的自我愈合能力，不管什么有害病菌进入体内，人体都会识别，并通过免疫细胞把它们杀灭，这时身体不会得病，即使得病，也能很快康复。所以，临床上百分之七八十的炎症，不需要任何治疗，也会自行康复。许多动物都会感染细菌、病毒，大多数情况下，也是不经任何治疗就可以康复。譬如 2020 年的新冠肺炎疫情，美国调查发现，感染病毒后产生抗体、没有任何症状就康复的人，远远多于发病的人；发病的人中，轻症自行康复的人，也远远多于发展为重症或死亡的人。这说明了人的自愈能力的重要性。

有些情况下，病毒、细菌不能被杀灭，反而会不断增加，这时

就会激发身体更多的免疫细胞从血管中迁移出来，血液循环便会随之加快，同时需要更多的氧，呼吸也会加快，而抗炎也需要神经激素共同参与，实际上便是人体的各个系统都会参与进来。整个人会在与病毒、细菌对抗的过程中呈现出兴奋与消耗增加的状态，因此绝大多数较重的炎症反应都会伴有发热。可以看出，发热是人体自我保护反应的信号。曾经有科学家做过一个临床试验，给小儿接种流感病毒后，针对发热症状，一组小儿服用药物，一组小儿不服用，结果服用了药物的那一组，虽然人舒服一些，但抗体水平低于不服用的那组，且病程延长。

发热是炎症反应的标志，那么是否发热越高、时间越长越好呢？不是的，因为发热是人体在燃烧糖、脂肪、蛋白质等营养物质，出汗也会消耗体液、电解质，抗炎的过程中又会消耗维生素、激素等。也就是说，在与病毒或细菌斗争的过程中，人体付出了不小的代价。

虽然古代中医不具备这些现代科学知识，但其所表达的内涵是基本一致的。它把外来的微生物称为"邪气"；把人体与邪气斗争所产生的发热称为"阳气奋起抗争"；把发热过程中消耗的物质、体液等，称为"伤阴"或"耗了气"。

下面我们来看看中医和西医的诊断思路有何不同。

西医首先要明确病人感染的是什么种类的病毒或细菌，然后使用相应的抗病毒或抗菌药；而中医诊断的是人体的整体状态。当人体过于兴奋，出现发热、面红、口渴、烦躁、脉跳得有力等症状时，中医说这是阳盛的热症，要用清热药。另外一位同样是发热的患者，却是怕冷、面色白或青、舌淡、脉不是那么有力，这说明人体的阳气比较弱，不能有效奋起抗争，中医诊断为寒症，会开一些温阳的热药，如麻黄、干姜、肉桂、附子等，让人体的阳气生发，有利于抗邪。而那些发热太盛、发病较久、身体消耗较大的患者，中医则会诊断为阴虚或阴亏，会用一些滋养阴液的中药。还有的患者虽然有炎症，但他是痰湿阻滞或者血脉不畅所致，中医叫"血瘀"。血瘀者不利于免疫细胞的到达及代谢垃圾的排泄，中医会诊断为痰湿或瘀血，并开一些化痰或活血的药。

下面有三个案例，都是儿童感染发热后，继而昏迷的重病。

第一个案例的孩子只有两个月大，一开始是着凉，接着发热、咳嗽、不吃奶、哭闹，医生给孩子用了清热解毒药，结果当然是误治了。之后孩子的症状加重，虽然高热，但四肢冰冷、抽搐、面色及嘴唇发青、舌苔白、咳喘加重。孩子的父母当即找了云南的名医吴佩衡来治疗，诊断为阳气虚脱，用了大剂量的热药，有附子、干姜、麻黄等，这些药都是兴奋阳气的。孩子服用了一剂，出汗后热退了大半，也不抽搐了，开始吃奶了。治疗七八天后，孩子的病就基本好了。

第二个案例是一位九岁的男孩，是 1956 年夏季的病例。当时石家庄地区爆发了流行性乙型脑炎，这是一种病毒性疾病，死亡率很高，达 50%，也就是说有一半患者会死亡。当时中央派了著名中医蒲辅周等人过去，这个案例就是其中治愈的一个。这个孩子一开始出现高热、头痛、嗜睡等症状，第二天就神志不清了。住院时已是第四天，孩子已经昏迷，体温 39.6℃，眼睛通红、不排大便、小便黄、脉有力。蒲辅周医生诊断此为阳气太盛的热症，用了中医名方白虎汤加上金银花等药材，白虎汤的主要成分是生石膏，有清热作用。第二天，孩子的体温降到 38℃。再治一日，汗出热退，体温正常，孩子神志清楚，随后就出院了。

第三个案例发生在清朝末年，是江苏孟河（现在常州一带）的名医费绳甫治疗的一个十三岁少年。少年发热、头痛、腹泻八九天不止，后来出现神志不清、说胡话的症状。费绳甫医生检查时还发现这个孩子的舌苔很白很厚，满布于舌，舌头也不红，他认为这是湿阻，就开了苏叶、陈皮、半夏、厚朴、茯苓、葱白等理气化湿的药。这些药可能按当时的物价来讲就几文钱，但少年服用两天后腹泻就止住了，其他症状也减轻了，调理了几天后就康复了。

上述三个案例，一个用补阳散寒的热药，一个用清热的凉药，一个用理气化湿的药，都把危重患者的高热昏迷治好了。这些医生的治疗目的并不是消灭细菌或病毒，而是调整人的整体状态。有科学家将第二个案例的白虎汤拿回来做实验，发现其并没有杀灭乙脑病毒的作用。

由此可以看出，西医诊断的是人体感染的病毒或细菌的种类，治疗的手段是使用可对抗病毒、病菌的抗生素；而中医诊断的是人体对这种病毒或细菌刺激引起的反应状态，诊断的是全身的状态，而不是某个点或某个指标。可以说，**西医诊治的对象是人的病，中医诊治的对象是病的人**。

中医治疗更关注人的自愈能力，着重修复在生病过程中被损伤的自愈力。若受感染的人本身在自愈能力方面有欠缺，那么药物就可以辅助或修复身体的这种能力。

总结一下致病微生物侵害身体的类型，大致有这么几种：一是身体会消耗许多营养物质、水、激素、神经递质；二是身体会产生许多代谢废物的堆积，如炎性分泌物、血瘀或出血等；三是身体代谢功能低下，不能有效地控制致病微生物或清除代谢废物。

可以看到，在人体有炎症反应时，虽然免疫系统是冲锋陷阵的主将，但辅助免疫系统打胜仗的则是全身各个系统的协调配合。因此，导致人体抗疫失败的，有可能不是免疫的失败，而是其他系统的配合失败。说到底，人体可以对任何致病微生物产生抗体。换句话说，杀死人体的初始诱因虽然是致病微生物，但患者并不是直接死于致病微生物的。配合免疫系统的任何一个环节的失败，都可能导致人死亡。

比如新冠肺炎患者绝大多数是因为肺部发生炎症时产生大量的分泌物，即痰液堵塞了气道，导致缺氧而死亡。这个时候就算有特效的抗病毒药物也不能挽救患者的生命，只有化痰、消痰或阻止大量痰液的产生，才可以救人，在中医的清肺排毒汤中就有这类药物。

就像我在前文说的，中医对待疾病，评估的主要是患病时人体的整体状态，而一种疾病在发生和发展过程中，这种整体状态会发生变化，那么，中医的诊断也会相应发生变化。

以前文讲的肺部炎症为例。疾病发生初期，可能是因为着凉，患者会出现怕冷、流清涕、轻微发热、咳嗽等症状，这个时候患者的整体状态为寒症，而且只在肌表，没有侵犯内脏；如果患者没有接受治疗或治疗失当，过几天，就会出现高热、出汗、口渴、咳大量黄脓痰等症状，这个时候整体状态是阳气盛的热症，此时的诊断、治疗就要与初期不一样了；等拖了二十多天，患者身体的消耗比较大，出现消瘦、乏力、口渴等症状，可能舌苔也没有了，此时患者的整体状态是气阴两虚。

可以看到，这个患者从开始发病到中期、后期，西医的诊断始终是一致的，那就是肺炎，治疗的主要手段就是抗菌，基本是不变的。但由于中医诊断的是人的状态，而这个状态是始终在变的，那么诊断与治疗方法也要变。

可以看出，**中医诊断的一个重要特点就是重视疾病的动态变化。**在治疗如高血压、糖尿病、肿瘤等其他疾病的过程中，都会有这样的情况，中医的治疗方法并不是一成不变的。

中医治病与西医治病还有一个重要区别是，不同的人得了同一种疾病，由于个体体质的差异，中医可能有不同的诊断和治疗方法。

现实生活中，我们经常可以看到，被同一种流感病毒感染，有人是咽痛、发热、口渴、出汗，舌头颜色是很红的，整体表现出热的状态，治疗当然要用清热解毒的方法；而另一个人出现怕冷、流清涕、浑身酸痛等症状，整体表现出寒的状态。

为什么同一种致病微生物进入人体内，会有不一样的表现呢？这是由于人的体质不同，即人体的整体代谢功能及反应不同。其实不光是致病微生物，外界对人体的各种刺激，人的反应不同是非常常见的。同样是喝酒，有的人喝一瓶都不醉，有的人喝一小杯就不行了；同样是吃肉，有的人吃一碗消化吸收也很好，有的人吃一块就拉肚子。这些都涉及人的体质差异。本书第四章"体质养生"会对人的不同体质进行详细讲解，会谈到各种体质的判断与保养方法。

可以看出，中医更关注人体在疾病状态下的整体状态。由于这种整体状态会因疾病的发展阶段和人的个体反应差异而有所不同，中医对疾病的诊断和治疗也会随之变化，这与西医着眼点在某单一指标有很大的不同。

当然，有人会问，中药有没有直接针对病毒或细菌的成分呢？肯定是有的，一些清热解毒的中药就存在着抗病毒或抗菌成分。但请不要忘了，中医的着眼点如果仅是围绕着抗病毒或抗菌转，就难以获得理想的效果。可惜，现在有些中医忘了中医重视整体、重视人体的自调节能力这个最为有效的法宝，过于追求对抗疗法，可以说是欲速则不达。

第二章

中医基础

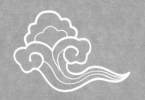

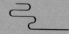

　　有人说中医是中国传统文化的"活化石"，这话一点儿不假，因为中华文明几千年来的哲学思想，很大一部分是通过中医这个载体保存下来的。《黄帝内经》说："道者，圣人行之，愚者佩之。"希望我们都能做一个践行道的圣人。

01

"阴阳"的本义

本章我要与大家分享一些中医常识。说到中医常识，第一个重要的概念便是阴阳理论。就好像学英语要先学会 ABC 一样，这是中医的基础知识。但是，"阴""阳"这么简单的两个字，在现代中医的教科书里也并没有完全解释清楚。

我在给研究生上中医课时，问过很多本科学过中医的学生："如果我从来没有接触过中医或古代哲学，请你告诉我，'阴阳'到底是什么意思。"结果他们都告诉我，"阴阳"就是相互对立、相互依存的关系。我又问"那与'矛盾'有什么区别呢？"他们基本就答不上来了。我特地查了一下《牛津英语词典》，发现"yin-yang"这个拼音已成了英文，而且也是这样解释的。这令我很惊讶，这种对"阴阳"的曲解竟然已经成为世界范围的错误了。

那么，"阴阳"真的是和"矛盾"一样的概念吗？

请听我从头说起。汉字是以象形为基础的文字。在古代，"阳"字左边的"耳刀"表示小山丘，右边的"日"表示太阳，那么合起来的意思就是山被太阳照射那一面。而"阴"字的繁体字写作"陰"，左边依然表示小山丘，右边上半部的"今"，读音同"吟"，意思是鸟儿鸣叫，右边下半部是"云"，云遮住了太阳，说明天要转阴或下雨了，这个字的意思就是没有被阳光照射到的那一面。由于山的南面及河岸的北面一般向阳，所以古人说山南水北为阳，山北水南为阴。古人经常用阴阳来命名一些地方，都与这层意思有关，比如衡阳，当然是在衡山的南面；又如淮阴，自然也是在淮河的南边。

那么表示日光向背的"阴阳"又是如何成为中国古代哲学的核心词语的呢？这还得从阴阳的本义出发来探寻。山照射的阳面，自然比较温暖，背阴的一面，自然比较寒冷，因此阴阳与寒热就联系在了一起。

有人批评中医的阴阳没有定义，好像没有标准，什么都可以说是阴阳，事实上不是这样的。中医的阴阳是有基本属性的，阳的基本属性是热，阴的基本属性是寒，所以古人说"水火者，阴阳之征兆也"，即用水与火作为阴阳属性的一个代表。由这个基本属性衍化发展而来的，还有一些相关的属性。阳面不光是温热，还比较明亮，功能比较兴奋，而热能的释放过程都是向上、向外的，那么，明亮、兴奋、向上、向外这些属性，也属于阳的属性；相反，晦暗、抑制、向下、向内这些属性，就属于阴的属性。

如此，世界上的事物就可以按照其属性是类似于阳还是阴进行归类。比如天为阳，地为阴；白天属阳，夜晚属阴；男属阳，女属阴……

那么，阳的本质到底是什么？按照现代科学的认识，所谓阳的属性是热，热实际上就是能量释放的过程。那么这个热能是从哪里来的呢？阳光给地球带来温暖，是由于太阳上的物质在燃烧。家里取暖是靠木材、煤炭或油燃烧所产生的热能，人体维持37℃的温度是靠体内的糖和脂肪等营养物质燃烧所产生的热能。而在这一燃烧过程中，热能表现出的气态、无形的特点，在中医学里被称为"阳化气"。换句话说，阳就是有形物质转化为气态，并伴随着热能的释放。比如你去跑步，会发热、出汗、变瘦，这个过程就是阳化气。

寒冷（对应为"阴"）则是热量释放被抑制、能量被储存起来的过程，而储存又必然需要一个载体（也就是"阴成形"的"形"）。如果你吃了很多东西，却经常躺着、坐着，使能量储存增加了、人变胖了，这个过程就是"阴成形"。

在中医学里，"阳化气，阴成形"是理解阴阳非常关键的概念，它是古典中医里有关阴阳的一个核心内容，但其在现代中医学教材里往往被弱化，这便是中医所述的"阴阳"被误解为"矛盾"的主要原因。

下面我们来看看阴阳之间的相互关系。无形的、气态的热能来源于有形物体的燃烧，即阳产生于阴，也可以说阳依赖于阴。而阴同样是热能的一个凝聚态，所以阴阳是同一个东西，只是以不同的形式存在罢了。这种关系被称为"阴阳互根"（或者说相互依存）。当释放的热量不断增加时，阴是在被消耗并不断减少的，这个过程被称为"阳长阴消"，一方增加必然导致另一方减少，这是对立的。由于阴阳之间有这种相互对立的关系，很多书籍就直接将其解读成"矛盾"，这种偷换概念的做法貌似天衣无缝，但它忽略了一个基本问题——"阴阳"讲的是热能的释放与储存这个中心问题。

不知道读者朋友是否体会到为什么阴阳理论会成为中医学的一个核心命题。因为阴阳正是生命最本质的问题，也就是能量的利用与转换。说到底，地球上的植物通过光合作用吸收了太阳的能量，动物通过食用植物或者其他动物来获取能量，而同样作为生命体的人类，无论是运动、维持体温、维持血液循环等也都需要能量，生命活动无非是能量的利用，而阴阳理论就表述了这一动态过程。我曾经看过一部讲宇宙起源及人类与太阳关系的科普影片，片中有一句话给我的印象十分深刻——"人类就是固体的阳光"。

至此，我们就明白了，阴阳成为中医学的核心概念绝不是偶然的。

阴阳理论的另一个重要价值就是将人与自然密切统一起来了。在一日二十四小时（十二个时辰）这个周期内，由子时（半夜）开始，此时温度最低，光最暗，然后气温逐渐增加，并于午时（中午）到达顶点，然后气温开始降低，到子时又回到最低点。这一过程就是从阳长阴消到阴长阳消的转化过程。

我们生活在这个阴阳消长的天地间，体内的阴阳消长变化是与外界同步的。科学家发现，人在子时的分解代谢水平是最低的，此时血压最低、心率最慢，而主导合成代谢的激素水平最高。天亮后，人就开始兴奋，心率加快、活动增加、分解代谢和产热增强、阳气上升。所以说人的生理活动节律，与自然的阴阳节律是高度一致的。当然，现在很多人都深更半夜不休息，不遵循天人合一的自然节律，这从长期来看是有害健康的。

除了二十四小时的节律，阴阳消长还有一年内的节律。春夏季温度上升，由凉转暖再到热，阳长阴消，万物生长，动物交配繁殖，生物的各种生理功能相对活跃；秋冬季温度下降，由暖变凉，阴长阳消，植物开始将能量储存于种子或根部，动物则或休眠或减少活动。

我们人类虽然不像植物那样春华秋实，但体内的生理活动、代谢水平、激素、神经递质等，同样呈现出四季的节律性变化。这种节律变化是人类在自然宇宙中进化的必然结果，即天人合一。

现代医学有一个专门学科，叫时间生物学，又叫生物钟学，2017 年诺贝尔生理学或医学奖颁发给了发现这一机制的内在规律的科学家。虽然古老的中医学无法做到从内在的分子机制来说明这一现象，但中医学非常重视生命能量分解与合成的节律性变化是铁一样的事实。中医的针灸治疗会根据时间变化来取不同穴位，这叫作

"子午流注"。虽然身体的变化是否像子午流注所描述的那样机械与精确尚有待探讨，但其精神实质是可取的。

总结一下，阴阳最初是指日光的向背，基本属性为：阳是热，是能量释放，变成气态的过程；阴是寒，是热能储存为有形实体的过程。"阳化气"与"阴成形"呈现出一种消长转化，在一日或一年中呈节律性。人体的阴阳消长转化与自然的变化是一致的，即所谓"天人合一"。

02

怎样用阴阳理论来解释生理、病理

如果你有兴趣去翻一翻医学的专业书籍，就会发现每个生理或病理都十分复杂，都有与之相关的厚厚的资料，而且还不一定能将其阐述明白。中医用简简单单的"阴""阳"二字想把纷繁复杂的生理、病理说明白，这可能吗？

其实，这就涉及中西医诊治思维的不同。有人说把复杂的东西简单化是智慧，把简单的东西复杂化是知识。中医可能就是前者，西医则是后者。上一章对此有过论述：中医把身体看成一个巨系统，从整体上来认识生理功能和病理，这个系统和谐平衡就是健康，反之就是病态，而这个巨系统最核心的功能便是能量的分解、合成与利用，这正是阴阳理论的基本内容。由于人体具有强大的自调节能力，如果整体能基本上保持健康，局部的问题就交给身体自己去调节好了。

有功能活动才可以被称为生命，而各项功能活动都是靠能量推动的，按照中医的说法，即阳的推动。比如心脏推动心的搏动以助血液的运行，需要心阳；脾脏的消化吸收机能依赖于脾阳；肝脏主管筋膜的收缩与舒张的功能依赖于肝阳；肾脏蒸腾水液的功能依赖于肾阳……而这些能量的物质基础，就是血、精、津液等，都是阴。

因此，人的健康必须依赖于阴阳之间的平衡和谐，也就是功能水平与物质基础消耗保持和谐。这种平衡并不是阴和阳各占一半的对等，如果阴阳各占一半，就是不动，生命静止了，人也就死亡了。阴阳的消长必须在一定范围内波动，保持一种动态平衡。比如白天身体各项机能比较活跃，也就是阳气比较旺——我说过，阳是由阴被燃烧转化而来的——分解和消耗阴也比较明显。可阳长阴消到了一定水平或一个点，这时人就会感觉到机能活动的水平下降了，因此便会选择休息或睡觉，也就是在这时，合成补充阴开始在阴阳消长中占优势。如果这种阴阳消长的动态平衡被打破了，那么就会导致疾病的发生。

阴阳失衡总的来说可分为阳盛、阴虚、阴盛、阳虚四大类，当然还会有一些特殊的类型。下面我们结合实例分别来谈一下。

阳盛

第一种类型是阳盛，就是阳气太旺，通俗地说就是火烧得太旺，所以应该管有此特征的人叫"旺旺"。

阳盛当然就是产热过多，机能异常亢奋。有人会问，怎么判断自己是否阳气太盛呢？为了方便大家记忆，我总结了五个字，那就是"热""红""干""炎""烦"。

这里的"热"，可以是发热高烧，也可以是自觉热、不怕冷、衣服穿得少、喜冰饮。

"红"就是舌头或黏膜很红。这是因为阳盛的人血液循环较快，血管会扩张，严重的可能出现小血管破裂出血。我在门诊遇到不少小孩来看病，都是多动、脾气大、易怒。有个男孩老踢家里的门，把门都踢坏了；有的孩子甚至会梦游，家长以为孩子得了精神疾病，很是担忧。这些孩子中有不少都是嘴唇很红，舌头也很红，其实这大多是阳盛所致。中医用清热药治之，比如黄连、栀子、丹皮、莲心等，大部分情况下会很快起效。症状严重的可以用龙胆草。另外，我治疗过很多牛皮癣患者，西医称之为"银屑病"，他们往往舌红，这是血液中的阳气太盛，郁于体内成热毒引起的。

第三个是"干"。火热旺，体液（中医通常称之为"津液"）就会被蒸发，汗多或通过皮肤散发（隐形出汗），容易出现口干口渴、大便干或便秘、小便少而颜色深、舌苔少或干等症状。

第四个是"炎"。日常生活中，肉类在低温下不易腐化，但在热的环境下就易变质。我们看发炎的"炎"字是由两个"火"字组成的，当然并不是发炎就一定是阳盛，但如果出现化脓发炎、舌头是红的、脉比较有力等症状，那么基本上就属于阳盛。有的人头皮、脸上、身上特别容易长脓疱，大多是阳盛所致。皮肤发炎是我们看得见的，但在体内的炎症，一般就要通过症状或医学检查来发现，比如胃溃疡、妇科炎症、肺炎等。

第五个是"烦"。这个烦不局限于心烦，还包括烦躁、易怒、多动、失眠，甚至精神失常导致的狂躁。有个大学生晚上严重失眠，后半夜两三点还睡不着，而且十分易怒，经常与同学吵架，控制不住自己的情绪。西医认为他是精神分裂症，给他开了抗精神病药物，但他吃药后这些症状仍然存在。我诊断后，认为他是心火旺，给他用清心凉血的药物治疗后，病情好转，现在他已停用抗精神病药物。

可能有人要问："蒋医师，我这个阳气为什么会过分亢进呢？"原因是多方面的。有的人可能是遗传，父母中有人阳气盛，那么这样的人一出生就会有阳盛的问题。另外，过分地吃热性食物或药物也可以导致阳盛。有一次我接诊一位患者，她全身皮肤都有红色的疹子，并且严重便秘。问了以后才知道，她前天因为荔枝便宜，买了三斤多，贪嘴就一下子全吃了，结果发出疹子来了。有些人特别爱吃川菜，这类麻辣的食物大多会让人上火。有一位男性牙龈肿、出血，我询问后发现，这是因为他听说鹿茸可以壮阳，吃多了热性的鹿茸所致。姜、葱、蒜、辣椒、胡椒、肉桂、牛羊肉等都是温性的，体热阳盛的人不宜多吃。除了饮食因素以外，情绪过于激动，大喜大悲大怒，都可以使阳气太盛。

阴虚

第二种类型是阴虚。火太旺，不只是消耗燃料，也会伤了人体的体液和水分，因此，阴虚有可能是由阳盛发展而来的。当然有的阴虚也可能是遗传素质，这种情况，我在后面谈到体质的时候会详细说明。

所以阴虚的症状与阳盛相似，阳盛导致的"热""红""干""烦"，都可能出现。但阴虚的人由于消耗大，大多较瘦，"干"的症状突出——舌红而苔偏干或少，严重的会无苔，就是舌头跟剥了膜的肾脏似的，中医称为舌光无苔或猪腰舌。我给这种人起了个名字，叫"干红"。

曾有个学生在课堂上向我咨询，他八十多岁的奶奶患肺癌，发热一个多月都不退，应该怎么办。我让他把他奶奶的舌苔拍照给我看一下，发现舌红无苔，是光苔，我就诊断为肺阴虚，用了名医喻嘉言的清燥救肺汤，这个方子是补气阴兼清热的。后来那个学生告诉我，他奶奶服药后，第二天热度就退了。

这类人大多经过长期的消耗，病程较长，由于这个火是"油"燃烧而来的，"油"少了，火就没有前期阳盛时那么明显。这类人的发热易表现为低热，常在午后或晚上更明显，或者晚上有出汗、手脚心发烫、心烦等症状。比如《红楼梦》里的林黛玉、《茶花女》中的玛格丽特，这二人都有肺结核，长期低热，再加上心思复杂和欲望较强，她们这些美人便被耗成干红而瘦的枯玫瑰了。

阴盛

第三种类型是阴盛。阴盛就是寒邪太过旺盛，一般是外寒入侵人体所致。比如气温太低、吹空调、喜冰镇或凉的饮食，或食用寒性食品及药物。

现在，冬天由于室内有暖气或者空调，我们着凉的机会比较少。反而是夏天，尤其是在大城市，地铁、商场、办公室到处都开着冷气，加之食用各类冷饮，人们伤于寒的情况比中暑多得多。比如夏天小儿感冒十有八九是受寒所致，而有些女性月经不调或痛经也多是由于经常寒食。我给这种患者取了个名，就叫"冰镇"。

阴盛的临床表现与阳盛正好相反，表现为寒、淡、暗、润、痛等。感受寒邪而出现怕冷的症状，中医常称为"恶寒"。

寒邪伤人的最大特点是它的凝滞，用现代的话讲，就是热胀冷缩。热盛时，固体表现为扩张，液体表现为气化。而寒盛时，固体表现为收缩，皮肤、肌肉、血管等会收缩，出现无汗、怕冷、冷痛等症状；血液受寒，就会寒凝，循行变慢或出现血瘀，表现为面色、嘴唇、舌头的颜色暗淡或至紫色；津液受寒凝，气化不足，就会停留于局部，导致体液增加，可以看到舌苔上的水分增加，这叫滑苔，还会有大便变稀、痰液或鼻涕清稀等症状。容易受寒邪伤害的是肺与脾胃，可见咳喘或腹痛、腹泻等症。

阳虚

最后一种类型是阳虚，就是阳气不足，产热不够，机能低下。

阳虚的表现与阴盛有相同的地方，但阴盛主要是有明显的受寒史，病程短，没有功能低下的虚弱表现。

有一年四月中旬，我的同事介绍他的一位朋友找我看病。我们那时都穿着薄夹克，可是这位患者却穿着羽绒服、围着围巾、戴着帽子。我询问了病情以后，知道她这是甲状腺功能低下，除了怕冷，还有乏力、疲惫、面色苍白浮肿、食欲差、心率慢、没有性欲等症状，一派虚弱而寒冷的表现。我们可以给这种人起个名字，叫"冷淡"。

除了这四种典型的大类以外，临床上当然还有其他的类型，但本书中分析到此就可以了。

阴阳理论虽然很有用，但也有局限性，当某种疾病不涉及产热或功能兴奋与抑制时，就不能用阴阳理论来解释，比如外伤的骨折，就用不着通过阴阳来解释。

03

阴阳理论对养生有什么意义

我们常常听到"认识自然，改造自然"这句话，但在老祖宗眼里，认识自然是为了顺应自然，而随心所欲地与自然对着干，会受到自然的惩罚。一天或一年四季的阴阳消长是最大的自然规律，是天地万物的节律，养性的大原则就是要顺着这一节律。

天分阴阳

《黄帝内经》中专门有一篇文章讲一年四季的节律，就是《四气调神大论》。"四气"就是春、夏、秋、冬。"调神"是什么意思呢？"调"的本义是应，指跟着对方的节拍发声。再看这个"神"字，由"示"和"申"组成，都有显示、表现的意思，所以"神"的意思是显示出来，是我们可以观察到的迹象。往大了讲，天地万物所显示出来的，比如日月星辰之移动，风霜雷电雨的发生，植物的生、长、化、收、藏，动物的发情与冬眠，这些我们可以看见的变化，都是天地之神。人的一切可察觉的生理功能就是人的神，比如眨眼、张嘴、运动、心跳、呼吸、思维、情绪等，都是人的神。"调神"就是让人的神顺着天地之神，"四气调神"就是人的起居劳作、情绪心理、饮食、性生活等，都要踩着春、夏、秋、冬的天地节律。《黄帝内经》

认为，阴阳四时是死生的根本，顺应它就健康，与它对着干就生病。

下面我们具体来看看如何顺应天地阴阳、四时之神。

先说春季。此时天气渐暖，欣欣向荣，桃红柳绿，草长莺飞，鸟语花香，生机盎然。植物在这个季节开始生根、发芽、吐叶、开花，前一年积蓄的能量此时开始被转换利用。

那么，我们就要顺着这个季节的生发特点：早上不要起得太晚，稍微早一点儿起床；穿着要宽松一些，好使气血流通；多动一动，在公园、房前屋后散散步，放放风筝，眺望一下蓝天白云；在风和日丽的日子里，去郊野踏青赏花，心情自然会变得舒畅，在春天不要压抑自己的心情、想法和欲望；饮食方面，要吃应季的东西，要吃花、叶、芽之类的食物，比如韭菜、笋、蒿类、豆芽等，这些都是疏通气血的，有利于春天阳气的生发。

再说夏三月。此时气候炎热，骄阳似火，雨湿蒸腾，天地交融，枝繁叶茂，是自然界中万物生长最快速的季节，也是孕育果实的季节。《黄帝内经》里有一个词叫"无厌于日"，说的是在这个季节不要害怕太阳。我们现在的空调、电扇、冰箱、防晒霜、遮阳伞、冷饮……都反映了人害怕阳气、害怕皮肤被太阳晒黑、害怕出汗等心理。而中医认为，这个季节代谢旺盛，应该出汗，让毛孔打开，尽量将湿气和代谢废物排走，《黄帝内经》中把这个称为"使气得泄"。而空调和冷饮常常使人的气闭合在内，到了秋天就容易发热，产生疾病。

其实，晒太阳不光补钙，还能强筋健骨。夏天毛孔打开，外周血管扩张，循环的阻力减少，心脏推动血液流动就会变得轻松一些，因而心脏可以得到休息；气温高，身体产热就减少，肾上腺素等产热分泌也会减少；出汗多，肾脏滤尿变少，与冬天时表皮血管收缩、滤尿增加正好相反，这就好像内脏轮流上班一样，间接达到了补肾阳的效果。

夏季，天地间充满了阳气，壮阳不必求之于补药，中医说春夏养阳，就是说在春夏季要保护你的阳气。人的情绪也要顺着这个火热的季节，要精神昂扬，意气风发。夏季不可睡太多，要晚睡早起。此时宜吃一些温热的食品，吃姜等温热性食物便是这个用意。

当然，这是一个总的原则，如果体质本身属阳盛，则另当别论。

接下来是秋季。我们常说秋高气爽，但我们为什么这么说呢？因为大自然在秋季放慢了节奏，天气渐凉，万物收敛，空气湿度降低、浊气减少，水气凝结为霜、露，千里清秋，空山明月，给人明亮干净的感觉。自然界整体开始由能量发散向能量收储转换，经过了春天的生、夏天的长，进入秋天则变为收，能量的收储转变为果实，于是有了收获。

人也应该变得从容不迫，心情要平和淡然，避免过激的情绪。秋季要早一些睡觉，减少亢奋与剧烈运动，让人的能量也收储而不发散，还要适度减少性生活。饮食上要以瓜果或略带酸味、甘味的食物为主，少吃辛辣的热性食物或过于芳香温通的食物，这样才有利于秋天的收。

最后是冬季。天寒地冻，万物完全闭合与潜藏，"千山鸟飞绝，万径人踪灭"。自然界看似一派萧条荒凉，毫无生机，实则不然，生物体只是在此时将能量封藏于根部与种子内，为明年的发芽、开花积累基础能量。

如果秋季是收的话，那么冬季则是合，而合的目的便是藏。所以冬季的养生原则是"无扰乎阳"，就是不要搅动你的阳气，因为阳气是往外发散的，不利于封藏精气。剧烈运动（打球、奔跑、冬泳等）、吃温热上火的食物，都会搅动身体的阳气，这些都应该避免。也就是说，冬季运动时不要让皮肤毛孔完全开泄出汗，应该做一些温和的运动。

人在冬季，情绪应该沉静平稳，不要显露你的情绪。作息上应该早睡晚起，待太阳升起，见阳光后才起床。此时还应该适度地吃一些植物的种子、根部，比如松子、核桃、山药、红薯、萝卜等。保健品的选用应该以滋补肾阴类的为主，比如地黄、天冬、枸杞这一类，此谓"冬令进补"。

当然，以上这些建议还是要具体结合个人的体质或者咨询医生来灵活运用。

养生不但要顺应一年四季的阴阳消长，一日之中同样有"春夏秋冬"——早晨如春季，正午如夏季，傍晚如秋季，深夜如冬季。

前文所述春、夏、秋、冬的养生原则，同样适用于一日之内的阴阳消长。比如傍晚如秋，人的情绪应平和收敛，饮食上不要选择让人兴奋的茶或咖啡等。现在很多人熬到深更半夜，子时还未睡已是家常便饭，灯红酒绿，寻欢作乐，根本不知道藏潜，而到了早晨应该生发阳气时，有些人却蒙头大睡，迟迟不起……这些都是违背天地阴阳之道的。

地分阴阳

除了天有阴阳消长外，地理环境和地上的一切食物与药物，根据其属性，同样可分为阴和阳。

了解食物或药物的阴阳属性，一是可以顺应四季以选择合理的食物或保健品，二是可以根据自己体质的阴阳偏差，挑选相应的食物。

由于现代交通发达，特别是网购都可以全球购了，有些人单纯地凭喜好吃东西，但这并不一定有利于健康。下面，我们来看一下中医是如何根据阴阳属性来对食物进行分类的：

温热上火的属阳，比如龙眼、荔枝、羊肉、虾、鹿茸、红参等；性寒凉的属阴，比如梨、西瓜、甲鱼等。挥发性气味明显的属阳，比如桂皮、葱、蒜、胡椒等；味道浓厚、挥发气味少的属阴，比如肥肉、牛奶、胶质食物等。味道辛辣、发散的属阳，比如姜、辣椒；味道酸、苦的属阴，比如醋、酸奶。质地轻的，如花、叶等属阳；质地重的，如果实、种子等属阴。

当然，同样是温热性的食物，辛辣温热的有发散阳气的作用，苦温的有燥湿作用，甜而温热（甘温）的则有补阳作用；同样是寒性的食物，辛寒或辛凉的有疏散热邪的作用，苦寒的有泻火作用，甜而寒的则有滋阴作用。

这些内容相对专业一些，我会在第六章"食养原则"和第十章"中药养生"中进一步阐释。

人分阴阳

人的体质可以按阴阳的属性来进行分类，《黄帝内经》中就有专门论述这一分法的章节。

下面我们可以将前文介绍的，根据阴阳属性进行四分法划分的体质做一个大致的总结。

阳盛体质：这类人往往体格健壮，精神饱满，嗓音洪亮（也就是我们说的声高言粗），食欲旺盛，易便秘，舌红，脉快而有力。适合苦寒泻火的食物或药物。

阴虚体质：这类人往往身材偏瘦，唇舌偏红，性格急躁，不耐疲劳，易失眠、乏力，皮肤、口、鼻、眼睛等易干燥，苔少舌红，脉细。适合甘寒滋阴的食物或药物。

阴盛体质：这类人往往虚胖，动则汗出，行动迟缓，怕冷，性格懒动，苔滑舌胖而暗，脉沉迟。适合辛温发散利湿的食物或药物。

阳虚体质：这类人往往形瘦白嫩，食少，不耐疲劳，怕冷，脉无力，舌淡嫩。适合甘温滋养的食物或药物。

可能你看完这些内容，感觉脑子有些乱，其实大可不必，你只要观察自然界中大多数生物是如何跟随自然节拍的，便能明白自己应该怎样做。曾经有个学生在冬季期末时给我发中医养生的论文，大谈如何养生。我收到邮件时注意了一下发邮件的时间——后半夜两点多，在寒冷冬季的后半夜写中医养生论文，真是莫大的讽刺。

《黄帝内经》说："道者，圣人行之，愚者佩之。"希望我们都能做一个践行道的圣人。

04
中医的五行与算命的五行有何不同

中医学中的五行已经成为很多人攻击中医的靶子。有人说："你看算命先生、风水先生都说什么金、木、水、火、土相生相克，中医也用这套，中医理论肯定与这类东西一样荒谬。"

真是这样吗？下面我来详细分析一下。

"五行"的本义是什么

说到五行，对中医不太熟悉的人可能不清楚这是什么，但是你一定听说过木、火、土、金、水。对于生活中带"五"的词语，大家一定也都不陌生，比如五脏、五官、五味……我们说一个人唱歌走调是五音不全，而不是七音不全，五音就是宫、商、角、徵、羽。就连2008年北京奥运会的吉祥物也设计成五个福娃，这实际上都是受了五行的影响。

现代中医教科书上，说五行是自然界的木、火、土、金、水这五种基本物质的运动，实际上这种说法是不准确的。古代称这五种物质为"五材"，那为什么叫"五行理论"，而不是"五材理论"呢？

咱们还得从这个"行"字谈起。请看这个"行"字，甲骨文或金文时期，"行"字是这样写的，有点儿像十字路口。

"行"的本义是指方位，即东、南、西、北、中。那么古人是如何来定方位的呢？可能有人想到了，就是看太阳的运行位置。太阳出来的方位就是东，太阳升到最高时是南，太阳落山的方位是西，天黑了，背光侧就是北，而在东、南、西、北的中心位置就是中。

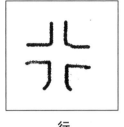

行

所以汉字中繁体的"東"字，是一个太阳在树木中间，意思就是太阳升起来的地方；"南"字的框里表示的是繁茂的树木，因为太阳照射到的温暖地方，植物容易生长；"西"字的本义是鸟儿回家，意思是太阳落山了，鸟儿回家了；"北"字的本义是两个人背靠背，而背光面就是黑暗的。所以，古人是将方位与太阳的运行位置联系起来了。

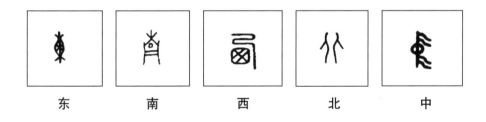

东　　南　　西　　北　　中

太阳的运行位置不但与一天的温、热、凉、寒有关，也与一年中各季的温、热、凉、寒有关。逐渐地，东、南、西、北、中就与一年四季联系起来，如春天温暖似太阳初升，夏季炎热似太阳最高，秋季寒凉似太阳落山，冬季寒冷似太阳完全沉下去了。

实际上，在五行理论中，一年是均匀地分成五季的，在夏与秋之间有一个叫长夏的季节。在古代，用一种身边常见的物质来指代或比喻另一种事物或现象，是非常普遍的，于是人们就用身边的木、火、土、金、水这些最常见的物质分别代表春、夏、长夏、秋、冬。

春季是植物发芽、生长的季节，所以用树木向上、向外的这种生长、生发的特点代表春；夏季炎热，就用火来代表；长夏是由炎热转向凉爽的过渡期，是植物吸收营养最明显的季节，也是由生长消耗转为储藏的关键期，所以用土来代表——土有滋养、提供营养的作用；秋季凉爽，万物凋零，用金表示——古代的金属主要用来制兵器，这代表生命的凋零；冬季寒冷，万物潜藏，用水冰冷、包容万物的特性来表示。研究古天文及日历的学者发现，历史上我国的一些地方确实有一年五季，即木季、火季、土季、金季、水季。

我强调一下，这里的五行已不是五材本身了，而是五季属性的一个代名词、一个符号。

用五种物质的特性来代表一年五季及各季植物生命周期的特点，那就是生、长、化、收、藏。阴阳理论是将一年分为两个阶段，而五行理论则将一年分为五个阶段。树木有一圈圈的年轮，就是因为一年中各季细胞的分裂速度不一样——生长快，材质就疏松，颜色浅；生长慢，材质就致密，颜色深——这就形成了颜色不一的年轮。

人虽然在表象上与植物的春华秋实不一样，没有那么明显的季节性外观表现，但实际上身体内部的各类代谢、激素、生理水平也是有季节性波动的，只是我们没有察觉罢了。在我孩子小的时候，我每隔一段时间就会按照她的身高在墙上画一条线，结果发现，她在夏季的发育是最快的，而在冬季则明显减慢。

古人用五行对世界上的事物进行归类。这些分类有两种类型，一种是将自然界中每季的事物归为一类，如春天多风，果实也不成熟，味酸；另一种是按属性来归类，如中医将人体的五脏系统按五行属性来归类。大家可以看看下面这张表。

五行理论中的对应关系

五味	五色	五气	五方	五季	五行	五脏	五腑	五官	五体	五志
酸	青	风	东	春	木	肝	胆	目	筋	怒
苦	赤	暑	南	夏	火	心	小肠	舌	脉	喜
甘	黄	湿	中	长夏	土	脾	胃	口	肉	思
辛	白	燥	西	秋	金	肺	大肠	鼻	皮	悲
咸	黑	寒	北	冬	水	肾	膀胱	耳	骨	恐

　　春季，植物属于生长初期，具有生发的特点，就是事物向周围扩张发散的特性，而中医讲肝具有疏通宣泄气、血、津液的功能，也是往四周发散，故肝归为木；火有炎热的特点，心主血脉和神志，人的供血和神志与热能的关系最大，故心归为火；中医讲脾主要负责消化吸收食物来营养全身，与土能滋养万物的特性相近，故脾归为土；肺有肃杀的功能，故肺归为金；肾主水，封藏身体的精气，故肾归为水。

　　按五行的属性将万事万物进行归类，只是五行理论的一部分，五行理论更重要的价值在于其展现了五行之间的关系，这个相互关系就是相生相克理论。

　　19世纪，殖民者将20多只兔子从欧洲带到澳大利亚，由于那里野草肥美，而且没有猛禽、黄鼠狼等天敌，到了20世纪，澳大利亚的兔子泛滥成灾。可以看出，对兔子生存造成影响的，既有促进它的因素，如草料；也有制约它的因素，如猛禽。这就是自然界的相生相克。

　　所谓相生，就是一行对另一行有促进作用，顺序是：木生火、火生土、土生金、金生水、水生木。在中医理论及最初的五行理论中，实际上说的是生物发展的周期中，前一方对后一方有资助作用。

比如春季的生发对夏季的繁茂有促进作用，如果春季太冷，植物发芽、生长都会受到抑制，对其夏季的成长就有不利影响。同样，植物在冬季处于藏的阶段，即将各类营养物质藏于种子或根部，如果藏得正常，则有利于来年春季的发芽，这就是水生木；反之，如果冬季太暖，营养不能被很好地储藏，则会影响来年春季的生根发芽。

所谓相克，就是抑制、约束关系。五行的制约关系，就是相生的顺序跳一行，即木克土、火克金、土克水、金克木、水克火。这种制约关系，说的是大自然的自我平衡与矫正。比如天气很热，就会大量蒸发地上的水，使其变成蒸汽向上升腾，这些蒸汽遇到冷空气便会凝成雨水，而雨水落下来就会使地上变冷……这就是大自然的制约平衡。

拿五季来说，春天（木季）如果太温暖，按木生火的原理，夏季的火也会较上一年旺，但因为还有相克的存在，即木克土，那么长夏（土季）的过于亢奋就会得到抑制，这种相生促使的恶性循环就会被纠正。

五行理论的重要价值在于，自然界包括人类生命体在内，任何一个事物必然与其周围发生关系，也就是促进与制约间存在整体平衡关系。这种关系在现实中很复杂，但我们可以将其简化为四种类型，即生、被生、克、被克。任何一种生物的健康存在，都离不开这四种关系的平衡和谐。

比如在南美亚马孙河流域有一种凶猛的鱼叫食人鲳，我国明确禁止进口这种鱼，这种鱼一旦进入河流，由于其天性凶猛，又没有天敌制约它，它就会吃掉河里其他的鱼，如此就会破坏整条河流的生态。如果任由食人鲳灭绝其他生物，而其自身又在不断繁殖，那么到最后，河里将没有其他鱼供它食用，这种鱼自身也会灭绝。这就是没有了正常生态链的制约因素的后果。

所以中医有一句话，对此进行了很好的概括："盖造化之机，不可无生，亦不可无制。无生则发育无由，无制则亢而为害。"

这种相生与相克的关系，既可用来说明人体五脏系统间的正常生理关系，也可用来说明不正常的病理关系及相应的治疗原则和方法。比如中医认为脾土可以生肺金，说的是脾胃吸收的水谷营养之物对肺的功能有帮助作用。如果有孩子消化机能弱，导致肺气虚，反复呼吸道感染，这就是病理的土不生金，此时如果用调脾胃的方法来治疗孩子的肺部疾病，就是培土生金。

中医学运用五行的特点之一：重视整体间的相互关系

我认为，五行对中医最重要的影响，是让中医拥有了整体观，开始重视整体间的相互关系，中医自此认为整体关系的和谐比局部某一指标要重要得多。

有些老人与年轻人相比，如果单看某个系统或某个器官，功能都是较弱的，可他八九十岁也活得好好的，还有的人更长寿。这就是一种弱的平衡与和谐。相反，那些年轻的竞技运动员，肌肉骨骼系统是很强的，弹跳力也很好，心肺功能也很强，可是却有相当多的竞技运动员不长寿。为什么呢？因为某一脏或几脏的功能强并不能说明什么，有可能他五脏间的关系不和谐。这就像足球队一样，一支实力普通的队伍，如果其队员之间配合默契的话，有时也能打败明星球队。

因此，中医治病或养生都更关注五脏整体间的关系协调。系统科学中，有个"蝴蝶效应"，说的是微小的变化能带动整个系统的巨大连锁反应。明代有位名医叫李中梓，说"见痰休治痰，见血休治血……明得个中趣，方是医中杰"，说的就是这个道理。看见痰只知道用化痰药，看见出血就止血，看见浮肿就利尿……这样的医生不是高明的医生。好医生得学会分析症状产生的原理，得知道身体哪些因素会导致这个症状——这就涉及整体间的关系问题。

身体任何一个器官的功能可以正常发挥，都是多系统分工协作的结果。比如消化不只是胃或肠道的事，胃或肠道需要血液供应，这就涉及循环系统；需要氧，这就涉及呼吸系统；吃进去的食物要分解吸收，需要胃酸、胆汁、胰液和其他激素的作用，而这些消化激素的释放，又受神经内分泌的调控。假使一个人胃痛，检查后发现是胃炎，那么一些医生就只盯着胃本身，思考的是如何用一些药修复这些炎症，其实这样做往往忽视了整体——身体其他系统的不正常都可以影响胃或肠道的消化系统。

实际上，胃部出现问题就单纯治疗胃的方法很难取得理想效果。比如某人经常生闷气，然后出现胃胀、胃痛、消化不好的症状，这是因为生气时血管收缩导致血液循环不畅，以及胃酸和其消化液激素分泌受到了抑制。中医认为，郁怒会引发肝气过旺，肝五行属木，因为木克土，所以木太旺会影响脾胃（土）的消化吸收，这叫"木旺乘土"。治疗时用疏肝理气的方法，就是改善上述病理，而不是单纯地治胃。

再有，心脏功能低下，胃肠道的血液循环自然也会变慢，这样便不利于营养和水液的吸收，而胃肠道的蠕动也会变慢，因此这些人会表现出腹部胀痛、大便稀烂等症状。从五行的角度来看，这是心脏功能不足所致心火不足，故不能生土，治疗的思路应该是温补心阳。

再拿咳嗽来举例，中医有句话叫"五脏六腑皆令人咳，非独肺也"，还有一句话，叫"咳嗽不离于肺，不止于肺"。这两句话说的就是咳嗽发生的部位虽然在肺部，但全身各个系统都可以影响肺而导致咳嗽。我曾经治疗过一位非常喜欢吃甜食和肥肉的很胖的患者，他每天都咳嗽，痰很多，都是那种白色的痰，而且大便很稀，不成形。我当时就按照从脾来治的思路去做，用健脾化痰利湿的办法治疗他，后来他的病情就慢慢好转了。按照五行，脾属土，肺属金，而土能生金。脾有运化水液的作用，脾运化水液功能失常，津液就停滞而变为痰，痰湿停于肺，人就咳嗽——这就是脾土不生金。孩子长期消化不良、食欲差，又容易感冒、反复咳嗽，同样属于脾土不生金，所以要从脾来治肺。

再讲个病例：我有位亲戚，平时抽烟抽得很凶，有一次他跟女儿吵架，吵完当时就胸闷、吐血。实际上他吐的血不是从胃里来的，而是从气管来的，医学术语是咯血，西医诊断为支气管咯血。治疗时，中医用清肝火的办法，很快就减轻了症状。为什么从肝治呢？按五行理论，这是肝木阳气太亢而致化火，从而影响肺金。看上去症状的发生部位在肺，但病因却在肝。从西医的角度看，大怒会引起肾上腺素的大量增加，使小血管和气管强力收缩而致破裂出血。在中医理论中，主管收缩舒张的脏器便是肝，这就是为什么中医治疗这个病要从肝论治。

中医学运用五行的特点之二：以临床实际为主

经常有人问我："既然五行之间相生相克，如果某一脏坏了，不就影响其他四脏了吗，那不是五脏六腑全不行了？"这就涉及中医学运用五行的第二个特点，那就是以临床实际为主，理论只是帮助分析生理与病理的一个工具而已。

前文谈到，发怒会导致肝气太旺，容易影响脾土的消化吸收。如果两个人都是发怒，一个人出现了胃痛、胃胀的症状，但另一个人却没有感觉到什么，这是很正常的现象。因为两个人的脾的运化功能不一样：胃部出现症状的人本来脾就比较弱，那肝火就容易影响脾土；而另一个人脾功能比较强健，那么肝火对他的影响就会较小。

所以中医学对五行的运用是从临床实际出发的，而不是机械地套公式——打仗当然不能完全按照《孙子兵法》，但《孙子兵法》始终是有指导价值的。

在临床中，如果五行理论与实际不符，中医就会以实际为主，放弃五行的相生相克理论。比如五行中说金生水，肺为金，肾为水。但实际上，肾脏的肾阴是元阴，对肺阴有滋养作用，是肾水生肺金，所以中医有"金水相生"的说法，这体现了中医理论的务实。一个好的、有经验的中医，总是让理论服务于临床，而不是认为这些理论如理化公式那样严密而不可更改。

算命是如何运用五行的

我们再来看算命是如何运用五行的。

很多年前，我的邻居托我给她的女儿写八字，因为她请媒婆为女儿说媒，媒婆要拿这个八字让算命先生看看是否与男方的八字相合。鲁迅先生的小说《祝福》中，就有祥林嫂克夫的描写。

不知道读者朋友是否知道自己的八字。八字就是用天干地支来标记一个人出生时的年、月、日、时辰，比如甲子年辛亥月丁卯日壬申时。现在网络上可以搜索到万年历，一查便知。算命就是将八字中的年、月、日、时辰，与五行当中的金、木、水、火、土相配——五行还有阴、阳之分，比如木分为阳木和阴木，其他四行也都有阴阳之分，如此，某一行就有太亢与不足两种情况——然后再根据五行之间的相生相克，推演人的健康、财运、官运、桃花运、祸福、家庭等。

这里最大的问题是，它最初设定的某一年为木年，或某一月为金月，是没有多少依据的，经不起推敲。如果说算命这种认为命运是可以预测的行为还有一点儿可信的话，那么其所认为的出生时间可以决定一个人的一切，是很难让人信服的。比如同卵双胞胎，他们基因一样、出生时辰一样，但两个人的命运往往并不相同。

因此，可以说算命中的五行完全是一种形式上的机械式使用，与五行起源时期强调一年五季的天地变化及物候特点，已经没有多少关联了，失去了五行的本义。这与五行在中医学中的运用是不同的。我们经常可以看到，当科学领域中有重大新发现、新技术时，各种利用这种技术的骗术便会层出不穷。比如纳米技术刚出现时，便有纳米保健杯、纳米药物等纷纷上市。这些技术并不是骗术，但是很多骗子却顶着技术的名号去牟利，导致不了解情况的人会认为这些技术是骗人的。

其实，五行的原始本义并不是巫术或迷信，而是很多迷信活动利用了五行，甚至曲解了五行，因此我们要正视五行这个概念。

05

正气、邪气、大补元气——我们在补什么气

本节要讲一个字，那就是"气"。有人说中医是中国传统文化的"活化石"，这话一点儿不假，因为中华文明几千年来的哲学思想，很大一部分是通过中医这个载体保存下来的。你吃人参，中医告诉你这味药补气；你心情郁闷，中医诊断是肝气郁结；你感染了病毒，中医说这是中了邪气……至于气到底是啥意思，很多人就不知道了。其实，气可不只是气体这么简单，这就涉及中国传统文化中气的哲学内涵。事实上，在我们的日常词语中，"气"也是无处不在的，常说的便有天气、气色、运气、人气等等。下面我们就来研究一下气。

什么是气

大约二十几年前，我们学校附属中学的一位英语老师患有血小板减少性紫癜，她月经出血量很多，肠胃消化机能也很弱，吃的方面一不注意就拉肚子，人很疲乏，而且经常感冒，非常痛苦。在西医看来，这个人所患的不同的病要去消化科、血液科、妇科、呼吸科等各科室就诊，可在中医看来，这个人生病的核心便是气出了问题。我从气的角度为她治疗后，这些症状都得到了不同程度的改善。等我讲完气的概念，回头再来研究这个案例，你便会恍然大悟什么是

气了。

有人说，人类一思考，上帝就发笑。不管上帝是否真的发笑，思考宇宙及物质的终极本原问题是人的天性。霍金的科普著作《时间简史》之所以风靡全球，就是因为有很多人在关注世界的终极问题。

我国有很多富有智慧的先人也同样思考过这一问题。比如将一粒桃核埋在地下，等阳光洒在地上，种子吸收了水和土里的营养，开花结果，结出了桃子，之后动物吃了桃子，而人又吃了桃子或这个动物，然后发育长大，当人去世了，变成尸体，腐烂后又回到自然，成为自然的一部分。这一现象促使古代先人思考。也就是说，这个世界上的事物虽然形形色色，但相互之间是可以转化的，那么这些不同的事物会不会是由同一种东西组成的，要不然怎么太阳的光线、地上的泥土都会成为你我身体的一部分，而我们的身体最后又成为自然的一部分。你吃掉桃子或鸡蛋，身上并不会长出桃子，肚子里也没有鸡蛋，而是变成你的身体里有机的部分。所谓万变不离其"本"，古人就推测，一定有一个终极的东西，组成了这个纷繁的世界。

这个终极的东西一定很小，小到肉眼无法看见，但这个很小的东西有很强的原动力，是它在推动着这个世界上的一切变化。因此，古人用他们日常看见的一种东西来比喻或象征这种世界本原的特征。请注意，我这里用了"比喻或象征"这一说法，而不是说就是这种东西本身。这种类比的思维方法是中国传统思维模式的特点之一。

古人就用"气"来类比组成世界万物的本原。为什么用气呢？因为气具有无形、消散后看不见的特点，这是一；其次呢，气具有动力，载有能量，蒸汽机的运行和飞机的起飞便是利用了气体的动力。所以，按照上面的说法，无论是桃子、鸡蛋、阳光、泥土，还是人或猴子，其本质是一样的，那就是一种叫作"气"的东西。

大家应该都熟悉现代物理知识，知道世界由原子、电子等组成。实际上"原子"一词并不是来自科学的伟大发现，而是源于古希腊哲学家德谟克利特的推测与猜想，即如果我们把一样东西一分为二，再二分为四，四分为八……这样不断地分下去，分到最后小得不能再分了，这个东西就是世界的本原。他将其命名为"atom"，其中字母"a"代表"不"，"tom"就是"分"的意思，这就是原子。科学研究证明了他的猜想是合理的。后来我们知道，这个世界确实由分子、原子、电子等组成。科学的不断进步，使我们知道了还有更小的东西，比如中子、夸克等。

我还在思考一个问题，这种本质的东西如果继续分下去，何处是终点？我曾请教过好几位物理学专家，他们告诉我，这个谁也说不清。也有人告诉我，可能分到最后，是一个空的能量场。这样看来，或许中国古代的气的推测还真能得到证实。

上文，我讲了一些哲学问题，那么具体到中医学中，这个气的理论有什么价值呢？我们先来看看，人的气是从哪里的。

从父亲的生殖之精与母亲的生殖之精结合的一刹那起，我们的生命就有了原始动力，这便是原气（或者叫元气）。这个最初的生命不断地由原气推动，吸收外界的气以不断地成长发育。中医把经食物吸收的叫水谷精微之气，把空气中对人有利的叫清气。所以，原始的元气，再加上营养的水谷之气和吸入的清气，就组成了人体的气。也就是说，我们身体的一切生理功能就由这个气来推动。

气有什么作用

首先，我们的身体就像一个小炉子，每天在 37℃ 上下烧着，这就是气的作用，中医称之为"温煦作用"。这里的"温"和"煦"非常有意思，它们的意思是文火蒸腾，即火既不能太旺，太旺就上火或烧干了；也不能太小，太小不能蒸腾水液，温暖身体。所以气不足的人，就会出现体温偏低、怕冷等问题；而阳气太旺的人，则会怕热、上火、口干。

气的第二个作用是推动身体内各物质的流动。无论是血管内的血液、淋巴管内的淋巴液、组织间隙的组织液、胃肠道内的食物，还是呼吸道内或其他部位的气体，我们体内的一切血液、津液、气体和其他物质，均需要气的推动才可以循行流动。

人的气不足，中医称之为"气虚"。这样的人会出现血液流通不畅的情况，这叫"血瘀"。若津液不流行，就会成为"痰湿"。很多人的冠心病、心肌梗死便是心气虚的血瘀、痰浊所致。中医施治时，会用人参、三七、黄芪、桂枝等补气、补阳的药物，再加上活血化痰的药物，其效果比单纯活血化痰要好。若肠道中的气推动无力，便会发生便秘，所以有些便秘的治疗要从补气入手。

血瘀、痰浊时间过久，就可能凝固成肿块，中医称之为"积"，比如肿瘤、囊肿等。当然，患这些疾病可能还有其他原因。对于这种气虚类型的肿块，中医就是用补气药来治疗的，气足了，这些肿块就会慢慢化掉。这种人如果采用化疗或攻肿瘤的毒药等方法来治疗，身体通常很快就垮掉了。

如果气太旺，就成了火，血液中易有热毒，血管（中医称之为"血脉"）易灼伤，这样血液循行容易跑到血管外，中医叫"热迫血妄行"。

气的第三个作用便是固摄。用大白话来说就是，人体内的血液、津液、精、气体等物质，你得兜住，不能让它大量跑到外面去。前文说过，气会推动它们在管腔内或身体内流动，但同时也不能让它们跑到身体的管腔外，让它们漏出去，需要有种力抓住它们，这便是气的作用。你看有的人气虚，月经滴滴答答，老不干净，或者皮下很容易出血；有的人安静坐着或稍微动一下就大汗淋漓，这都是气的固摄功能出现了问题。还有小孩流口水，男子精液在无意识的情况下流出来（滑精），女性白带清稀，都可能是肾中元气虚所致。

气的第四个作用是防御，意思是其对外来邪气有抵御作用。中医所说的"邪气"，就是致病的外部因素，包括了气候变化或者环境中的致病微生物。气足了，外来的致病因素便不会侵害人体。按中医的说法，叫"正气存内，邪不可干"。

我们每个人一呼一吸之间，或者手在哪儿摸一下、碰一下，就会接触成千上万的致病微生物，但我们大多数时候并不会生病，就是因为气的防御作用。现在有些人怕这个病毒、那个细菌的，成天用杀菌或杀病毒的消毒剂，生怕被邪气害了，实际上明智的做法是提高自己的正气。气不足，邪气就容易进入体内，危害健康，所谓"邪之所凑，其气必虚"。绝大多数感染性炎症的消除，说到底是依靠人自身的修复调节能力和愈合能力。现在国际上治疗癌症最热门的方法，便是利用人体自身的免疫细胞来杀死癌细胞，从本质上来说，这也是利用人体的气的防御作用。

气的第五个作用便是转化，比如吃进去的食物变成人体的营养，就是气的转化。经常看到有人每天吃粗茶淡饭也很健壮，就是因为他气足，可以将食物转化成为身体的精气。如果你的气不足，不能很好地吸收转化，吃山珍海味也白费，那些肥甘厚味反而可能成为对身体有害的负担或垃圾。有些人吃很多肉，血脂也不高，而有些人不吃肥肉，也有高脂血症，这就是因为他的转化机能出了问题。

我们回过头来看一下，为什么说本节开头谈到的那位女教师的病是气的问题？就是因为消化不良是气的转化出了问题，而容易出血、月经量多是气虚不能固摄血液，容易感冒是气虚不能防御外邪。因此，我给她用了黄芪、党参、白术等补气药后，她就痊愈了。

那么气虚有什么具体的表现呢？简单来说，这种人的面色和舌头的颜色比较苍白，脉比较细弱，说话声音低，容易疲劳。

最后，用一句话来总结什么是气。气就是组成万物本原的、具有很强活力的微小物质（或者叫能量）。

06

人身三宝：精、气、神如何保养

汉字非常有意思，一些常用的词汇便包含了重要的哲学思想与古人的认知，"精神""神气"这两个词就是例子。不知道读者朋友是否思考过，为什么是"精"与"神"结合？"神"与"气"结合？在回答这个问题之前，我们先来看看这个词中的"精"有什么含义。

什么是"精"

干过农活的人都知道，春天播种时，一般要挑最好最饱满、没有虫蛀过的种子。小时候家里要种大豆或蚕豆时，我会帮忙将那些坏的、瘪的豆子挑出来扔掉，因为那些豆子长不出豆苗，即便长出来，也不会结出好的豆荚。而将那些光泽好、个头饱满的豆子种下去后，长出来的苗也更为苗壮。"精"字就是指挑选过的种子，而挑选是为了生长出好的后代，所以后来"精"字特指能繁育生命的物质。我们再来看"精"字的结构，左边是表示谷物的"米"字，右边是表示生长的"青"字，意思是能够生长的种子。对于人类来说，能够生育后代的物质同样叫"精"，所以我们把男性的生殖物质叫"精液"。实际上女性的生殖物质同样叫"精"，古代没有细胞这一概念，所以，都被笼统地称为"生殖之精"。

一个人的生成起源于父精和母精的结合，也就是现代所说的受精卵。受精卵最先发育成什么呢？一两个月大的胚胎就像个小海马，受精卵早期生成的主要是神经管，这个神经管后来发育成为脑和脊柱，即脑髓、脊髓，当然，胎心出现得也很早。所以中医说"人始生，先成精，精成而脑髓生"。我们常说"精生髓"，有时干脆说"精髓"，直到现在，我们也常将最重要的、核心的东西，称为精髓，其来源便在于此。中医学讲的髓，还包括骨髓。我们都知道，神经系统是人体的中枢，也是分泌激素的调控者，而骨髓则是重要的造血器官，所以说精髓是整个人体生命基本功能的"地基"。

如果父母之精优良，也就是你父母的那颗"豆子"很饱满，质地很好，那么你的髓的根基也就强壮。子代的精充足优良，再繁育的下一代也会更为强壮……这就涉及优生问题了，我会在第十二章"房事养生"部分来专门讲解这个问题。

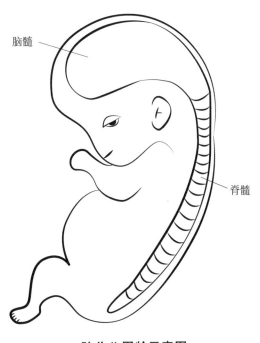

脑髓

脊髓

胎儿八周龄示意图

精、气、神的关系

在"阴阳理论对养生有什么意义"一节中，我已经讲过神的含义：神就是生命显示出来的迹象。用大白话来说，一切我们用五官感觉得到的生命迹象都属于神，说话、眨眼睛、呼吸、心跳、排便等，都是神。

生命的神是从什么时候出现的呢？中医认为，在父母之精结合的一刹那，神即出现了，所以中医有句话叫"两精相搏谓之神"。这个"相搏"就是纠缠在一起、相互融合的时候，从那个时候开始便有了生命活动，即神出现了。当胚胎发育成熟后，就变成一个人。所以说这个精髓是形成神的基础。

但精是怎么转化为神的呢？还要有一个中间的介质，那便是气。前面讲气的"正气、邪气、大补元气——我们在补什么气"一节中，专门讲了气的概念——气是微小的、有很强的动能的物质。精必须转化为气，也就是精气，才能发挥它的效应，而气的效应便是神。

有人会问："这个气看不见、摸不着，在哪儿呢？我看气就像迷信的说法里的鬼神，是乱说的。"思考一下，你能看见电吗？谁也看不见，电线不是电，把电线剪了，电线还在，但是电没了。即便你用显微镜放大可以看到电子的流动，但那也不是电，而是电的媒介，换一个介质，它一样流动。虽然你看不见电，但并不表示电是不存在的，你一定感觉得到电的存在，比如灯亮着、电扇在转、机器在运转……这些都是电的效应，我们可以通过电的效应感知电。气也一样，我们无法看见气，但可以看见气的效应，说话、眨眼、呼吸、心跳……都是气的作用的体现，也就是说这都是神。

精、气、神是人身三宝，中医可以通过研究神来推测一个人的精、气是否充足。打个比方：如果煤是精的话，通过烧煤发出的电就是气，电器的做功运动便是神。

英国女诗人克里斯蒂娜·罗塞蒂曾写过一首名为《谁曾见过风》的诗，这首诗可以帮助大家理解气与神的关系。

谁曾见过风？
你我皆不曾。
但看树叶舞枝头，
便是风穿过。

谁曾见过风？
你我皆不曾。
但看万物垂梢首，
便是风吹过。

明白了精、气、神的含义和关系，如何保养精、气、神的答案自然就有了——要使人的神旺、神健全，必须精气足。我们有时会夸人："你怎么精神那么好啊！"实际上精好才能神好。《黄帝内经》有句话叫"积精全神"，意思是积蓄精，精足后，神方可健全。保护精髓就是保障神的物质基础，神就可以长寿。

日常生活中如何保精

要在日常生活中做到保精，有三个途径，一是守神，二是惜精，三是补精。

先说守神，或者说静神。前文介绍了，神是外显的功能，神过于亢奋，便如同火燃得太旺，会消耗过多的油，对人来说，就是消耗过多的精，甚至会耗伤精气。油消耗得多，量变少了，再点火，火就旺不起来了。就像那些吸毒的人，吸毒时很快乐、很兴奋，但是时间久了，你再看这个人，全无神气，头发是干枯的，面色是晦黑的，眼睛没有光彩，整个人是蔫的；喝酒也一样，喝多后人很兴奋，但兴奋过后，有些人会很快睡着，有些人到了第二天整个人的状态也还是耷拉着的；性生活也是，高潮时会消耗精气，那些吃春药、"伟哥"过度纵欲的人，精神就会萎靡不振；很多人在神情激昂地演说或大声喧哗、与人激烈争吵后，就像瘫了一样，不爱动、懒得说话……这都是因为神过旺，消耗了精的缘故。

名医孙思邈提出了"十二少"，即少思、少念、少欲、少事、少语、少笑、少愁、少乐、少喜、少怒、少好、少恶。他并不是说让人没有思想情感，而是说要少，要调低，省着点儿用你那宝贵的精。所以说，**守神就是守住神，并不是无神，而是控制，要有节制**。我们看大多数名中医、高僧或有德的道人，神情都是泰然的，说话都是慢悠悠的，嗓门也都不是很高。古代看相，如果一个孩子身体强壮而神情悠然，就认为他是高寿的相貌，因为他天生能守神保精。

再说惜精。除了人体的脑髓、脊髓、骨髓、生殖的精液是精以外，口腔内的唾液、生殖道或关节腔内的润滑液，甚至汗液等，都是精化生的，属于精的衍生品。中医说的惜精，首先要节欲，节欲是在禁欲与纵欲之间选择一个合理的中间点。房事的频次须视体质、年龄和其他因素而定，在第十二章"房事养生"中对此有详细的解释。人体丢失精液，性生活过度是其主要原因。

另外，有些女性长期患有慢性生殖系统方面的炎症，会产生许多白带，这同样耗精，跟有很多次房事是一样的。临床上我经常看到很多女患者存在面部有大量色斑、记忆力减退、精神差等问题，诊断之后发现，其中不少人都患有慢性生殖系统炎症。有的人在生殖系统附近，比如肛门发生了慢性炎症，同样会带来这些不良影响。

中医认为，惜精还有一个方法便是叩齿咽津。就是眼睛微闭，舌尖轻抵上颚，叩上下牙齿，等满口唾液时，咽下去，反复做几十次，一天做三四回。

中医是反对长期剧烈运动的，因为长期剧烈运动不但会在过程中伤了骨髓之精，而且运动后大汗淋漓也同样会伤精，这在竞技运动员的平均寿命低于普通人的事例中可以得到证明。

接下来说补精。如果一个人先天精亏，或者由于各种原因而伤了精，那怎么办呢？通过食物或药物来补充精，这是亡羊补牢，犹未为晚。哪些食物或药物有补精的作用呢？《黄帝内经》中说"精不足者，补之以味"，意思是拿有味的东西来补。怎么才算有味呢？不是指我们加很多刺激性的调料做出来的食物才叫有味，而是指含有浓稠黏液、富含脂质、尝起来有点儿类似豆子的腥味的味道。例如黑豆、黄豆等豆类，或者坚果、动物骨髓、海参、淡菜等，抑或中药材中的枸杞、菟丝子、山萸肉、山药、肉苁蓉等，都属有味食物。大家可以根据体质选择食用。关于补精，中医一般认为动物类食物或药物优于植物类，这在本书第十章"中药养生"中有更详细的介绍。

07

中医之心：为何心会主管精神、意识、思维

不知道你是否思考过这样一个问题：为什么心脏会与情绪联系在一起？

我们都知道，人的精神、意识和思维是由大脑调控的，可为什么有这么多词汇将精神、意识、思维与心放在一起呢，比如心神不宁、伤心、全心全意、心计等等。

实际上，在英文词汇里也一样，"伤心"是 heartbreaking，"心爱的"是 sweetheart。

可以看出，在这一点上，东西方都一样，将心与情联结在一起。

明明是脑病，为何要说与心有关呢

有一次，我治疗一位因脑部的神经胶质瘤昏迷的患者，在病案上写了"痰浊蒙蔽心窍"，患者家属就来问我："蒋医师，你是不是没看检查报告啊，我妈得的是脑子的病，不是心脏病。"我当然不会糊涂到连检查报告都不看就随意开方，实际上，在中医理论中，心的功能之一便是主管神，简称"心主神"。这个神便包含了上述精神、意识、思维活动等，同时也包括了身体的一切机能活动，所以中医认为心是君主之官，是管理天下的国君。明明神经系统（包括

脑）是全身的总司令，为什么要说是心的功能呢？下面我来谈谈这个问题。

有人说，中医谈论的心脏与西医解剖学说的心脏概念不一样——人体内当然没有两个心脏，中医学所说的心主管血脉，与西医讲的心脏是最重要的血液循环器官是一样的。这个概念在中西医里，既有相同之处又不完全一样，让很多中医讲师非常尴尬。实际上，我们应该从中医认知内脏的方法来解答这个问题。

中医的识心术

先来研究一个现象：如果你被某个行为惊着了，比如我在你不注意时突然敲了一下桌子，那么你的心脏会怦怦直跳。明明是耳朵听到声音后传递给了大脑，为什么心脏也一起跟着猛跳呢？

实际上，大脑一旦接收到某种信号，它第一个发出的指令就是给心脏，让心脏和血管做好准备；反过来讲，心脏及血管所具有的供氧功能一旦受到影响，对此最敏感的器官便是大脑。

我们现在已经知道，大脑虽然只有1.4千克重，约占体重的2%，但却是消耗氧气最多的器官，其耗氧量约占人体耗氧总量的15%～20%，当大脑特别活跃时，约占身体耗氧总量的三分之一。所以现代医学中，经常将心血管病与脑血管病放在一起，称之为心脑血管疾病。实际上，绝大多数脑部疾病都是血管疾病，而血管是与循环系统和心脏联系在一起的，而且，中医将脑神经本身的病变都归于肾系统，这一点我们后文再谈。

由此得出的结论是：**中医将各脏功能联系最密切的放到一起，中医的"脏"是一个功能关联的系统。**

面部和舌的血管分布比较丰富，中医认为，"心者，……其华在面"。"华"字古代通"花"，而花是植物内部精彩的外部表现，所以中医所说的"华"在什么部位，就是某一器官功能正常与否会显露在身体相应部位的意思。心脏推动血液的功能正常与否，通过面部表现，我们便可以得出一个基本判断。我治疗过一位因慢性腮腺发炎引起增生的患者，此人满脸色斑、面色暗紫，我在未问病情前，便估计此人一定有严重的心脏疾病，后来了解到这位患者有先天性心脏病。

另外，中医认为"心开窍于舌"，开窍的"窍"字本义是空的孔穴。中医认为人的体表有一些孔窍器官，那就是目、耳、鼻、口、前阴（尿道口）、后阴（肛门），而五脏的每一脏都在体表通过其中一个开口与外界相通。心脏的窍就开在舌（口）。由于舌体灵活，血管与神经分布异常丰富，观察舌，有助于了解心主血脉和主神志的功能是否正常。这样，心脏、脑血管、小肠、舌、面部等，就组成了一个相关联的功能系统。

在临床中，心神出现问题，多半与心主血脉的功能失常有关。心神异常的症状有失眠、多梦、记忆力减退、惊恐、幻觉等，严重的会伴有精神失常、昏迷等，这大多是脑血管病变引起神经供血供氧异常所致。因此，中医治疗神经系统的问题并不仅是治脑，还经常要治疗心血管。

血瘀致心神不宁

睡眠对于人的健康有时比饮食更重要。

现在失眠的人非常多，据说安眠药是世界上销量最高的药物之一。

引起失眠的原因有很多，血脉不畅便是一个重要原因。中医治疗失眠，不能单纯安神、抑制中枢，我曾经治疗过许多失眠患者，用疏通血脉方法治好的，占了相当大的比例。有个方子叫血府逐瘀汤，是清代名医王清任的名方，现在药店也出售这个方子的中成药，可以很方便地买到。王清任用这个方子治好了很多精神异常的疾病，并认为这是个治疗失眠的神方。这个方子对血瘀引起的顽固失眠，确实有很好的疗效。

那么，怎么判断自己是否有血瘀呢？有一些常规的方法，比如看面部是否有色斑，嘴唇和舌头的颜色是否比较暗或紫，舌头上有无瘀点或瘀斑，身体某些部位是否疼痛，会不会痛经，等等。当然，如果你拿不准，最好请有经验的中医来帮你判断。

痰浊致心神不宁

如果血液太过黏稠，尤其是血脂高，引起的血液运行缓慢或瘀滞，中医大多认为这是痰浊夹瘀滞。黏的东西容易与体液混在一起，阻碍体液正常的循环，这种黏滞的津液或血液，中医均称之为"痰浊"。

现代患高血压病、高脂血症、糖尿病等"三高"的人非常多，这些人由于血瘀痰浊而引起了神志改变，因此治疗时不但要活血化瘀，同时也要化痰浊。我曾治疗的某位患者，晚上梦特别多，同时有恐惧、胸闷、心慌等问题，西医认为她得了冠心病。我发现她的舌头暗紫，人比较胖，舌苔腻，于是就用化瘀加化痰的药来给她治疗。只用了两味药，一味是化瘀的水蛭（蚂蟥），中医认为此药有很强的化瘀作用；另一味是蚯蚓，中药名为"地龙"，中医认为蚯蚓是化痰通络的。将这两味药打成粉，装在胶囊内，让患者服用，一次两粒，一天两次。经过几个月的治疗，患者的各种症状完全消失。

还有一些记忆力减退的老年人，西医诊断为阿尔茨海默病，我使用化痰和攻逐痰饮的方法，部分患者的症状得到了明显改善——当然，这方面积累的病例还不是太多。

实际上，现在很多冠心病、心绞痛的问题，中医并不认为是单纯的血瘀问题，痰阻也是一个重要因素。医圣张仲景治疗这种病就用瓜蒌薤白半夏汤，瓜蒌、半夏都是化痰药。大剂量使用半夏，比如60克以上，就有很好的安神作用。

心火致心神不宁

如果心火太旺，就会迫血妄行，可以引起因兴奋所致的神志异常，比如心烦、入睡困难、狂躁、昏迷、说胡话等。这类神志异常实际上是由于血热，血管过于扩张，甚至小血管或毛细血管破裂出血——脑部或其他部位细小血管的异常损伤会刺激神经系统——引起的躁动类精神兴奋。

曾有一位更年期女性，自述头胀，浑身不舒服，晚上不吃安眠药不能入睡，吃药后也仅能睡一两个小时。我发现她的舌头是血红色的，脉也非常有力，这就属于中医讲的心火旺。这类人吃苦寒的药，比如黄连、栀子、牡丹皮等，就会有一定效果，平时也应尽量吃一些败火的食物。待稳定后，可以自己在家简单地泡竹叶莲心茶喝。黄连可以使这类人的心律减慢，兴奋性降低。

血虚致心神不宁

第四种情况是血不养心。这类人是因为气血不足，不能营养心神而导致精神改变。主要表现是睡不踏实，睡后易醒，睡眠质量不高，平时容易疲劳，精力、记忆力差，脸色较白或萎黄、不红润，嘴唇及舌的颜色较淡。

这种情况以女性为多见，她们往往月经量偏少或者月经结束后仍不易干净。从西医的角度来看，这是血液中的营养成分偏少，糖、脂肪、蛋白质、血细胞等含量偏低。另外，这类人的血压偏低，收缩压在 100mmHg 上下，舒张压在 60mmHg 上下。你问她血压正常吗？她会说正常——实际上这个数值已经是在标准的下限附近了。上述这些问题其实是因大脑的营养供应和氧气供应不足而引起的。有些人兼有肠胃功能不好的问题，营养吸收差，按中医的说法便是脾虚，再加上心神不宁，也就是心脾两虚。这类人吃多了就会不舒服，大便溏稀或便秘。

他们应该服用一些补气血的药，比如人参、黄芪、当归、炒枣仁等。有一种中成药，叫人参归脾丸，很适合这类人服用。平时也可以吃黄花菜炒猪心，有利于补心安神。

还有一类失眠及精神异常与血管（血脉）的收缩或舒张有关，这种情况也可以导致心神失常，这在现代社会里的精神压力大的人群中非常普遍。血管的收缩与舒张由肝主管，我会在后文"中医之肝：肝火旺与肝气郁结是什么原因所致"中详细介绍。

08

中医之肺：为何皮肤病要治肺

让我从一种中药来切入本节内容。大家应该都熟悉一种叫枇杷的水果，它的叶子便是一味常用中药，有止咳的作用，现在市场上就有很多品牌的枇杷止咳露。有一个名方叫枇杷清肺饮，有人一听名字，就以为这个方子是治肺病或者咳嗽之类的问题的，但其实这个方子是治痤疮（就是我们平时说的青春痘）的。其实这个方子治痤疮的效果一般，本节暂且不谈，我们先来看看为什么明明是皮肤的问题，中医却要清肺呢？

"肺合皮毛"的由来

让我们从一个有趣的现象来考察肺与皮毛的关系。

很多人可能都有这样的经历，光着脚踩在冰凉的地上，然后就感冒了，或者穿单衣坐在冰凉的石凳上，着凉后也会感冒。这种感冒会有鼻塞、打喷嚏的症状，再严重一点儿会咳嗽、发热。你有没有想过这样一个问题，明明是脚或者屁股着凉了，为什么不是脚或者屁股痛，而是出现呼吸道症状呢？再譬如，我们感冒后服一些药，皮肤一出汗，鼻子就通了、不堵了，也不咳嗽了，这又是为什么呢？

我们的前辈很早就注意到了皮肤和呼吸系统之间的关联。所以中医理论中有"肺合皮毛"的说法。实际上，现代科学已经证明，皮肤是身体重要的呼吸器官和代谢废物的排泄组织。有些低等的两栖动物，比如青蛙、蛤蟆的皮肤仍具有重要的呼吸功能。在前文讲心的内容中，我曾说中医的"脏"本质上是个功能关联的系统，因为肺与皮毛有功能关联，所以就被放在一起了。因此，治疗肺病要从促进皮肤的排泄、打开毛孔的角度来切入；反过来，皮肤病也可以从肺治。临床上，我们经常会发现有些人的毛发特别密，且不那么容易出汗，这类人经常有湿气和热毒郁积在呼吸系统中，常会患上鼻炎、哮喘、扁桃体炎等疾病。

我们再来看肺的主要功能，即呼吸功能，古人称之为"主气"，这与西医是一致的。西医讲的是吸入氧气、呼出二氧化碳，中医讲的是吸入清气、呼出浊气，这两者没有太大出入。

但是中医对肺的呼吸功能的特征描述比较特别，它用了一个词，叫"宣发肃降"。肺的这个功能有点儿像向四周喷洒的喷雾器。向上、向肌表扩散叫"宣发"。"宣"字在古代本指帝王发布命令的地方，我们经常在影视作品里听到"宣某某人"，后来引申为将这一指令传播扩散出去，即为宣。今天我们说的"宣传"，就是这个意思。

那么，肺脏传播扩散的是什么呢？又将其散到哪里呢？或者说宣发到哪里呢？它扩散的是气和津液，有的书上说还包括血液，而扩散的地方则是一直扩散到全身的皮毛。所以肺的出口不只是呼吸道，还有全身的皮毛。这个布散的作用除了滋养全身外，还可清除排泄废物。如果皮毛受邪，布散不畅或皮毛闭合，皮肤的出口被堵了，那么呼吸道的出口就会承压得病，中医称之为"肺气不宣"。此时，就会出现咳嗽、咳痰、哮喘或皮肤痒等症状，甚至还会浮肿。同理，呼吸道不通畅了，皮肤也易生病。

"宣发肃降"是什么意思

至此，我们可以看出，针对肺气不宣的治疗方法，就叫"宣肺"。麻黄、杏仁、枇杷叶、桔梗、旋覆花等中药材都有宣肺的作用。有些顽固性的咳嗽、哮喘等，治疗时从宣肺和化痰的方向来治，要比单纯止咳有效得多。

人体是个自调节系统，许多情况下，咳嗽一定是因为身体要排走呼吸道的异物，如果你硬给它止住，会把异物也堵在身体里边，即便暂时止住，不咳、不喘了，过几天还会再发的。如果呼吸道内的痰或湿没了，皮毛的道路通畅了，自然就不咳嗽了。对这类原理的认识是体现一名中医是否高明的一杆标尺。

肺布散气、血、津液，使其向下走，到达肾、膀胱、大肠，这个向下的过程被称为"肃降"。练过太极的人都知道，有个动作叫"气沉丹田"。中医认为，吸气时必须有一定的深度，要往下送，往下送的气由谁来接纳呢？就是肾来接纳，这叫"肾主纳气"。一些慢性肺病患者若有肾虚的情况时，他的呼吸状态就是呼长吸短。

向下布散津液到大肠，有利于粪便的排泄。这样，肺和大肠之间就形成了一个重要的关系，中医称之为"肺与大肠相表里"。一些大肠的疾病，比如便秘，中医可以从肺治；反过来，肺的疾病，比如咳嗽、哮喘、肺癌等，有时可以从大肠治——通便的药物对肺部的疾病有时也能起到很好的疗效。有两个通泻大便的方子——大承气汤、大柴胡汤，都可以用来治疗咳喘。有一种体质叫热积体质，这种体质的人容易便秘，还可能出现肺部疾病，就可以用这两个方子。一些大便不畅的人也容易出现皮肤疾病，都可以用通大便的思路来治疗。本节开始时提到的治疗痤疮病例，就是这种情况。

肺气肃降水液必须到达肾和膀胱，如果肺气失宣、肃降不利，也会影响肾与膀胱的排尿功能，导致浮肿或者小便不畅。有些急性肾炎的浮肿或者前列腺疾病的小便不利，中医便是通过宣肺来治疗的。这种治法有个形象的比喻，叫"提壶揭盖法"。在做化学实验时用过移液管的人都知道，用拇指按住管子上面的口，管子里的液体就下不去，手指一松，液体就会往下流。肺就像是水壶上面的盖。

有些湿气重的人，其实就是平时不运动，皮毛不打开，肺气不宣造成的。

肺脏是个调速器

不知道你是否有过这样的经历，要去面试时，特别紧张，心怦怦跳，想平复一下情绪，冷静一下，会有意识地深吸一口气。这个看似寻常的举动，包含了一个重要的原理，那就是通过控制呼吸的频率降低心率，从而降低大脑的兴奋度。这就是肺的调节作用，中医教材上称之为"肺主治节"，也就是治理和调节。

有的医家把肺比喻为"橐籥"，这两个字比较生僻。"橐"就是以前烧灶或烧窑用的鼓风箱或鼓风机；"籥"就是有孔的吹奏乐器。鼓风机大家应该很熟悉，我小时候帮人烧火时就见过，拉一下拉杆，火苗就会变旺，拉得越快，空气进去越多，火就越旺。我们的肺就类似于这个鼓风机，这个比喻很形象。

人在运动或大脑兴奋时，需要的氧气多，呼吸快，心率也快。心率的快慢不受人的主观控制，但我们可以控制呼吸的快慢，通过减慢呼吸以减慢心率，从而使人的精神安定下来，最终降低人的代谢。我们都知道，代谢越慢，寿命越长。

在传统的气功或导引中，练习让呼吸变慢、变深是主要内容。正常人的呼吸次数大概是每分钟 14 次左右，而训练有素的人可以减少到每分钟 5～6 次。

不是咳出来的才算是痰

肺部有病变，经常出现的症状便是痰。贾宝玉曾说"女儿是水做的骨肉，男子是泥做的骨肉"，其实，不管是男人还是女人，都是水做的。假设你的体重是 100 斤，那么便有 70 斤是水，余下的 30 斤才是骨肉，而且骨和肉中还有水，所以人体的成分中绝大多数是水。

中医将人体的体液总称为"津液"，之所以不叫"水液"，是因为体液不是纯净水，其中有各类营养物质。清稀的叫"津"，主要是润泽肌表等，汗水和尿就是津所化；稠厚的叫"液"，在大脑和各种关节腔中。从现代科学分析来看，液含有酶、糖、脂肪等大分子有机营养物质，所以比较稠厚，有营养作用；而津以水和无机物为主，以小分子居多，所以比较稀，养的作用弱，主要是润泽作用，防止组织太干。

正常情况下，津液是流动的，并且每个部位的津液分布是适度的，既不能太少，也不可积聚过多。津液的积聚，中医称之为"痰""湿""饮"。

为了让读者朋友搞明白痰、湿、饮的区别与联系，我来打个比方。下雨后，我们看不见雨水，但泥土湿了，有些泥土与雨水混合，被搅拌成泥浆，如果地上有一个坑，还可能会有积水。这当中，稠厚的泥浆，就像身体津液与浊物相混合而成的痰；坑里积的雨水就是饮，可以看作身体的水肿或积水；而渗透弥漫的就是湿，是身体组织内的水液异常增加。

因此，不管是不是呼吸道咳出来的，只要是津液停滞积聚过多，都叫痰湿。因为肺有宣发肃降津液的功能，是水液代谢的主要器官之一——人体每天从呼吸系统、皮肤蒸发排走的水分大约是总排泄量的三分之一多一点儿，在出汗多时，排汗量甚至会超过尿量——所以肺这一功能的失常，是引起痰、湿、饮的常见原因。

中医常说"怪病从痰治"，痰湿不但可积在肺，也可以积在身体任何部位，积在体内则可能导致相当多的疾病。痰所引起的症状不光是咳嗽和气喘，还有许多全身的症状，这部分内容会在"痰浊体质：晕车恐高易心慌"一节详细谈谈。

中医把黄而黏的痰称为"热痰"，把白而清稀的痰称为"寒痰"，干而痰少反映的是津液不足，被称为"肺阴虚"。

虽然本节的标题是"中医之肺：为何皮肤病要治肺"，但实际上，通过皮肤毛孔来治肺病的情况更多见。

09

中医之脾：消化不好为何要治脾

　　咱们中国人见面打招呼，常常爱问："您吃了吗？"食物作为生命能量的主要来源，在保持健康这一课题上地位非常突出。

　　中医认为，食物的消化吸收主要由脾来完成；而西医认为，脾脏是重要的免疫器官，根本没有消化的功能。实际上，古代中医所说的脾，到底是脾脏还是胰腺，我们都没有搞清楚。所以说，脾有消化的功能是一种错误的理论。你看到这里一定会大吃一惊，因为所有的中医书上都说，脾是与消化食物有关的，但现代科学明白无误地告诉我们，解剖学上的脾根本没有消化的作用。我还想进一步告诉你的是，这一错误的理论依然可以指导临床，这听起来就更奇怪了，这到底是为什么呢？请听我从头说起。

　　中医学中，有关内脏功能的理论，叫"藏象学说"。大家把"藏"都读成 zàng，实际上应该读成 cáng，意思是内脏是隐藏在身体内的；"象"就是表现于外的生理或病理现象。这两个字合起来解释为，尽管内脏藏在身体里，但是医生可以通过研究表现于外的现象，来推断它的功能或病理。比如前文讲过的看面色、舌象或诊脉可以研究心的功能，研究皮毛、鼻腔、呼吸等状态可以知道肺的情况。所以，中医有关内脏的知识主要并不是来自解剖。当然，通过表象认识内脏只是认识整体的大概功能，不像西医那样精确。这种方法有优点，当然也有缺点。

我们再来看脾的问题。古人思考了一个问题：从我们将一口饭、一块肉送入口腔，直到将粪便从肛门排出，是什么内脏将胃初步消化的食物，转化成身体的气和血液，并转运到身体其他部位的呢？古代医家认为，胃的功能首先是接纳，就是像一个容器似的接受；其次是将吃进去的东西进行一个初步的腐熟，我们吃完饭后有时会出现呃逆（俗称"打嗝"）的现象，还会发出酸腐的味道，这就是由于胃的初步腐熟作用。初步腐熟的食糜到达小肠、大肠后，是哪个内脏将其中的食物成分进行吸收、转化并运走的呢？人们猜想，一定有一个帮助胃的器官，这个器官在胃的旁边，便推断在胃后下方的脾脏有这个作用，因为脾脏是红色的，于是古代医家认为是脾脏把食物营养转化为气血的。脾脏的"脾"左边是个月字旁（其实是肉字旁），右边是个"卑"字，这个字不念 bēi，念 bì，意思是帮助。这个字加个女字旁，就是奴婢的"婢"，是帮助主人的女佣人；加个衣字旁就是裨益的"裨"，也是帮助的意思。可以看出，在古代中医的概念里，脾脏就是帮助胃的一个器官，是帮助胃消化的脏。

中医管脾脏的帮助功能叫"运化"，就是运输和转化。运什么、化什么呢？其实首先应该是化，然后才可以运，叫"化运"还差不多。中医把食物称为"水谷"，事实上食物不只水和谷物，还有五花肉和水果等，也就是说凡是食物都可以叫水谷。转化就是把经过胃初步消化的水谷转化成很小的营养物质，这种很小的营养物质叫水谷精微之气，或者叫营气。营就是"营养"的"营"，也就是将水谷转化为水谷之气或营气。有些人脾的转化功能差，吃什么拉什么，吃豆子，排出来的还是原封不动的豆子，这就叫"完谷不化"。水谷只有转化成小的精微之气才可以被身体吸收。转化吸收后，还必须运输，向上运输到心和肺，再通过心肺输送到全身。脾脏运送的东西包括两部分，一是水谷精微之气，二是水液。脾的运化功能弱就是脾虚，脾虚的人不但运化营养的能力下降，看起来面黄肌瘦，而且运化水液的功能也差，水液易停留在肠道或其他部位，成为痰、湿、饮。

那么，现在我们回到最初的问题，为什么错误的理论依然可以有效指导临床呢？假如某个人食欲差，吃完东西就胃胀，而且大便稀烂，中医说他这是脾虚，给他开了白术、茯苓、麦芽、干姜等药物吃，然后他的胃就不胀了，大便也正常了，中医说是这个药恢复了脾的运化功能，这是"健脾药"。实际上这里的"脾"就是个符号，我可以说这个人是"A虚"，吃的药叫"健A药"，这没有任何区别。

药店里的理中丸、香砂和胃丸、人参健脾丸、补中益气丸等，都有健脾益胃的作用。

食物从口腔到肛门，经过整个消化道完成消化，是由多个系统协调完成的。比如唾液、胃酸、胰液、胆汁、肠道黏膜、小肠和大肠的有益菌等。所以中医讲的"脾"不是某个器官，而是一个消化功能的综合概念。有些慢性肝炎患者，面色萎黄、食欲差、肚子胀、舌苔腻、大便溏稀，中医就可以诊断为脾虚，用健脾药治疗。甚至很多肝硬化、肝癌患者，中医都从脾来治。上海有位很著名的治疗肝癌的中医，用药基本是以健脾药为主。

现在，有的中医一看西医化验检查是肝的问题，就认为是中医所讲的肝病，便用治肝的中药，这是错误的思维，反而丢掉了中医思维（中医所说的肝也不一定是解剖学上所说的肝脏）的精华。再比如：有的胰腺癌患者食欲差、消瘦，中医的诊断则是脾气虚，是脾的运化出现了问题。一些慢性肠炎患者，如果吸收机能差，同样可以诊断为脾气虚。

脾运化的水谷精微进入血脉后，成为气血的组成部分，所以中医说"脾为后天之本"。在后文讲肾精时，我会谈到精髓化生血液。那么，到底是哪个脏生血呢？其实，肾和脾的生血性质是不一样的。我们知道，骨髓是造血器官，主要生成血液内的血细胞，而血液中的细胞是需要营养成分的，血液中本身也含有糖、脂肪、蛋白质等成分，脾的功能主要便是提供细胞所需的营养成分，不是造血。所以，脾虚的人气血不足，面色会比较黄，不红润，有点儿菜色。

身体中需要营养的最大的组织便是肌肉，所以中医说"脾主肌肉"。临床上，我们可以从肌肉和嘴唇来判断一个人的脾气是否充实、脾的运化功能是否健全。有时中医会捏一下患者的身体，有的人肉又松又软，这大多是脾气不旺；有的人唇色暗而无华，多半是脾不健运；还有的人内脏器官的肌肉缺少营养，肌肉张力弱，同时消化差，脂肪少，内脏容易下垂，中医称这种情况为"脾气不升"。

身体的血脉其实也由肌肉组成，西医将其称为"平滑肌"。这个血脉之肌同样需要脾运化的营气来滋养。如果脾气虚，营养不足，血脉之肌就不能很好地固摄血液，人就容易出血，中医称之为"脾不统血"。

说到脾，我们一定要知道历史上的一位名医，那就是李东垣。李东垣是个大孝子，由于母亲患上重病，他才开始学医，后来成为中医史上金元四大家之一，是补土派的代表人物。所谓"补土"，就是补脾胃。现在临床上治脾胃病的许多方子，都是他发明的。他认为，人的许多疾病都是脾胃问题引起的。

当时，金国经常与蒙古军队打仗，有一年出奇的冷，京都汴梁，就是现在的开封，被蒙古兵围困了好几个月，百姓又害怕又紧张，又饥饿又寒冷，然后城里开始出现瘟疫，许多人发热、吐泻，每天有几千人死去。事实上，中原地方被围城后发生瘟疫的情况，在历史上已发生过多次。人在兵荒马乱、缺衣少食的环境下，自然抵抗力下降，很容易感染病毒、细菌等，出现发热性疾病。一些医生看见患者发热，就用清热解毒的苦寒药来进行常规治疗，往往没有太大的效果，反而会伤了脾胃。李东垣敏锐地注意到了这个问题，所以他治疗这类发热疾病，不用苦寒的清热药，反而用甘温的热性补药来调补人的脾胃，取得了很好的效果，无数人的生命被挽救。李东垣所用的补中益气汤、清暑益气汤、升阳益胃汤等，到了今天仍然被广泛使用。

可能很多人会说："现在是和平年代，我们也不愁吃穿，不会再有这种情况吧？"不是这样的，事实上，现在肠胃不好的也大有人在。先天脾胃弱的小儿感冒发热或长期低热，单纯用抗炎或抗病毒的药，有时很难取效，而从补脾胃的思路去治就容易治本，我在临床上遇到非常多这类情况。还有些癌症患者放疗、化疗后会出现的长期低热、感染，或老年体弱人群发生感染等情况，若只用抗生素或者中医的清热药，则很难见效。这时在补脾胃的基础上加少量清热药，就会取得比较好的效果。因此，在有些脾胃不好的患者发生炎症时，千万别光顾着清热消炎。有些中医想：我光补脾不清热，能有用吗？实际上这不仅是不信任补脾，还是不信任人的正气。

一个人吃得下、睡得着、排得出，就基本健康。这个说法有几分道理，其中吃得下和排得出，主要就得益于脾的功能正常。这就是为什么补土派的思路在今天还有很大市场的原因。

10

中医之肝：肝火旺与肝气郁结是什么原因所致

曾经有位老中医跟我说："如果你会灵活运用这种治法，那么临床上一大半的内科病都可以治。"我问："什么治法？"他说："疏肝法，就是疏通的'疏'。"无独有偶，我曾读到一位民间中医写的书，整本书讲的就是用一张方子治疗形形色色的疾病，真可谓一张方子打天下，这张方子也是疏肝方。后来我留意了一下，身边的中医用这个方法治病的比例相当高。而所治的疾病都与情绪有关，比如压力大、郁闷、易怒、烦躁、失眠、头痛、乏力、疲劳、胸闷、头晕、心慌等。事实上，这么多症状的产生，确实都与肝气不舒有关，甚至比我说的还要广泛。

中医认为，肝的主要作用是疏泄，就是疏通的"疏"，排泄的"泄"。这个"疏"字的意思是推动管腔内液体或气体的流动。管腔内液体或气体等内容物的流动，是通过肌肉的收缩和舒张配合而完成的。管腔在靠近内容物的近端收缩的话，前方远端的则扩张，这样内容物就一步一步向前移动了。如果在内容物的两端同时收缩的话，那这个内容物就梗阻在中间了，肝气太旺，或者说肝火旺，就容易出现这种情况；如果两端都不收缩，则中间的内容物也不会移动，这就是肝气虚，肝气郁结。有些人分不清肝气郁结与肝火旺，便混称肝气郁结，这是不对的。

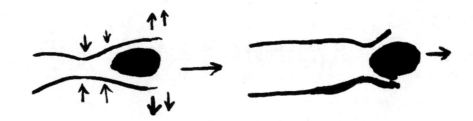

正常疏肝

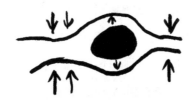

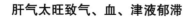

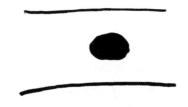

肝气太旺致气、血、津液郁滞   肝气疏泄无力

　　我们常说"地球村"，是说整个世界的相互联系十分紧密，而之所以能构成紧密的联系，是因为发达的交通工具、通信网络和物流系统。我们说身体是个整体，一定也是因为体内有联系各个器官的"网络"系统，实际上，这种整体联系是由无数管道组成的：大大小小的血管、气管及各类支气管、肺泡、食管及胃肠管、淋巴管、输尿管、输精管、输卵管、各类腺体的管道（比如乳腺的管道）、神经管、各类组织间隙的管道等等。中医对这些管道系统有个总称，叫"经隧"。经隧的内容物，泛称为"气""血""津液"。也就是说，体内所有气、血、津液的流动，都是由肌肉的收缩与扩张的配合才得以实现的。这个控制收缩与舒张的脏器，在中医学中就认为是肝脏。

那么肝是通过什么途径来推动气、血、津液流动的呢？中医认为是通过筋膜的收缩和扩张来带动肌肉的。

先说膜，各种管道的表面都有膜，膜的收缩和扩张配合肌肉才能完成管道的收缩和扩张，这个膜还包括胸膜、腹膜等。再说筋，各类有弹性的结缔组织，比如韧带等，中医就叫筋，而肌肉和关节的运动，便都要靠这个筋的收缩和扩张来配合。因此，很多与运动有关的疾病，中医都认为是肝主筋的功能异常所致，比如高热抽筋、手脚的颤抖、关节的痉挛，都被称为"肝风"——中医有"肝主筋膜"的说法。我们的指甲，是筋的延续，所以肝血充足与否，可以通过指甲的情况来判断。

为什么认为是肝主管气、血、津液的疏通呢？我们来看一下人发怒时的情形。

你知道你在发怒时，身体发生了什么变化吗？发怒实际上是身体对阻碍自己意志的对象的一种攻击准备。大脑发出指令，要增加氧气、血液供应和血液中能量物质的水平，并通过收缩内脏血管，加强肝脏代谢，将体内的血液和能量挤压到骨骼肌和大脑，增加这些部位的血液量。所以我们发怒时会脸红、眼睛充血、呼吸心跳加快、血压上升，严重的时候乳房或肝区会胀痛。眼睛、头的侧面、乳房、肝区等，都是中医认为的肝脏经络行走的部位，所以古人就认为是肝在主管这些部位管道的收缩与扩张。

如果郁怒的情绪很快平复，那么内脏的管道系统便会重新扩张，血液重新回到内脏，身体恢复正常。如果一个人长时间处于郁怒或紧张的压力之下，那么就会使整个内脏的管道系统处于收缩状态，管道内的气、血、津液就会流动不通畅，导致气滞、血瘀、痰湿等问题。

这种收缩状态发生在不同的部位，就会产生不同的症状，但有一个共性，就是以胀痛为主，而且会随情绪变差而加重。气血不畅在头部，可能有头晕、头痛、头胀、耳鸣等症状；在颈部，可能有异物感或慢性咽炎、甲状腺疾病；在呼吸道，可能有胸闷、咳嗽、咳痰等症状；在胸部，可能有乳房胀等乳腺疾病；在消化道，可能有胃痛、胃胀、腹胀、便秘等症状；在肝胆，可能会肝区胀痛；在心脏，可能有心慌的症状；在尿道，可能有小便不畅的症状；在妇科，可能有月经不畅、痛经、月经不规律等症状；在男科，可能有阳痿等问题。

所以说，这种因郁怒或肝气太旺而导致的情况，临床表现是相当广泛而多样的。可能有人要问："我怎么判断哪些症状是由肝气不舒引起的呢？"除了上面列的一些症状外，还有一个典型症状，就是这类人的脉是弦脉，就是说脉绷得紧，张力比较大。

我在门诊经常会碰到有一大堆上述症状的患者，但一做检查，哪儿都没有问题。这是因为目前的检查手段中，还没有查体内所有管道张力的办法。这些症状在郁滞体质的人群中非常常见，这种类型的人更易在情绪上产生这种倾向，在第四章"体质养生"的"郁滞体质：瘦削紧张易过敏"一节会有更详细的讲解。

如果一个人在几年甚至更长的时间里都处于这种肝气不舒的状态中，那他的血瘀或痰浊就会变成肿块，慢慢就会生成肿瘤。有一位婆婆看不惯儿子找的对象，小两口结婚后，她老是指责、谩骂儿媳妇，经常生儿媳妇的气。后来她找我看病，我发现她不只甲状腺长了肿瘤，生殖系统和乳房都长了肿块——按照中医的看法，这都是肝脏经络分布的部位。这位婆婆伤害了别人，也伤害了自己。

元代金华地区有位名医叫朱丹溪，他提出"人身诸病，多生于郁"。意思是人身体的绝大多数疾病，都是因为气、血、津液的不通畅引起的。所以他的很多治疗思路就是疏通气血、化瘀化痰。民国时期著名中医张简斋，擅长用一些很平常的药治疗疑难病，吸引了当时美国的记者来采访他，还写了篇报道，发表于1945年5月14日的《时代》（*Time*）杂志上。记者在这篇报道中提到，这个张简斋并非不知道微生物的存在，但是他所开的药主要是围绕调理气机——这位记者也算是抓住了要害。

可能有人迫不及待地想知道，什么方子可以疏肝呢？中医有一首基础的核心经方叫四逆散，"四逆"的意思就是手脚冷。手脚冷有可能是阳虚导致的，也可能是气血不通畅所致，在这里四逆散治疗的是因气血不通畅引起的疾病。四逆散有四味药，即柴胡、枳实、白芍、甘草。柴胡、白芍可以起到疏肝、解除痉挛的作用，枳实有理气化痰的作用，用大白话说就是"通气"。

四逆散在临床上有广泛的应用，比如输卵管不通引起的不孕，就可以用这个方子再加些化瘀的药治疗。中日友好医院的国医大师许润三就擅长用此方治疗这类疾病，我在临床上也多次应用，效果显著。用四逆散治妇科的月经不调、痛经、乳房肿块等，效果也很好。另外，很多人以为男性的阳痿是肾虚所致，也有些男性碍于情面，便自己偷偷买壮阳的药吃。其实，阳痿百分之六七十是因为肝气不舒造成的，这类人往往有心理压力，易紧张。阴茎的海绵体实际是由筋组成的，医学上叫结缔组织，我前文讲了，肝就是主管筋的收缩与扩张的。我在门诊治疗阳痿，用四逆散加一些补肾的药，其效果比单用补肾药好很多。

四逆散再加上活血通经的当归和一些调脾胃的药，就变成了另一首疏肝的名方——逍遥散，我们从方子的名称就可以看出，它有调节情绪的作用。现在抑郁症的发病率很高，逍遥散这首方子对此有一定的治疗效果。

由于肝气郁结后容易导致气滞郁而化火，为肝经郁热，或者兼有血瘀、痰湿，那么疏肝的方子，通常会加有清肝、化瘀、化痰、利湿或理气等作用的药物。若肝火太旺日久，还可能伤了肝阴，此时还需加养肝阴的药。如此，因肝郁引起的疾病固然十分复杂，但其治法也可以显得十分灵活。这就是一张疏肝方子打天下的奥秘所在。

11
中医之肾：为何被称为人的根

对于一棵树来讲，你剪一根枝、采一朵花、摘一片叶，并不会严重伤害它，可如果你伤了或者断了树的根，那这棵树很快就会枯萎，严重的甚至会死去。肾也一样，肾就是人的根。

在中医看来，一个人是否强健，不是看这个人的皮肤如何，也不是看这个人的肌肉如何，最主要的是看这个人的精髓和骨骼——骨髓充实，这个人的底子就厚。

肾的功能主要是精髓的功能

中医讲肾的功能主要围绕一个字展开，那就是"精"，中医认为肾藏精。在讲精、气、神时我已经讲过，"精"的本义是挑选过的种子，后来指能够孕育生命的物质。对人类来说，父母生殖之精的结合，可以发育成髓，包括脑髓、脊髓、骨髓。所以，狭义上讲，肾的功能就是精和髓的功能。实际上，父母的精已化为髓，所以从后天来说，所谓"精"主要是指髓。

精的功能便是促进生长、发育、成熟的原动力，也是决定衰老进程的主要因素。父母之精厚实强健，从胚胎到成人，整个髓和骨骼满盛，这个人身体的"根"就茁壮，发育良好，成人后会比较健壮，衰老慢，老了也会健康少病；反之，如果精薄，则发育不佳或迟缓，体质虚弱，早衰多病。

那么，如何判断一个人的肾精是否充沛健全呢？可以从下面这些方面来观察。

从哪些方面看一个人的精髓是否充足

首先是骨骼。精化生髓，髓滋养骨骼。如果肾精不足，小儿的骨骼就会发育不良，其站立、行走就会明显晚于同龄人。一般来说，孩子八个月左右会扶着物体站立，一周岁到十五个月前后可以走路，但精亏的孩子两岁，甚至三四岁时走路还不稳。孩子颅骨的前囟门闭合时间一般也与可以行走的时间差不多，而这类孩子的囟门也明显闭合晚，这也说明他的骨骼发育慢。成年人的骨骼是否坚韧有力，同样可以从站立及行走的反应看出来：有些人站立半小时甚至几分钟就腰膝酸软，这便是精髓不足所致的骨骼无力；老年人的骨质疏松、易骨折等，也都是精髓不足的表现。

其次是牙齿。中医认为"齿为骨之余"，"余"即剩余。正如家里有钱，才会有剩余的钱给孩子买零食一样，肾精首先要保证重要的骨骼发育，其次才是这些末梢的部分，所以将牙齿称为"骨之余"。如果一个人连最末梢的牙齿都发育得很好，说明他的肾精充足，反之就是肾精不充。精不足的小孩长牙晚，或者牙齿稀疏，有的孩子牙还会比较短。成年人过早出现牙齿松动、脱落，也是肾亏早衰的表现，老百姓有句大白话叫"老掉牙"，就是这个道理。一般来说，牙龈有病多半是因为脾胃有问题，牙齿本身及牙髓的问题则基本是因为精髓不足。有一次我的一位朋友来找我看病，他才五十出头，但满口牙的牙根已全部暴露、松动。我建议他马上去检查，结果发现他已患有急性白血病——骨髓的造血机能出现了问题。曾经有口腔专家说，老年人的牙齿数量与寿命有很大的关系，六七十岁的人如果还有一口好牙，大多长寿。

其三是生殖功能。中医认为，婴幼儿精气尚未充盈，故无生殖能力，随着肾中精气的不断充盈，成人后才有生殖功能。精气充足，则生殖功能强；精气不足，则生殖功能异常。生殖系统异常，在女性表现为不孕、月经不调、闭经、性冷淡等，在男性则表现为不育、阳痿、早泄等。当然，并不是所有生殖功能问题都是肾亏导致的，要针对具体问题做具体分析。比如有肝火或肝气不舒也会导致生殖功能异常。

其四是头发。中医认为"发为血之余"，而血由精所生，所以精血充足的人，头发乌黑有光泽；精血亏损的人，头发枯黄、稀疏、油多，易脱发或早白。头发白虽然也有先天遗传或别的因素，但从中医的角度来看，肾精不足是主因。

其五是记忆力与意志力。中医认为"肾藏志"，这个"志"的意思有两层，一是记忆力，二是意志力。记忆力主要是脑的功能，中医认为脑髓是精化生，精足，则脑髓发育好；肾精不足，则髓海空虚，记忆力减退。一些人未老先衰，常常从记忆力衰退开始。意志力的强弱，实际上是一个人整体生理功能的综合反应。有些人做事三天打鱼，两天晒网，没有长性，虽然也有其他因素，但中医认为若一个人的肾精不足，则会导致意志力薄弱。在一些影视作品中，有的被捕之人在严刑拷打下威武不屈，有的人则一会儿就投降招供，这固然与信念有关，但肾精充沛与否也是与其相关的生理基础。

其六是耳与听力。中医说"肾开窍于耳"。肾精足，首先是外耳发育好，尤其耳垂厚实红润，所以说耳垂大而厚实的人多长寿。耳朵干枯而薄的人，肾中精气多不足。其次，肾精足则听力敏锐，有的人连一张树叶着地或一根针落在地毯上都能听到，这就是听力敏锐。有些人的耳朵并无明显结构性病变，但很早就听力下降，这是肾精虚所致。还有些人会出现耳鸣症状，这种耳鸣多为音频较低的。临床上经常遇到一些人在性生活过度后会出现耳鸣，这也是因为肾精虚。当然，听力下降和耳鸣也有其他方面的原因，在此就不多做探讨了。

其七是排尿。中医认为"肾主水"，主管水液蒸腾汽化。我在前面几节中讲到了跟水液有关的几个脏，下面可以一起比较一下：脾脏是将胃肠道内吸收的水液运输到心肺；肺主宣发肃降，像喷雾器一样将水液向肌表和全身布散开去；肝脏是调节、输送和排泄的阀门，是输送津液时主控制和重新分配的内脏。肾主水有两大生理功能：其一，将水液蒸腾汽化，所谓"蒸腾汽化"，就是说肾中的阳气像炉子里的火一样，能将水液蒸发变为水汽；其二，将尿液排出体外。

如果肾中精气不足，蒸腾水液的能力弱了，水液就会积聚体内，人就会口渴，此外还会浮肿或小便次数频繁。有的孩子长到七八岁甚至十几岁还尿床，这就是肾精不足的表现。同样，人的年纪大了，排尿次数会增加，也是肾的精气下降的缘故。对于排尿的开合问题，中医有句话叫"阳开阴合"，意思是肾中的阳气是由排尿开的，如果开不了，水液积在体内，出现少尿、无尿、尿不畅或浮肿等问题，这就是肾阳不足；而肾中的阴精是起关门作用的，如果关不住，不停地有大量的尿要排，这就是肾阴不足，比如有些糖尿病患者尿频，就是因为肾阴不足。

肾藏精，藏在哪里

先思考一个问题，如果说精是主导生殖的精液的话，那么这个精应该是藏于男性的睾丸和女性的卵巢之中；如果是说精髓的话，那应该是在颅腔和脊柱或骨腔中。那么，为什么说精是藏在肾呢？有人解释："中医将男性的睾丸称为外肾，生殖之精藏于外肾内，那个管泌尿的叫内肾。"也有人反驳："这个生殖之精也没有你说得那么重要，太监割了睾丸不也没事吗，也活得好好的，有的还很长寿，这哪是什么生命之根呢？"

实际上，早期中医说的肾，就是主管泌尿的肾。由于男性的精液排出口与尿道口同为一口，再加上阴茎的根部藏于阴囊和会阴的深部，固定于耻骨和坐骨处，古人便以为精液就是从上面的肾脏流出来的（女性阴道与尿道的开口也很近）。其实这是误解，是错认精液在肾，中医界必须勇敢地承认，这是在解剖不发达的年代所导致的错误，没什么可以遮掩的。而另一个深层次的原因是，在发育上，生殖与泌尿呈现同步性，这也使人们很容易将两者相混。

但这一混淆揭示了一个重要的内在信息，那就是生殖系统与泌尿系统间有着重要的关联。在胚胎刚发育时，肾脏和生殖器官共同来源于尿生殖嵴，后来才分化成中肾嵴和生殖腺嵴。另外，中医说肾是人体的命门，实际上主要是指肾上面的肾上腺，肾上腺合成分泌了大量人体的重要激素，这些激素参与调控呼吸、心跳、代谢、血量等，甚至还可以抗炎，所以肾上腺从某种程度上讲，确实是生命之门。此外，肾上腺和生殖系统的性腺又都受脑内垂体和下丘脑的激素调节。所以，肾包括肾上腺、性腺、脑髓等，组成了一个功能整体。我在前面几节也讲过，中医讲的内脏，是以一定的解剖为基础的功能关联系统。我认为可以这样解释：一个是解剖的肾，一个是关联的肾。解剖的肾是指泌尿的肾，关联的肾是指肾上腺、性腺和脑髓等组成的一个关联系统。这些内分泌腺和脑髓与肾的泌尿功能高度关联，因而我们要将其作为一个整体来考量。比如：性生活过度的人经常会出现尿频和夜尿多，肾的实体病变也常会影响骨髓的造血机能，等等。

现在我们可以回答"中医的'精'指什么"这个问题了。它是指脑髓、肾上腺、性腺、骨髓中的重要精华物质（还有人认为包括甲状腺）。

再来说说太监割睾丸一事。人们过性生活时，实际上除了排泄精液外，更主要的是大脑和肾上腺同时兴奋。如果纵欲过度，丢的主要不是精液，而是耗伤了脑、肾上腺中的激素及递质。太监只是没了生殖后代的精，他自身的精并没有受到严重的伤害。实际上，生殖之精的合成同样受肾上腺及髓的调控，少了排泄生殖之精的一个渠道，更像人们花钱时少了一项开支。

最后来说说肾虚。中医有肾阴虚、肾阳虚、肾精亏的区别。肾精亏的常见症状，前文已有详细说明，若出现前述症状，且同时有内热的症状，比如潮热、盗汗、舌红等，就是肾阴虚；而出现怕冷、便溏、浮肿、尿少等症状，就是肾阳虚；仅有前述症状而没有寒或热的迹象，就是肾精亏。

补肾的食物也有补肾阴、补肾阳和补肾精的区别，具体内容会在本书第六章"食养原则"和第十章"中药养生"部分作进一步介绍。

第三章

养生之本：养心

这个世界上对人伤害最大的不是原子弹，也不是氢弹，而是人的情感——伤人最深的是无情，也是深情。最好的情绪不是开心、喜乐，而是不喜不悲的平和。这也是中国古代修行的人追求的境界，中国文化最推崇的境界便是平和。

01

养生最难在养心

人与动物的差别在哪儿？人们可能各有各的说法，我也没办法给它们之间的本质差别下定义。但要说人类是最易被情感、心理困扰的动物，恐怕没有人反对。所谓养生最难在养心，那么"养心"究竟是什么意思呢？下面我就谈谈这个问题。

针对长寿人群的调查发现，他们虽然在饮食习惯、生活起居、遗传因素上会有一些共性，但也总有一些例外。比如长寿人群中有的人喜欢运动，有的人一辈子也不会特意去运动（当然，这并不是说运动是没有用的）；有的人不喝酒，有的人喜欢喝酒；有的人吃素，有的人每天都要吃肉……但有一点是共同的，长寿的人都是性格外向、精神乐观、心态平和、拿得起放得下的人，绝少有小肚鸡肠、闷闷不乐的人。也就是说，长寿的人几乎都是心态好的人。

我小时候邻居家有一位老奶奶，她从小吃苦，后来生了九个孩子，但不幸丈夫早亡，一直生活贫苦。可从她嘴里从来听不到"苦"字，生活中一些微不足道的事都会逗得她笑得像个孩子，七八十岁时还拉着小辈又亲又甜蜜地叫着。至今这位老奶奶仍让我记忆犹新，最后她活了九十多岁。

精神养生的基本理论

中医在说到精神养生时有一些基本理论，第一个理论是"形为神之基，神为形之主"，说的是正常的身体形态结构（即肉体），是良好精神的物质基础。如果一个人天天受肉体病痛的折磨，是很难有平静的心理状态的；但另一方面呢，精神又可以主宰、支配形体，一个人没有了神就是行尸走肉，良好的精神也可以使肉体更健全。

精神养生，还有第二个理论，便是"动以养形，静以养神"，意思是运动可以养我们的形体（肉体），而静可以养我们的精神。有的人说："我天天运动，可是为什么还是不健康呢？"这样做还不够，这仅仅是动了肉体。你确实天天运动，可是精神上要么暴怒，要么抑郁，要么忧伤，你的肉体一样不会健康。那么这个"静以养神"的"静"是什么意思呢？是一个人什么都不想，只是傻傻地、如枯木死灰般地活着，没有七情六欲吗？这还得从头说起。

养心的本质就是让识神顺从元神，别伤害元神

比如我脑子里有一个举手的想法，我就可以举起手来；我可以摇手指，当然，也可以让手或手指不动。也就是说，我的手是按照我的意志行动的，它听从大脑的指挥，这叫随意运动。

但人还有许多功能是不能完全听凭自身意志的。比如你想让肺脏不呼吸，指挥它："你别呼吸了！"肺脏不会听你的，它照样呼吸；你让心脏别跳，它也不会听你的，它继续跳；拿手电筒照你的眼睛，你的瞳孔马上就会收缩，你想不让它收缩，那是不可能的；把酸酸的梅子含在嘴里，你的嘴里、胃里立刻会有液体分泌出来……这样

的例子，我可以举出许多个。

这些功能是人最原始的一些基本功能，是人和动植物都有的一类生理反应。所以，科学家把这些功能称为"植物神经（自主神经）功能"。古人把人的生理功能都称为"神"，而这些基本的、原始的神则被称为"元神"。

虽然人的主观意志不能控制这些基本的神经功能，但人大脑皮层接收的信息可以影响这些功能的发挥。举个例子，虽然我们不能让心脏跳或不跳，但是我们的行为、情感与心理都可以影响心脏的跳动速度。你看一部恐怖电影，当出现非常恐怖的场景时，你的心跳就会加速；看完电影了，有时候脑子里回忆起这些场景，还会使得心跳加速。同理，望梅止渴也是这样，虽然没吃到梅子，但一想起梅子，嘴里就会分泌唾液。有人回忆起握着初恋情人的手时，还会脸红心跳，也是这个原理。这种生理功能，是通过后天学习认识到的，古人称之为"识神"。

也就是说，我们虽然不能完全控制元神，不能控制植物神经的功能，但是，人的一些精神状态，如喜、怒、忧、思、悲、恐、惊等情感因素，会影响和改变这些功能。古人认为这是识神影响元神。

元神是人在长期进化中获得的，是大自然的智慧。大脑有亿万个神经细胞，跟天上的星星一样多，而且是高度有序的，它们对人的身体的各项功能的支配和协调，在正常情况下是非常有效率的。识神则是人们学习后获得的，既有智慧的一面，也有愚蠢的一面。

养心的本质就是让识神顺从元神，别伤害元神。所谓"静神"，静的是识神，而不是元神。识神越平和，对元神的干扰越小，人就越健康。因此，最好的情绪不是开心、喜乐，而是不喜不悲的平和。这也是中国古代修行的人追求的境界，中国文化最推崇的境界便是平和。所以,一切精神养生的问题就是元神与识神的关系问题。中国画在表达山水或人物时所追求的平和境界,对于追求生命活力的西方艺术家来说很难理解。

生活中有哪些识神伤害元神的行为

比如你的胃里空了,血糖降下来了,人就饿了,神经系统就会感知到并告诉你的大脑"要吃东西了",这个时候消化系统就做好了准备,一些帮助消化的物质开始分泌,如胃酸、胰脏的消化液、胆汁等……这些就是人的元神。如果你在吃饭时因为一件事突然大怒,这时所有的元神都会被打乱,消化液的分泌被抑制,那么你吃的东西就不能很好地被消化,就可能消化不良。当然,偶尔一次这样,对一个健康人不会造成永久性的影响,因为人有修复的机能,但如果经常这样,就可能导致疾病。

人的兴奋与抑制是自动交替进行的,我在讲阴阳时曾谈到,阴阳消长是有节律的。白天,人的大脑比较兴奋,会消耗很多物质,到了晚上,大脑为了合成补充这些物质,就会转入抑制,人便开始犯困。可是有的人做生意赔钱了,或者夫妻吵架闹离婚了,或者子女不成才,等等,他们就开始东想西想,大脑处于兴奋状态,开始失眠了。晚上睡不好,第二天自然就会精神不好,可你又要上班,只能强行打起精神……于是,整个大脑正常的元神节奏被人为地打乱了。这就是识神伤害了元神。

人的性功能同样会在兴奋后有一定的不应期,这就是性兴奋消耗了许多物质所致。为了下一次正常的兴奋,人就必须重新积累一定的物质基础。可是如果人接受了外界的一些信号刺激,提前强行兴奋,就会打乱正常的节奏,即使以后再刺激,也兴奋不起来了,男性会出现阳痿，女性同样也会有生殖系统的疾病。这同样是识神伤害了元神。

因此，所谓"静以养神"，就是让人体的元神自行有条不紊、高效率地运转。静并不是不说话、不做事，而是你平和地工作、学习、生活。中医的气功中所说的调神，就是练习控制识神。

02

七情是如何影响五脏并导致疾病的

　　这个世界上对人伤害最大的不是原子弹，也不是氢弹，而是人的情感——伤人最深是无情，也是深情。

　　虽然现在科学技术很发达，但我们对情绪的生理物质基础并不是十分清楚。譬如恨一个人与爱一个人，血液里或大脑中的化学物质有什么不同吗？你给我打一针药剂，我就会爱你吗？恐怕很难。

　　但古代有一个理论叫"形神合一"，就是认为精神与肉体是一致的。心里忧悲，愁眉紧锁；心里高兴，就笑得合不拢嘴，喜上眉梢。当我们的肉体"面朝大海"，心里自然会"春暖花开"；一个人身陷囹圄，肉体被限制，内心自然压抑、不顺畅。让一个人跑100米赛跑时内心波澜不惊，这是不可能的，这叫"形神分离"。

　　可见，从形神统一来认识情绪，非常直接而实用。

情绪是人的正常生理反应

　　首先，情绪是人的正常生理反应，一般人是做不到没有情绪的，情绪就是人对外界刺激的一种保护性反应。比如惊吓和恐惧：一般人看到一头老虎或一条蛇，或一辆失控的汽车正驶向自己，都会害怕，因为你怕受伤害。害怕时，心跳加速，做出规避行为，想逃跑，这就是对自己本能的保护。我想没有人会笑嘻嘻地迎上去，说："老虎，你吃我吧。""蛇，你咬我吧。"

再说愤怒，这就是人对自己的意志和想法被阻止，或者尊严受轻视、受伤害的反应。央视曾播出过一个小品，说的是一个人不停地打电话到一家住户，问这里是不是周润发的家，后来在明知道不是的情况下，还接着打过去问，接电话的人就愤怒了。此时你不想让自己的情绪和想法被压抑，这是正常的保护反应。有位哲人说："愤怒是拿别人的错误惩罚自己。"但更深一层的生理机制是：用我的愤怒让你不再继续犯错，这样我才会欢喜。

因此，可以说情绪并不可怕。我们常说："人非草木，孰能无情。"情绪是对外界刺激的保护反应，即便是草木，也是有情的。你看含羞草，你触碰一下它，它就会卷曲起来；对着植物放各类音乐，植物会有不同的反应，在噪声中生长的植物就长不好。其实，这句话应该改成：草木有情，人岂无情？

其次，过于持久、过于激烈的情绪是会损害人的健康的。

虽说情绪是人的正常生理反应，但是情绪过于激烈或持续时间过久，就会损害人的健康。伍子胥一夜白头，就是情绪过于激烈而损害人的健康的明证。一夜白头也许有点儿夸张，但我见过一个人在一个月内头发全白的——一位中年妇女因她的独生女儿突遭车祸去世，乌黑的头发竟然在一个月内全部花白。有些人会为鸡毛蒜皮的小事勃然大怒，或耿耿于怀很长时间，殊不知很多脑出血的中风患者，大都发病前曾有大怒。

七情会直接伤及五脏

人的情绪可以概括为七大类，就是喜、怒、忧、思、悲、恐、惊。其中忧虑与悲伤比较接近，常常合说成"忧悲"；惊与恐常相连，故也合说。

中医认为，喜伤心、怒伤肝、忧悲伤肺、思伤脾、惊恐伤肾。

❶ 喜伤心

有人可能会问："喜不是喜悦吗？开心不是有益健康吗？怎么会伤心呢？"喜悦、愉快确实有利于健康，这没错；但我在前面讲了，情绪过分激烈不利于身体健康，过喜则伤心。

大喜可以导致气血涣散，诱发心脏缺血，曾有多则类似报道。比如有人得知自己中了彩票，获得巨奖，狂喜一整天后因心梗去世，这真是祸福相依。

❷ 怒伤肝

肝脏有丰富的血管，应该说是血管最丰富的器官之一，其中贮藏着大量的血液。怒容易使内脏血管缺血，导致肝脏的供血量减少，而肝脏是个生化器官，缺血就会破坏肝脏的代谢。因此，怒会伤肝。

我曾遇到过一位肝癌患者，他家人说，有一次与朋友聚餐，人家服务员上菜稍微慢一点儿，他就将酒瓶砸地上了；还有一次在商场，营业员怠慢了点儿，他就把柜台给砸了。情绪与内脏疾病是双向影响的，怒伤肝，反过来，患肝病的人也容易发怒。

❸ 忧悲伤肺

范仲淹有一句名言："先天下之忧而忧"，这里的忧，更多的是天下兴亡、匹夫有责的家国情怀。如果有人在实际生活中每天杞人忧天、长吁短叹，则一定会伤身的，伤的脏器便是肺。

我发现，文学作品中那些极其忧郁低落的角色，多半是有肺病的。《红楼梦》里的林黛玉、《茶花女》中的玛格丽特，都有肺病；

作家郁达夫的小说，格调基本都是忧伤悲沉的，郁达夫自己便有严重的肺结核。

❹ 思虑伤脾

孔子说："食不语，寝不言。"意思是吃饭、睡觉时不要说话（当然这句话要灵活地看）。从中医的角度来看，这句话有一定的医学意义。

人体有一个重要的调节功能，便是会根据生理功能重新分配血液供应量。比如人兴奋时，血液会往脑部走；吃饭时，血液会往胃肠走；运动时，血液会往肌肉走……如果一个人吃饭时过度思虑，血液就会往大脑走，胃肠的血液供应便会相应减少，从而抑制了消化机能的正常运作。中医学中主管饮食消化吸收的脏器是脾脏，所以我们说"思虑伤脾"。

生活中，若我们心事重重，就会没有食欲，这其实是思虑抑制消化的一种表现。

❺ 惊恐伤肾

在上一章，我曾经讲过中医的肾有两重概念，一是解剖的肾，二是关联的肾，关联的肾指肾上腺、生殖腺等。一定要记得，肾在不同的上下文中有不同的概念。

上海有位教授用老鼠去验证惊恐到底能不能伤肾。怎么让老鼠恐惧呢？他就在鼠笼外面放了一只猫，猫对着老鼠喵喵直叫，老鼠就害怕得乱窜，这是恐；然后再在这只老鼠旁边突然放起鞭炮，老鼠又受到了声音的惊吓。最后观察受到这些刺激的老鼠的生殖细胞，发现它们的细胞核变性了，导致细胞易坏死。

曾有篇报道说，一位母亲打儿子屁股，想让他认错，但是这孩子很偏，死不认错，这位母亲竟情绪失控，与孩子杠上了，就拼命打他，后来发现孩子不出声了，脸色苍白，母亲才赶紧把他送到医院，结果孩子因急性肾衰竭而死亡。其实这个孩子并不是被打死的，而是因其内心强烈的恐惧导致肾脏血管剧烈收缩，引发了急性肾衰竭而致死的。

上面我讲的七情影响五脏，只是一个基本的脉络，不可机械地认为七情只影响某一脏。比如以为大怒只影响肝，其实，怒同样可以影响其他脏，如脾脏、心脏等，只是对肝脏的影响更明显一些。

七情直接影响气血的运行

中医还认为，七情可以直接影响气血的运行。外来的邪气，如病毒、细菌等侵犯人体，往往是先从肌表皮肤、肺部或其他黏膜处进入，是由表及里的。而情绪影响身体是直接伤内脏，伤内脏气血的运行。

具体来说，喜则气缓，怒则气上，思则气结，悲则气消，恐则气下。

❶ 喜则气缓

内心欢喜，人是放松开心的，整个身体的气血处于舒缓和松弛的状态。

《红楼梦》里，刘姥姥逗贾府的人开心，林妹妹笑得站都站不住，倒在贾母的怀里，便是一例。很多人都有经验，在你与人拔河时，如果有人挠你胳肢窝，你便会笑，手上便没劲儿了；如果被人挑衅，你愤怒了，可能劲儿就更大了。

❷ 怒则气上

怒是对别人压制自己意志的一种冲破与恐吓反应，自然气是往上的。很多动物发怒时会毛发竖起，特别是头部毛发，所谓怒发冲冠也是如此。

临床上许多脑出血病人的发病均是在发怒之后。我认识的某位老教授与年轻同事发生了争吵，因年轻人不尊重他而生气，结果突发脑出血，最终半身不遂。

❸ 思则气结

中医讲形神合一，思想如果停在一处而久不散去，则气也会停滞不移，这是一解。二是思虑伤脾，脾虚则消化受伤，易积食气滞，腹胀肚胀，这也是气结的表现。

❹ 悲则气消

人的气的产生，是受情绪调节的。激烈的情绪会让气的产生增加，低落的情绪则会让气的产生下降。悲伤会使人的情绪低落、意志消沉，所以气也就跟着消了。

❺ 恐则气下

有句老话叫"吓得屁滚尿流"，人在恐惧时尿裤子是常有的事。有时家长打孩子，孩子就会尿裤子；本来蛮横的官员自认为"老子天下第一"，似乎谁都不怕，结果一听纪委叫他去接受调查，就尿了，这是怂了。

古语说的"情深不寿"和"天若有情天亦老"，便体现了情绪对健康的影响。一往情深的故事情节在文艺作品中很感人，但如果一个人过于执着，情感过于投入，就容易对各种情感挫折产生激烈而持久的情绪，于健康不利。

03

养生观即人生观

我们经常会听到这样的话："健康长寿当然很重要，但为了健康，这个肉不能多吃，那个酒不能喝，夫妻生活也要管，还要天天运动得累死累活，这人活着还有啥意思？这样活到一百岁，还不如我想吃就吃，想玩就玩，能活几岁算几岁。人活着自由最重要，我才不会因为养生搞得不能自由自在地活着。"

乍一听这话好像理由充足，很能打动人——对呀，该喝就喝，该吃就吃，"今朝有酒今朝醉，明日愁来明日愁"。我也很难有十足的理由去驳斥这种观点，听到这种话，我多半会保持沉默或一笑了之。

其实，这涉及人生观的问题，所谓"人生观"，就是人活着的目的是什么。人家活着的目的就是吃喝玩乐，不能吃喝玩乐就不叫人生，那你还白费口舌干嘛！世上最难改变的，恐怕就是人的观念。所谓"三军可夺帅也，匹夫不可夺志也"。活着是为了吃，抑或吃是为了活着，这是不同的人的人生与生活方式。其实，讲这些话的人，未必真正明白他这些话的含义。

节制的人生要有中庸的人生观

首先，养生者的人生并不是苦行僧的人生。好的养生法不应该让人脱离现实，不食人间烟火，恰恰相反，它能让人正常地融入社会，享受人生。

中国文化推崇的一个准则叫"节制"，就是任何事都要有一个合理的度，既不要太过，也不要不及，即守中，孔子称之为"中庸"。很多人以为中庸就是平庸，那是肤浅的认识。"中"就是守法度、有节制；"庸"就是用、践行，而且是长久的践行，不是一时或偶尔的践行。

其实，中医养生提倡的任何一项养生措施都讲究这个原则。比如运动：中医养生既不是让你成天不运动，天天坐着、躺着，这是不及；也不是让你跑马拉松、登珠峰或去参加极限运动，那是太过。中医养生提倡的运动，是适合自己身体状况的基本活动量，这就是"中"。可能有的人每天散步四十分钟即可满足基本活动量，有的人则要每天跑步一万米。而且这种运动不是一周或一个月只跑一次一万米，其他时间就不跑了，而是基本上一周五六天，几十年如一日地坚持下去，这就是"庸"。

再譬如饮食：中医养生既不让人用饿肚子来减肥，那是不及；也不让人大吃大喝，那是太过。而是提倡根据每个人的运动与营养状况，适度地控制饮食。

中医对于性生活同样如此，既反对禁欲，完全没有性生活；也反对放纵性生活，"春从春游夜专夜"。而是提倡根据每个人的身体素质选择适当频率的、健康的性生活。

情绪也是如此，我们认为七情五志是正常的情绪反应，既不要青灯古佛、斩断情丝、无欲无求，这是不及；也不能大喜大悲，忽而阳光灿烂、心花怒放，忽而电闪雷鸣、怒发冲冠，这是太过。而是应该时刻保持一种喜悦、满足和宽容的平和心境。

中国文化认为，宇宙的长久之道是守中，任何太过或不及的极端方法，都难以长久地持续。有位非常知名的围棋手叫吴清源，他在20世纪中叶曾击败了日本所有超一流棋手，开创了"吴清源时代"。他认为围棋的黑白如同阴阳，讲究平衡和谐。与水平相当的对手交锋，他不会一口气把对方杀得大败而归，而是采取"在整体平衡中赢对方半目即够了"的办法，这样反而更容易赢。吴清源说围棋是一种均衡的艺术，也是一种人生哲学，将棋道与人生之道完美统一的基础，便是中庸。

一个在生活与工作中处处践行中庸之道的人，绝不会是平庸之辈，他一定是个出类拔萃者。

静以养神就是少私寡欲的人生观

前面我讲养心养神时曾提到静以养神，即不要让识神伤害元神，不要让太持久、太激烈的七情伤及内脏和气血。但每一个人如何做到这一点，就涉及人生观的问题。

静以养神首先要求一个人少私寡欲，所谓"君子坦荡荡，小人长戚戚"。一个人私心太重，就会被名利欲望束缚住，当私欲无法满足时，必然会有情绪产生，是很难做到静以养神的。私欲和物质欲太重的人，读多少本"心灵鸡汤"也无济于事，因为你的源头问题没有解决。

每个人都必须与他人交往，一旦涉及利益问题、涉及别人对你的态度问题，一个时时刻刻以"我"为先的人，一个受不了委屈的人，一个没有容人雅量的人，是很难做到静以养神的，他必然会产生过度的喜、怒、忧、思、悲、恐、惊等情绪。有的人"泰山崩于前而色不变"，气定神闲，那是因为他的心本来就不在"泰山"，被别人视为泰山那么重的事，他认为就是鸿毛。因此，一个人的情绪本质上是其对人、对事的看法的外现。

《坛经》上有一个小故事，禅宗六祖慧能讲经，这时风吹动了旗帜，一位弟子说是风在动，另一位说是旗在动。慧能说："不是风动，也不是旗动，而是二位的心在动。"

名医孙思邈八十多岁时容颜仍如青年一样，唐朝的帝王将相自然很是惊异，但更多的是羡慕、嫉妒、恨。他们认定孙思邈有长生不老药，所以非常谦恭地把孙思邈请去，目的显而易见。但孙思邈是何等人物？他精通儒、释、道三家学问，三次隐居于太白山，长达二十五年，他心想：我的药方当然可以给，但我的"心灵鸡汤"方你们肯定配不齐、喝不了。试问成天醉心于宫廷权谋、荣华富贵的人怎能读得懂孙思邈的《养性》呢？

切莫追求以长痛为代价的快乐

那些对养生嗤之以鼻，认为人生的全部意义就是吃喝玩乐的人，除非自己醒悟，否则别人很难说服他。一个人伤害别人是要承担法律责任的，但自我伤害好像并不受法律制约——你成天坐着不运动或胡吃海喝，也没有人会把你关进监狱。曾经有一位吸烟吸得很凶的朋友，经常跟我说吸烟的好处，还拿尝试戒烟的人打趣，可是他查出患了肺癌后，第二天就把烟戒了。

著名作家钱锺书对快乐曾有过精彩的评论，他说："快乐在人生里，好比引诱小孩子吃药的方糖，更像跑狗场里引诱狗赛跑的电兔子。几分钟或者几天的快乐赚我们活了一世，忍受着许多痛苦。"

很多时候，今天的放纵快乐是以明天的痛苦为代价的。其实，何止是忍受许多痛苦，有多少人被各类痛苦折磨得痛不欲生，这方面我们医生最有体会。我经常建议作践自己身体的人去医院的重症监护病房走一遭，便会对地狱般的痛苦有强烈的感受——或是切开气管、身上插满各种管子，或是不能吃、不能拉，或是打止痛的麻药也无济于事……有些歪理总说，活的时候舒服点儿，死的时候快一点儿。事实上，一旦生了重病，求生的本能会让人用尽全力地活下去。即便有人说"我不想活了"，但那也由不得你，你生病了，你的家人一定会想尽办法救治你的。

大家要明白，自由是另一种枷锁。有人说："我想吃就吃，想喝就喝，不受清规戒律束缚，多么自由啊！"可现实果真如此吗？只要我们略加思考，便会对"吃喝玩乐是自由的"这种说法持怀疑态度。好，你想大碗喝酒就大碗喝，想吃五花肉就大口吃，想吃麻辣烫可以吃个够……那么当你不能吃的时候，你是否会很难受呢？是的，你会觉得人生没意义，这时你的身体已经被这些感官欲望控制住了，这还是自由吗？

卢梭说："人生而自由，却无往不在枷锁之中。"康德说："自由不是你想做什么就可以做什么，而是你不想做什么就可以不做什么。"这些哲人的话是对自由最精辟的注释。

04
调节情绪的良方有哪些

情绪管理是可以训练的

任何一种技能都是可以训练的，当医生，你得实习，由高年资的老师带你；当理发师，你得参加技能培训，由有经验的老师教你。可是，生活中有许多事情，我们却以想当然的态度去做。比如你要做父亲了，但你从来没有接受过这方面的训练，也不懂养育婴幼儿的知识，这是不行的，实际上做一个好父亲同样需要接受一定的指导和训练。

管理和控制情绪同样如此，但我们的态度却常常是听之任之，当我们出现坏情绪时，大多数人并不知道如何快速地结束这种情绪。有些人可能天生比较乐观，能够管控情绪；而有些人则是随着人生阅历的增加，以及正反两方面的种种经历，慢慢体会到坏情绪给自己的工作、生活带来的麻烦后，才学会处理自己的情绪。后者往往是以牺牲身体健康和许多机会、伤害了不该伤害的人为代价才醒悟的。

所谓情绪管理的训练，就是一旦出现坏情绪，自己有一套有效的办法，可以尽快结束这种坏情绪，就像感冒后一吃药马上就会好一样。本书中我并不会列举应该怎么训练，每个人都可以试着去找一些对自己有效的方法。比如你发怒了，你有什么方法可以快速地结束这种情绪；你悲伤或忧郁时，有什么方法可以尽快摆脱它。这都需要你在日常生活中有意识地去发现，并不断训练自己。

相信什么就会收获什么，要相信人生是快乐、有意义的

心理学中有个知名法则——吸引力法则，说的是当你心里有某个强烈的信念时，就会吸引同类的事物汇聚到你身边。这虽然有些玄虚，但我更愿意从另一个角度去解读：当一个人内心有正能量时，就会促使这个人按照正能量的方式去为人处世，那他获得有利方面的概率便会远远大于获得不利方面的概率。比如你相信这个世界是美好的，你遇到的好人会比较多，那么你自然就会对每个人都比较友好，通常情况下，人们也会对你回报以友好；即便偶尔遇到所谓"坏事"或"坏人"，但因为你的友好，他们的态度也会转变；哪怕真的遇到很坏很坏的人，你仍认为他们是好人做了错事，抱有怜悯心，你的心情也会好些——这更加深了你认为世界上是好人多的信念。相反，如果你一开始就认为这个世界上到处都是坏人，那你自然就会处处提防，别人的友好举动，你也会当作别有用心——由于你经常对别人充满敌意，别人对你的态度当然不会好，这就加深了你的信念，坚信这个世界上是坏人多。这就是吸引力法则。

因此，一个人要有良好的情绪，首先要深信自己是很快乐的，要相信自己能管理好自己的情绪。如果你的内心有这样强烈而深信不疑的信念，那么你也一定会快乐的。相信亲情、相信友情、相信爱情、相信纯洁的同窗之情、相信无私的博爱之情……即使受过伤害，你也仍然相信。所谓"黑夜给了我黑色的眼睛，我却用它寻找光明"。

放大快乐，小看遭遇

我们每个人在一生中，总会遇到一些坎坷与不幸。不说不可控的飞来横祸，只说不可避免的，比如我们都会遇到的挚爱亲人的离世，外公外婆、爷爷奶奶、爸爸妈妈，或者你的亲密爱人，人与人之间总有一天要离别，甚至还有白发人送黑发人。有些人能很快从悲伤的不良情绪中走出来，而有些人则往往不能自拔。如果我们善于将这些令人悲伤的事放到更大的时空去观照，情绪自然就会不一样。

我小时候很流行一种拍纸片的游戏：大家把香烟盒折叠成纸片，纸片被拍动时的气流翻过来的话，就归那个拍的人所有。有一次，有个小朋友的纸片全部被同伴赢走了，结果他哭了一晚上，因为那是他最心爱的东西。其实，我们生命中某一阶段觉得十分宝贵的东西，只要放在时间的长河中观照，都是"纸片"而已。我记得20世纪80年代初有一个报道，一对新人为了彩礼中的一辆凤凰自行车，双方家里闹得不可开交，结果以离婚收场。放在今天来看，给两家人带来巨大烦恼的自行车就是那张"纸片"。再过若干年，焉知你羡慕得不得了的豪车与豪宅不是那张"纸片"呢？

更加了不得的财富，就是帝王的江山，可是曾经的秦皇汉武，不一样"都付笑谈中"了吗？即便你是整个地球之主，也不过是宇宙中的一粒尘埃。所以那些站在时空高点的人，都有平和的心境。

我并非让大家都成为悲观的虚无主义者，恰恰相反，我们要更珍惜眼前拥有的，但即使失去了，也能平静以待。有人可能会说，那是"阿Q精神"，但自我疗伤确实是健康人格的第一修养功夫。中医讲的"恬淡虚无"中的"恬"字，就是一个"心"和一个"舌"，意思是拿舌头舔自己受伤的心。

有些人认为，别人很快乐是因为做任何事都很顺利——人家长得漂亮，又有钱，还那么有地位，所以他们很快乐。我什么都不顺，还房贷压力大，工作不顺，父母身体也不好，小孩还不上进，我能快乐吗？确实如此，有些人似乎比较受上天眷顾，而有些人似乎比较倒霉。但是快乐、心境平和，真的与是否有钱、是否漂亮高度相关吗？好莱坞的明星又有钱又漂亮，他们是世上最幸福的人吗？恰恰相反，他们的离婚率、抑郁率、自杀率要高于普通人。

助人为快乐之本

《圣经》说，施与比接受更有福。我们可能都有过这样的体验：当你给予别人帮助时，比自己接受别人的帮助更快乐。这与别人是否感恩无关。这是因为我们感觉到了自己是被社会需要的，自己是有价值的。

作为医生，让我感到最高兴的事，莫过于患者东治西治、将他折磨了多少年的病痛，最终被我医好了。我治疗过不少不孕症患者，她们怀孕后常常会第一时间告诉我喜讯，我为通过自己的医术让一个小生命来到世上，让这些女性成为母亲，而感到由衷的喜悦与骄傲。

其实我们每个人都可以力所能及地帮助身边的人。下雨了借给别人一把伞，坐车时为老弱病残孕让一个座位，资助一个失学儿童，给一位重病患者捐点儿钱，原谅做错事的人……永远不要担心吃亏。我的信条是，愿意吃亏的人是不会吃亏的，因为内心的快乐无价。

发现身边"百事可乐"

快乐的心态未必如奢侈品一般一定要用金钱购买，快乐没有高级与低级之分，只有真情实感与强颜欢笑之别。

白领穿着正装在音乐厅欣赏古典音乐是一种享受，小贩吹着口哨数毛票也是一种喜悦；摸一摸孩子的纯真笑脸是一种快乐，看小猫咪追着尾巴跑同样是真实的快乐；凝视晚霞与星空是一种美的陶醉，静听雨打芭蕉与燕子呢喃同样是接受自然的馈赠；一家人难得在节日围着一桌佳肴享用是种幸福，一个人饿极了嚼一块可口的煎饼同样心满意足。

培养有趣的爱好

多年前曾经有人告诉我，他的一位朋友是技术员，平时没有什么爱好，退休后每天都用看电视打发时间，白天无聊时就坐在楼门前发呆——这样无趣的生活很容易使一个人的心情变得乏味与抑郁。

如果你的工作就是你的爱好，那当然非常好，你每天工作时就会很愉快。但是退休后呢？如果你还能发挥余热，自然也很好；但如果你没有适合自己的爱好，那就可能过得很乏味。

如果你的工作是静坐居多，我建议最好选择一项动的业余爱好来调剂，有文艺才能的，琴棋书画都可以尝试。从中医学的角度来说，这可以起到移性的作用。比较内向的人，不妨选轻松奔放的现代音乐和舞蹈、画色彩比较艳丽的画等；比较激动阳亢的人，可以选一些安静的古典音乐、画冷色调的画等。

中国古代书画强调意境对人的情操的陶冶，这有利于静以养神的训练。有时我们心情不好，临帖练书法就可以让自己的心情很快平复。当然不一定非得多么高大上的文体形式才能算爱好，学学插花、烹饪、摄影都可以，只要有益身心就很好。

我认为，现代的城市人在房间内的时间太长，有时间应该多到大自然里走一走，欣赏自然美景的同时，还能学习一些博物知识，比如辨认、观察花鸟虫鱼。可以说，大自然的奥妙令人永不厌倦。

与快乐的人为伍

所谓"近朱者赤，近墨者黑"。你周围如果有负能量的人，除非你想帮助他或能够改变他，否则最好不要长时间与这样的人在一起，因为情绪是会传染的。一个人时时刻刻抱怨，整天长吁短叹，在他眼里人性险恶，这个世界充满了假恶丑，那么你的情绪就很容易被带坏。任何年代、任何地方，总有假恶丑，也总有真善美。如果你有能力，就去改变它；没有这个能力，你就至少做到独善其身。

要快乐，必须与开朗乐观的人、乐于助人的人、充满爱意与善举的人在一起，让你的周围洋溢着欢声笑语。沐浴在这样的氛围中的你，自然也会有愉悦的心情。

第四章

体质养生

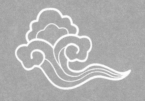

中医认为，体质就是一种形态、生理功能、心理性格相对稳定的特殊类型。除正常体质外，其他体质从本质上来说是身体天性的一种偏差。体质可以决定个体的易感疾病类型，是疾病的土壤。不同体质的人，有时即便得了同一种病或出现同一种症状，因其发病原理是不一样的，所以治疗使用的药物也不一样。

01
一个人的补药可能是另一个人的毒药——什么是体质

如果我问：你会看人吗？

可能有人会说：我会！这个是好人，那个是坏人；这个人阴险，那个人老实⋯⋯

如果我再问一句：你能够看一眼，就知道这个人身体怎么样，可能会得什么病，大概是什么性格吗？

可能有人就会问了：老师，你要教我们看相吗？

我不教人看相，但一个人的容貌确实与他的身体素质有很大的关系。你知道邓丽君的哮喘与她体质有关吗？你知道帕瓦罗蒂所患疾病与他的长相有什么关系吗？让有趣的体质理论来回答你。

老子说："知人者智，自知者明。"意思是了解、懂得别人是有智慧，清醒地看待自己是不糊涂。人是社会关系的总和，理解别人是尊重别人的前提，了解自己才能摆正自己在社会中的位置。

那么，怎样才算是知人与自知呢？可能不同专业的人，会从不同的角度来分析。生物学家会从基因方面来谈人和人的差别，社会学家会从社会关系来划分人的不同类别，经济学家会从经济活动来对人进行分类，等等。中医的体质理论不但能告诉我们身体的不同类型与其适宜的养生方法，同时还会揭示一个人的性格、心理的体质基础，丰富我们"看人识相"的本领。

什么是体质

哲学家说："世界上没有两片完全相同的树叶。"其实人也一样——当然，并不是说有几十亿人就有几十亿种类型。实际上，按中医的观点，常见的体质大概有二三十种。

什么是体质呢？中医认为，体质就是一种形态、生理功能、心理性格相对稳定的特殊类型。除正常体质外，其他体质从本质上来说是身体天性的一种偏差。

❶ 从外形差异判断体质

在普通人看来，可能每个人只是长相不同罢了，但在一个重视体质的中医大夫看来，外在形态是有重要判断意义的。中医有句话叫"望而知之谓之神"，你看一眼就知道这个人的基本情况，这是神，是诊断的最高境界。

临床上，确实有一部分患者，医生单纯根据其形态就可诊断、下药，而且八九不离十，能做到基本准确。这就是根据形态与体质的关系去做的判断。所以说，一个人的外形特征就是他的体质类型。

先看胖瘦。胖而结实，多为热积体质、表密体质；胖而皮肤油腻，多为湿热体质；胖而肌肉松软，动则汗出，多为气虚湿重之体；瘦而白嫩多见于气营虚体质；瘦而萎黄，多为脾虚之体；瘦而唇红，多为阴虚体质。

再看肤色。皮肤黑粗而毛发密，多为表密体质；皮肤白嫩，多为气营虚体质；皮肤白而舌红或颧红，多为阴虚体质；满脸通红，多为血热阳亢之体；皮肤暗黄，多为气虚湿重之体；肤色枯黑，多为精亏之体。

三看脸型。脸圆饱满兼大眼，多为痰湿之体；瘦削尖脸眯缝小眼，多为郁滞体质；瘦脸突眼，多为肝旺阴虚之体。

还有身材等外形因素，都与一个人的体质有关。

❷ 从生理差异判断体质

先说饮食。热积体质的人一顿饭可以吃几斤肉；气营虚体质的人饭量则像小猫咪。

再说睡眠。痰湿体质的人一沾枕头就呼噜连声，入睡后往往多梦；气血两虚的人则会在床上辗转反侧，稍有风吹草动就彻夜难眠；阳虚体质的人贪睡；阴虚体质的人易早醒。

还有体能、运动能力。血热阳盛或热积体质的人，多运动能力强盛；而虚弱类体质，如气阴虚体质、气血虚体质的人往往体力差。在学校的体育课上，有的同学健步如飞，有的同学则气喘吁吁；跑1 500米，对有的人是小菜一碟，对有的人简直就是噩梦。我一直有个观点，体育成绩应该根据每个学生的体质来确定其进步的幅度，而不是只看绝对成绩，因为每个人的遗传素质，也就是先天体能是不一样的。

对环境的适应能力，个体之间的差异也很大。有的人大冬天可以只穿个短裤，有的人则是气温稍下降，就开始穿羽绒服——阳盛体质不怕冷，气营虚或气血虚、气阴虚等虚弱体质易怕冷。再比如去西藏等高海拔地区，有的人头晕心慌，吃不下，睡不好；有的人仍能心平气和。

❸ 从性格、心理差异判断体质

热积体质的人天生豪爽，胆气冲天，天不怕，地不怕，三教九流，他始终是朋友圈子里的大哥；郁滞体质的人性格敏感细腻，具有超乎常人的洞察力，但易受外界环境或别人的言语伤害，喜欢离群索居；痰浊体质的人细腻、胆小又多疑。

这些不同的心理与性格和一个人的形态基础与生理代谢都有很大的关系。我们经常听到有人教训别人："你呀，得改改你这性格了。"实际上，性格固然受到了后天多方面的影响，但根源上与人的遗传天性关系最大。有人说"性格即命运"，但大家要知道的是，性格中遗传的决定因素最大。

体质不是病，但可以决定你会得什么病

体质可以决定个体的易感疾病类型，是疾病的土壤。俗语说"种瓜得瓜，种豆得豆"，那也得种在适宜瓜和豆生长的土壤中，否则连瓜秧、豆苗也看不到。

郁滞体质的人易得情感性、免疫性及过敏性疾病；血热体质的人易得出血性疾病或充血性黏膜炎症；热积体质的人容易脑出血、"三高"；气营虚体质的人有可能脑梗死，但绝不会得脑出血。

不同体质的人，有时即便得了同一种病或出现同一种症状，因其发病原理是不一样的，所以治疗使用的药物也不一样。热积体质和气营虚体质都可能出现便秘，但热积便秘之人体形壮实，多为实热积滞，可以用苦寒的泻药；而气营虚体质之人的便秘，是因为营液不足，肠道蠕动没有力量，千万不可用泻药，越用越糟，只能用温养的药物。

比如同样生了肿瘤，对气营虚体质之人，治疗要以补益扶正为主；对郁滞体质之人，以理气化瘀为主；对痰浊体质之人，以化痰为主；对阴虚体质之人，以滋阴为主；对热积体质之人，才可以放心地用抗肿瘤的毒药来解毒。

另外，一种体质在同一个人身上可能出现许多不同的症状或疾病，但其病根是同一个。就如同一块土地上生长着很多杂草，杂草

间有各色害虫，如果你改良了土壤，那么这些杂草和害虫就会消失，也就不必一一去用除草剂或杀虫剂。

我曾治疗过一位老人，她有五种症状，分别是头痛、胃痛、心慌、小腿抽筋、关节痛。她认为自己浑身是病，说自己的脑子、胃、心脏、骨头都坏了，很悲观。我告诉她："你并不是有很多病，你只有一种问题，那就是体质虚弱，血液循环慢，吃一些温补的药物就可以了。"她听了以后很高兴，说："对对对，我就是身体弱嘛！"后来治疗了一段时间，她的症状基本都消失了。

体质可影响疾病的转归和发展方向

体质可以决定一个人容易得什么病，而且不同体质的人一旦得了某种病，其疾病的发展方向也是不一样的。同样患有流感，阴虚体质的人可能因发热而伤阴更重，气血虚体质的人会出现气虚症状，体质壮实的人则容易恢复健康。

那么，人的体质会不会变呢？

这个问题的答案有两点：一是会变，二是不会轻易地变。

体质是一个人的本，是天性。正所谓"江山易改，本性难移"，轻易可变的，就不叫体质了。但体质也可能因为长时间的生活方式变化、年龄增长、罹患重大疾病或遭受创伤、使用药物等因素而发生改变。比如气营虚体质的人如果饮食不节、缺少运动，日久可兼有痰湿体质；有些女性本来体质壮实，但因生产时大出血或长期月经量多，可能发展为气血虚体质、气营虚体质或郁滞体质，进入中老年后，还可兼有血瘀或肾虚等。

正是因为体质可以在一定程度上纠偏，药物或其他养生方法的调理才有了起效的可能。

体质有哪几种分类方法

体质的分类方法早在中医经典著作《黄帝内经》中就有记载，有五行分法，也有阴阳的四分法。《伤寒杂病论》将人划分为强人、羸人、盛人、虚家等类型。

现代的体质分类方法有匡调元、王琦、黄煌等人的分类法，各有优缺点。北京中医药大学王琦教授将体质分为九种，现在我们在网络上能看到他的课题组做的一张半量化的体质表。而黄煌等人的体质直观分类法，主要源于叶天士、叶橘泉等江南医家的思想。

本书结合三种体质分类方法，以直观分类法为主，结合匡调元的和王琦的病机为辅，并增加了其他名医对体质进行分类的内容。通过我在临床上的使用效果证实，这样的体质分类法还是比较实用的。大家可以在后面几节对不同体质的详细讲解中，通过形态相貌、生理病理、心理性格等三方面来判断自己属于哪种体质。

我经常被问到一个问题："蒋老师，有某种体质特征中的几点才算是这种体质呢？"实际上，中医诊断是一种立体的图像诊断，不是单个指标的诊断，也不是平面的诊断，我的文字是为你描绘了人的类型，但它不是追求某一点上的精准，而是强调整体特征的吻合度。

俗话说"是药三分毒"，但在我看来，合适的都是补药，不合适的才是毒药。清代名医郑钦安曾说："病之当服，附子、大黄、砒霜，皆是至宝；病之不当服，参、芪、鹿茸、枸杞，皆是砒霜。"

其实不只是药，一切养生法，皆作如是观。

02

郁滞体质：瘦削紧张易过敏

郁滞体质之人的外形、神态及性格

我们先来看看，本节要讲的郁滞体质之人会有什么样的外形。下面以两位名人为例，第一位是荷兰著名的艺术天才，画家凡·高，第二位是臭名昭著的希特勒。如果你对他们的长相不太熟悉，请从网上找一找他们的正面照片。

我先来分析一下他们的面相，看看他们有什么共同特点。

他们的眼睛都比较小，尤其是眼裂（睑裂）很小，看起来好像是眯缝着的。

他们的脸型都比较瘦削而尖，不是那种丰满的圆脸或饱满的四方脸，而是脸颊比较瘦且凹进去的。其实不光是脸，一般来说，他们的体形也是偏瘦的。

他们的肤色偏暗或青。

如果一个郁滞体质之人站在你面前，你会发现，这类人一般表情比较严肃，面部看着比较冷漠，有的仿佛一尊雕塑，看不出任何表情。

这类人往往性格内向，话语不多，但敏感细腻，而且对别人的话语比较在乎。曾有一个学生因为室友的无意取笑，最终对同学投毒，他认为这是严重的人格侮辱。这个学生的长相就是这种类型的。

其实我们在现实生活中经常会遇到这样的情况，一些人对别人的玩笑甚至嘲笑并不在乎，嘻嘻哈哈一笑了之，但有的人却会很上心，而且闷在心里，长时间不能释怀，别人一不留神就得罪他了。当然，我并不是歧视这种人，这种情绪反应既然存在，自然有其生理结构的基础。

所以，我们在人际交往中，根据对方的外形所反映的体质特征，注意自己的表述方式，也是十分有趣且有用的课题。

郁滞体质之人会出现什么问题

从现代医学来看，这种人的肌肉及全身的管道系统处于相对紧缩的状态，比一般人更为紧而收缩。中医经常要诊一下患者的脉，这种体质的人便多见弦脉（就是脉跟琴弦似的），血管的张力比较大。

除了血管和肌肉比较紧而收缩之外，他们全身的组织系统也都处于比较紧而收缩的状态。这种状况易致管道内的气、血、体液（中医叫津液）不通畅，所以我们把这种体质叫作郁滞体质，忧郁的"郁"，停滞的"滞"，也有的医家认为这是肝郁体质。

❶ 心理、精神问题

这种紧而收缩的身体状态会导致什么结果呢？

首先是心理、精神类症状。由于血管、肌肉等处于收缩偏紧的状态，而外界的精神刺激又会使其收缩加剧，这样会让人更难受，容易出现抑郁、焦虑、失眠、头痛等问题。凡·高有严重的精神疾病，最后把自己的耳朵都割了。

我在门诊经常遇到这种体质的人，而患者一进门，我望其脸形，就大概知道他有什么症状了。我曾经治疗过一位肺癌患者，是肺部的腺癌，没有转移，手术切除效果很理想。她处于癌症早期，且恶性程度不高，应该没有什么可担心的。但这个患者到我这儿来的时候已经开始严重失眠了，一晚上就睡两三个小时，吃安眠药也不管用。我第一次见她，发现她的脸形是郁滞体质类型，就决定从调体质来治疗，因而用了一些疏通气血的药，并没有用安神和抗癌药，并嘱咐她改变一些生活方式。按照我的治疗方式调整后，患者的睡眠情况很快得到了改善。

❷ 过敏及免疫性疾病

其次，这种郁滞体质的人不只对精神刺激敏感，他们对自然环境的变化也很敏感，比如气温、花粉、食物、药物等，因此容易患过敏性疾病。林彪就有严重的怕风、怕光、怕水等症状。因为温度或外界的其他刺激，可使其原本就紧张的状态更加收缩，进而引发身体的不适反应。

我在临床上遇到过一些对什么都过敏的患者，这实际上是体质决定的。这种体质的人容易得一些自身免疫病和慢性炎症，也是这种机理决定的。这种自身免疫病，其实就是身体自己的免疫细胞和组织细胞打架。一旦出现这种炎症，就容易变成慢性病，用抗生素治疗的效果并不好，但此时中医给他用疏通气血加清热的药，疗效就比较好。

当然，免疫性疾病的成因很复杂，也可见于各种体质。

❸ 全身症状

郁滞体质之人不是只有肌肉和血管会出现紧张收缩的状态，而是整体的管道系统都处于这种紧缩郁滞状态，从而导致全身出现各种症状。

我曾接诊了一位老太太，她反复地咳嗽，并且胸闷、肚子胀、头晕、疲乏、全身无力，但身体检查并没有发现什么病变。其实这也是体质问题。因为气管、支气管紧张，就会出现反复咳嗽、胸闷；胃肠道的肌肉紧张，就会出现胃胀、便秘；四肢的肌肉、血管收缩，会导致乏力；大脑的血管收缩，会导致头晕……

还有一位女青年，尿频，不停地上厕所，检查结果显示并没有炎症、结石或其他问题。有的医生认为这是心理问题。当她找到我的时候，我一看她的脸型，就知道她是典型的郁滞体质，于是分析她的尿频是由于膀胱处于紧张收缩状态导致的，就给她开了一些舒缓肌肉紧张的中药，中医称之为"疏肝"，并且嘱咐她放松精神。服药后，很快她的尿频症状就好转了。

其他症状还包括：乳腺管道不畅，出现乳房胀痛或乳房的肿块；生殖系统的管道不通畅，导致月经不规律或痛经。

郁滞体质之人如何保养

介绍了郁滞体质会出现的一些症状，那么有人可能要问："蒋医师，我就是这种体质，应该怎样保养呢？"

由于郁滞体质的主要问题是气、血、体液不通畅，所以这种体质之人保养的总原则是放松精神、疏通气血。平时可以多参加一些集体性的娱乐活动，不要一个人闷在家里、将自己孤立开来，比如去跳跳广场舞、参加朋友聚会、学学琴棋书画等等。如果条件允许，也可以养只宠物，遛遛狗能促使人多动动，但有不少郁滞体质之人有洁癖，并不想养宠物。曾经有一位宫颈癌患者，非常焦虑，月经也不正常，浑身哪儿都不舒服。我建议她养宠物，她连连摇头，后来在她家人的坚持下，她开始慢慢喜欢遛狗，性格和情绪也大有改变，加上一些其他方法和中药治疗，现在她的身体已恢复得很好。

还有，可在身上洒一些香水，在家里点一些香，因为当人把芳香的气味吸入体内时，可以使肌肉放松，疏通气血。

另外，饮食上可以多吃一些带香气的食物，比如泡一些花茶，可以选择玫瑰花、代代花、月季花、梅花、素馨花等，还有陈皮、佛手等，都可以。每天也可以适当喝一些低度酒，比如葡萄酒、低度的粮食酒等，因为酒可以温通血脉，每天喝适量即可——喝酒也应该视体质而定，郁滞体质的人，我们建议其适量饮酒。

当然，症状比较明显的人，可以找有经验的中医开一些中药。通常有经验的中医会开一些疏通气血、松弛肌肉管道的药物，中医术语称之为"疏肝"，比如柴胡、白芍、香附、枳实等。中成药可以选择逍遥丸、越鞠丸、柴胡疏肝散等。

本节介绍了郁滞体质，这种体质的人眼睛小、脸型瘦削、性格内向，易患精神或心理疾病、过敏、慢性炎症及免疫性疾病，还可见全身的多种功能性失调症状。这种体质之人的保养以疏通气血为主要原则。

03

痰浊体质：晕车恐高易心慌

我们常将一个人的勇气称为"胆子"，有的人浑身是胆，而有的人却胆小如鼠。胆子大小究竟是不是与胆囊大小或胆汁分泌有关，还有待科学家将来的研究证明。

曾有人问我："蒋医师，有没有什么药，吃了以后可以增加一个人的胆量？"还真有，有一首中药方叫温胆汤，为什么叫"温胆"呢？因为温胆即治胆寒，而"胆寒"就是指胆子特别小，有个成语叫"令人胆寒"，意思是让人害怕、恐惧。实际上这个方名并不是描述药性的，而是说药方的功效是增加胆量，与寒热无关。这一方药并非所有人吃了都能增加他们的胆量，而是只适用于某一种特殊的体质类型。下面就来介绍一下这种体质类型的人是什么样的。

痰浊体质之人的外形、神态及性格

在此，我以很多人都熟悉的歌星邓丽君为例来介绍痰浊体质之人。她有一张圆润饱满的脸，眼神与笑容非常甜美，用《诗经》中的"巧笑倩兮，美目盼兮"来形容她，最为贴切。她笑起来，有一对甜甜的酒窝，再加上深情流动的眼波，十分迷人。其实，她甜甜的圆脸和酒窝，正反映了痰浊体质之人的皮下脂肪层比较厚。这也是这类人的皮肤一般比较滋润、细腻的原因。

痰浊体质之人滋润、细腻的，不光是皮肤，还有情感。

这类人往往比较感性，梦多，在向医生描述梦境时还会详述细节。

痰浊体质之人会出现什么问题

❶ 晕车、晕船、晕机与恐高

看见这类人，我首先会问他会不会晕车或恐高——这种体质之人最大的特点便是晕车、晕船、晕机与恐高，有些人甚至连坐电梯都害怕。晕车是一种很常见的身体反应，实际上是身体对体位变化不适应造成的，轻则恶心，重者会出现呕吐、头晕、心慌等症状，甚至晕厥。我曾遇一人严重晕机，他从飞机上下来后，马上被送急诊抢救。虽然有些人在学会开车后，晕车的问题会慢慢消失，但每当他身体不好时，问题还会出现。严重晕车会对一个人的生活和工作产生很严重的影响，在交通十分便利的今天，这类人依然出行不便。恐高同样反映了人对位置移动的担忧，我们在游乐场经常能看到有人从游乐设备上下来时吓得失魂落魄。近几年国内一些著名的景区都建了高空玻璃栈道，喜欢刺激的人去上面玩时，在美景如画的环境里云中漫步，感到无比享受；但这对恐高的人来说，则无异于坠入地狱，经常可以见到有人胆战心惊地爬着通过高空玻璃栈道。

中医认为，此类人的症状多为痰浊所致。身体津液的停滞，中医称为痰，一般多为黏稠的。实际上中医的这一认知与西医是相似的。西医认为，一个人体位平衡是由内耳膜迷路来调控的，如果内耳膜迷路水肿，就会引起头晕、视物旋转、恶心、呕吐等症状，这被称为"梅尼埃病"（曾称"美尼尔病"）。治疗这类疾病时，西医用利尿剂，中医与之相似，用的是利湿化痰药。

晕车、恐高的人是否内耳膜迷路的淋巴液与正常人有所不同，有待将来科学技术的证明。但在中医看来，有一点是很明显的，这类人的舌苔多见腻苔，而腻苔多反映体内有痰湿。故痰浊体质之人不但皮肤腻、情感腻，还有腻苔。

这种黏腻的痰在不同的部位，就会产生不同的症状。

❷ 咽部异物感

如果痰浊在鼻咽部，就会使咽部有异物感，仿佛有东西卡在喉咙部位，咽不下去，也吐不出来。去医院检查，医生常泛泛地说这是咽喉炎，或者说没问题，是患者心理作怪。实际上，这种症状用消炎药根本没用，因为它并不是局部细菌性的发炎，而是黏膜组织里有一些黏性分泌物，抗生素只能杀灭细菌，而不能消化这些痰液。现有的检查手段里，基本也没有查组织里的黏液的方法，所以西医查不出。但检查手段没到这一水平，并不表示你真的没有异常或没有疾病，因为这是客观存在的，这就是中西医诊断结果经常不一致的原因所在。

❸ 眩晕

如果痰浊在脑部，就会出现眩晕。我曾遇到一位六十多岁的女患者，她有反复发作的眩晕，发作时手脚发麻、心慌，严重时甚至会晕过去数分钟，眩晕时还伴有恐惧、睡眠不安、梦多、情绪低落等症状。经检查发现她有轻度颈椎骨质增生，西医诊断有说抑郁症的，有说冠心病的，有说颈椎病的……但经过各种治疗后，均没有明显效果。后来她经人介绍找到了我，我一看她的脸型，基本断定她是痰浊体质，就告诉她这不是颈椎病，也不是抑郁症。在我的治疗下，服用两个月化痰通络药后，她的眩晕症状基本消失，睡眠也得到了改善。后来这位患者基本是用化痰方调理而使病情稳定了。

❹ 心律失常、心慌

如果痰浊在心血管相关的部位，就会出现心律失常。这是因为心脏想克服阻力，摆脱这块可恶的"牛皮糖"，所以就会加快心率，这是一种身体的自我保护反应。但对患者来讲，心率加快可能就会造成心慌或给人带来恐惧感。

治疗这种症状，单纯去纠正心律失常是没有用的，而是应该去治疗导致心律失常的原因，即痰浊。国际上曾有报道，如果单纯去纠正心律失常的问题，患者的死亡率反而会升高。

有一个典型病案，患者是一位四十一岁的男性，有近两年的心慌病史。他做了二十四小时动态心电图、冠脉造影、心脏彩超等，检查结果均正常，但患者自觉害怕时会心慌、心跳加快，并伴有胸闷。患者自述病因是在两年前中秋节，他的哥哥突然晕倒，他被吓到了，第二天晚上就睡不着了，需要吃安定，此后又出现了心慌、胸闷、失眠等症状。西医诊断为焦虑症，也有的医生诊断为抑郁症，因此，医生们让他服用调节心律失常药、抗焦虑药和安眠药。此时，他所花医药费已近三十万。

我发现这位患者除了是典型的痰浊脸外，胆子也特别小，恐高、不敢坐电梯，连量血压也害怕。他的舌头胖大，满布厚厚的白腻苔，在征得患者同意后，我把他的照片放在本书中，下面是他的舌苔照片。

我告诉这位患者，他得的既不是心脏病，也不是精神疾病，只是体内有痰湿罢了。他听了非常高兴，认真服药几个月后，慢慢将抗焦虑的精神类药物全部停掉了，心慌症状也基本治愈。

❺ 精神问题

从上面的案例可以看出，痰浊引起精神症状的情况非常多。我有一个观点，即很多精神症状的疾病，按照中医的观点来讲，根本不是由于大脑疾病引起的。实际上大脑既是命令的发布者，同时也是信息的接受者，神经系统以外的地方如果发生疾病，那么它就会将这个信息传入神经系统，就有可能产生精神症状。说得极端点儿，如果你每天都被一种虫子咬，痒得浑身难受，寝食难安，你一定会很烦躁。如果这种状态持续几个月，你肯定会变得近乎疯狂且易怒。但这并不是因为你的大脑有问题，而是你的皮肤痒所引起的精神症状。如果这时有个医生给你开抑制大脑神经反应的抗精神病药物，你一定会说"这个医生的脑子才坏了呢"。但现实生活中，这样的不幸却经常发生。

痰浊引起的精神症状，除了惊恐、失眠之外，还有幻觉。上海名医顾丕荣曾治疗过一位女患者，她每天午睡时会出现幻觉，感觉丈夫站在门口敲门，开门后却发现什么也没有。此症状经服用化痰药后消失。

前文我说的温胆汤加黄连，对治疗痰浊体质的失眠，效果良好。

痰浊体质之人如何保养

起居方面，由于痰浊体质之人痰湿内盛，所以尽量不要在潮湿的环境中生活，要选择湿度比较低的环境。日常生活不要太过安逸，整天坐着不动，过于安逸的话，湿气不能排走，津液就容易停滞而生痰浊。所以要多运动，适度出汗，以利津液的流动和湿浊的排泄。

饮食方面，痰浊体质的人要少吃肥甘厚味。所谓"肥甘厚味"，指的是过油、过甜的食物，比如肥肉、冰淇淋、奶酪和各种甜食。干果含油量大，也不宜多吃，要适量。切勿过饱。另外，要少饮酒，因为酒能助湿。可适当多吃一些化痰利湿的蔬菜，如萝卜、荸荠、紫菜、洋葱、薏米、绿豆、冬瓜、山楂等。

一般而言，痰浊体质的人不宜进补，因为补药大多为甜味，易助痰湿。

痰浊体质之人如果症状较重，就用化痰利湿的中药调理，常用的有半夏、陈皮、茯苓等。半夏是一味常用中药，主要作用为燥湿、化痰、止呕。药用的部位是其块根，生半夏的块根中有一种像针一样的结晶样物质，叫针晶，这个针晶刺在黏膜局部会引起炎症反应，比如刺在咽喉部，会有痒而刺痛的感觉，因此古代一直认为这个药是有毒的。针晶在加热后会被破坏，毒性随即消失，所谓半夏有毒性，并不是说其对内脏有什么别的毒性，所以痰浊体质之人可以放心使用，半夏对肝肾并无损害作用。一般用陈的半夏比较好，它常与另一味化痰理气的药物陈皮相配，名为二陈汤。此方中还有茯苓、姜等。二陈汤加上另外两味化痰的药——枳实和竹茹，即为温胆汤。如果患者舌质偏红、大便黏，就加黄连，即为黄连温胆汤。通过这番加减可以看出，痰浊体质有偏寒或偏热的区分。

黄连温胆汤成人的常用剂量如下：黄连6克、姜半夏15克、茯苓30克、陈皮15克、干姜10克、枳实10克、竹茹15克。我经常会加利湿的泽泻20克和化脂消浊的山楂10克，一同入药。

04

热积体质：胸大颈粗爱吃肉

热积体质之人的外形、神态及性格

要了解热积体质之人的外形，请你先回想一下意大利著名男高音歌唱家帕瓦罗蒂的相貌和身材。

不知道大家发现什么明显的特征没有？好多人看完照片都告诉我："真胖！"其实不是胖，是壮。胖和壮的区别是，胖是脂肪，而壮是肌肉。汉字的"胖"，是身体有一半是"肉"。此类人其实不是肉多，而是体形宽广。作为医生，我经常会用手去检查一下这类人的胸、背或胳膊的肌肉是否结实。这种体质的人通常胸、背厚而宽，并且脖子短而粗，我们可以看出帕瓦罗蒂的胸的厚度可能要超过普通人的一倍。

这种体质的人面部以敦厚结实居多，骨骼一般比较饱满，瘦削脸极少，声音浑厚。这类人一般食量较大，喜欢食肉者居多，属于那种大块吃肉的类型，而且食量比较夸张。他们的性格以豪爽型居多。这种体质就属于《伤寒杂病论》所述的"强人"。

在游牧民族的人群中，这种身材和长相的人比例较高。他们颈部短粗、胸背厚、体力好，平时饮食以牛羊肉或奶制品这样的高热量食物为主。也就是说，这样的体形、遗传素质与长期游牧的体力消耗是相匹配的——在草原上骑马飞奔上百里是很平常的事，而且北方多寒冷，所以饮食中必须具有高热量。

但是，当这种明明可以靠体力吃饭的人当上了白领，整天静坐，而他的血脉里却还是喜欢这种大鱼大肉的饮食方式，那么麻烦就来了。

热积体质之人会出现什么问题

❶ 上腹部有饱腹感、便秘

这种体质的人最常见的症状是上腹部有饱腹感和便秘。由于这类人食量大，再加上偏爱肉类，所以一旦运动量降下来了，食物就容易积滞在胃肠中间，时间久了，就容易有饱胀感，不少人还会便秘。

这种高蛋白和高脂肪的饮食给消化器官肝、胆、胰等，带来了极大的负担和损害，易诱发消化器官疾病。曾经有位六十来岁的患者，特别爱吃肉，他以前生活不宽裕，吃肉的次数不多，现在条件好了，经常烧一大锅猪蹄、肘子之类的食物吃，用东北话说，就是"造个够"。这位患者已经发生过两次肠梗阻，一次是重症胰腺炎，差一点儿要了他的命。

所以，这种体质之人常见的问题是消化系统上的问题，比如胆囊炎、胆结石、胰腺炎、胰腺癌等，如果还伴有便秘，那么大多可以确定是热积体质。在本节一开始提到的帕瓦罗蒂，他的第一爱好就不是唱歌，而是美食，据说他一顿饭能吃好几斤肉。最后，他死于胰腺癌。

这种体质的人有血热的底子，如果长期暴饮暴食，但能量却消耗不掉，就容易沉积在血液内，可能导致高血脂、高血压、动脉硬化等。如果不控制血压和血脂，任由其发展，很容易出现脑出血，可以说这类人是脑出血的高发人群。

热积体质之人一旦出现脑出血，其治疗方法不能只是止血，而是要加用通便导泻的药，因为脑出血发作期往往伴有便秘。很多年前我曾随一位名中医治疗过一位脑出血患者，当时患者是昏迷的，已四五天不解大便，口臭很厉害。我们给他用了泻药，结果大便一通，人就清醒了。后来这位患者各方面均有好转，居然没有留下后遗症。这就是中医所说的"上病下治"。

热积体质之人容易便秘，中间消化道的糟粕不往下走，胃肠道的气、血、津液不通畅，就会导致胸部及心肺的气、血、津液不能往下送，进而出现瘀滞。中医有肺与大肠相表里的理论，这就是城门失火，殃及池鱼。

治疗这类人的咳喘、心悸失眠、乳腺肿瘤等疾病，不能单纯治肺脏、心脏和乳房，还是要以通泻胃肠为出发点。

❷ 哮喘、肺炎及肺部感染

有位中年女性得了顽固性哮喘，经常使用各类药物，非常依赖喷雾式激素药物，但症状还是得不到控制。我看到这位患者的体形属于热积体质，于是用了导泻通大便的药物，又加上了一些化痰的方法，结果患者的症状慢慢好转，最后摆脱了激素依赖。

有相当多肺炎或肺部感染严重甚至需要抢救的患者，如果本来体质壮实，兼有便秘，就可以用导泻的方法来治疗。对肺脏疾病的治疗不能只在肺脏打转，我在前文讲五行时说的"五脏六腑皆令人咳"，就是这个道理。发病的症状虽在肺，但病根却在中间及肠胃，就像下水道的某个地方堵了，水从上面的口子溢出来，或上面的管子因压力被挤坏了，这时你不能只修上面，治本的方法是通下面。有一位肺癌手术后出现胸腔积液的老年患者，他体质壮实兼有便秘，我就用导泻加化痰的药为其治疗，他现已恢复健康四年多了。

上面我列的这些治法都是治体质为主，兼顾治病。

❸ 心悸、心律失常、心肌缺血

热积体质之人会出现心悸的症状，老百姓俗称"心慌"。这类人去医院检查，往往会查出心律失常、心肌缺血，从而被诊断为冠心病。这样的患者，治疗时同样不能单纯地通血脉，活血化瘀，而是要结合通胃肠积滞的办法。

我治疗过一位八十多岁的老太太，她本来是来治疗失眠的，自述晚上睡觉时心脏会突然突突地跳，然后就睡不着了，同时还患有多年的高血压和头痛。西医检查结果是心律不齐，有室性早搏，让她吃抗心律失常药，但未见效。我看她虽然八十多岁，但气色不错，嗓门很大，中气很足，没有任何虚弱、疲劳之相，就给她用导泻通便加活血化瘀的药。老太太服用一周后，心悸即消失，睡眠也变安稳了。后来才知道，原来这位老人一直在服用各种保健品，我告诉她，像她这种体质，补药一律不要吃。

热积体质之人如何保养

第一，这类人适合大运动量。一般而言，中医主张适度小量地经常性运动，这样有益健康。但中医的运动观还有一点是因人而异的——根据体质选择运动方式。热积体质之人适合各类剧烈运动，打球、长跑、登山都可以。当然，如果以往长时间不运动，刚开始运动时，应该采取渐进地增加运动量的方式，避免突然运动而伤害关节、肌肉或诱发心脏病。这类人同时还应该避免长时间静坐。

另外，热积体质之人的减肥效果有限，因为他的体重主要来自肌肉，而不是脂肪，所以这类人对运动减重不要有太高的期望。

第二，适度控制饮食，尤其是肉类。热积体质的人如果从事的不是体力工作，或平时运动量不大，就应该限制肉类的摄入量。平时可多吃蔬菜及富含膳食纤维的低热量食物，以保持大便通畅。

第三，可适当服些通便的中药。一般而言，如果可以通过饮食或运动改善便秘的话，就不要用药物。但若是较顽固的便秘，或者是在病症发作阶段，那么可以服用一些泻药来治疗，比如大黄、番泻叶、炒决明子、麻仁润肠丸等。

要提醒大家的是，引起便秘的原因有很多，并非所有便秘都是热积体质所致，判断时一定要看一下这个人的体形是否壮实。其实，对于热积体质之人，我反对用一切补药，因为这类人的疾病大都是营养过剩导致的，从某种程度上来说，泻药才是他们的补药。曾有一位中医推荐每天吃 2 克大黄（泻药）作为保健品，一定要注意了，这种方法只适合热积体质之人，并不适合所有人。

中医有两个名方，主要治疗热积体质所患的各类疾病，一个是大柴胡汤，另一个是大承气汤。我前面介绍的病例，基本上都是用这两个方子来治疗的。那位重症胰腺炎的患者就是用大承气汤灌肠挽救回来的，那位脑出血昏迷的患者同样是用了大承气汤，而那位肺癌患者和其他一些患者则用了大柴胡汤加一些其他药，治疗效果都很好。

05

气营虚体质：白嫩苗条的"小鲜肉"

气营虚体质之人的外形、神态及性格

很久很久以前，深秋季节的一个上午，清代名医叶天士接诊了一位二十七岁的男青年，只见此人白净、消瘦，脸上全无年轻人该有的红润。年轻人自述咳嗽已一年多，看过十几位医生，但仍无任何好转，咳嗽反而一日比一日加重，且身体虚得已经弱不禁风了。叶天士把之前医生开的方子都看了一遍，脸色阴沉，写下了"群医不识，是为瞽医。小建中汤"——这是个该用小建中汤治疗的人，一群"盲人"医生。这个病明摆着应该治人的体质，这些医生却去治病。大家知道，像叶天士这样名震江南的大医生，是以医德高尚出名的，绝不会无故批评同行。说明这确实是个很简单的常规治疗，却被大多数医生误治，让叶天士实在忍无可忍。

其实，叶天士所说的情况，现在在临床上还经常会出现，令叶天士无比愤怒的悲剧，依然在不断地上演。

这个医案里患者的体质，就是本节要讲的气营虚体质。治疗这种体质的人，通常只治人不治病。

不知道有多少女性梦想自己变得白嫩、苗条，或者梦想嫁个"小鲜肉"。但如果一个人只是白嫩、苗条，却肌肉松软，而且面色不红润，那么就不是一种健康的美丽，而是病态的虚弱。

气营虚体质的人不光是白，更重要的是嫩。怎样才算嫩呢？我们买水果、买菜、买肉都要挑嫩一点儿的，大概有这么几条要求：一是质地细而松，质地粗而密的就不算嫩；二是就颜色来讲，淡而浅的比色深的要嫩；三是水分要相对多一些。与这些条件相反的，干、粗且颜色深的，就是老。我们说豆芽菜很嫩、水豆腐很嫩，就是这个道理。

如果机体的肌肤白嫩，首先说明其血液中有形的营养成分偏少，按中医的说法就是营气不足，营虚；其次说明机体的阳气不足，循环慢，产热少，因为被烤炙的东西是不会嫩的，所以说其气虚。因此我将这种体质的人称为"气营两虚"，既有营养不够的一面，又有阳气虚而产热不足的一面。

当然，这种白嫩的肌肤可能会随着年龄、职业、日晒与否而发生改变。有一次，我将几位老年女性患者的照片给学生看，他们问我："老师，她们既不白又不嫩，为何说是气营虚体质？"这是个好问题。

虽然气营虚体质的老人因为年龄大了，面部肌肤没有年轻时那么白嫩，但我们依然可以从舌象来研究其体质，因为舌头晒不到太阳。气营虚之人的舌质一般也是偏嫩而淡或淡暗的。另外，还可以观察一下他们小腿的肌肤颜色，虽然岁月可以改变一个人的容颜，但变不了的是体质的原本底色。在这里强调一下，如果一个人皮肤白嫩，但舌头是红色的，就不属于气营虚体质。

与其形态相适应的是，这种体质的人说话往往柔声细语，音量偏低，这其实是一种身体减少能量消耗的自我保护。通常来说，这类人脾气也比较温和。

气营虚体质的人食量小，爱甜食，这也是自我保护反应。

气营虚体质之人会出现什么问题

❶ 胃肠虚寒类疾病

气营虚体质的人体力差、不耐疲劳，怕冷、怕饿，容易出现低血糖反应，如果做身体检查，他们的血压常在正常值的下限临界点甚至低于正常值。做血常规检查其血细胞，通常也会发现数值在正常值下限附近。

这类人的虚弱与其先天遗传的脾胃功能弱、食量小有关。**这种体质最常见的疾病便是胃肠虚寒类疾病，常见症状是胃痛或者胃隐隐地不舒服，尤其是饥饿时，胃痛或胃不舒服的症状会加重，还伴有浑身无力、出汗、心慌、头晕等类似低血糖的症状。西医检查这种胃病，会将其诊断为胃溃疡、十二指肠溃疡、胃炎等，严重的甚至有出血的情况。**

这种体质的人往往不能吃冷饮或寒性的食物，一吃就会胃痛或腹泻。这类人同样会便秘，这种便秘是由于肠道失于滋养，阳虚寒凝所致。治疗这种便秘，一般不主张轻易用泻药。我曾经遇到一位因食道癌复发，进行手术后出现便秘的七十多岁的老太太。一些医生在治疗时考虑到她患有癌症和便秘，就给她用抗癌药和通大便的药，结果患者服药后食欲全无，根本不想吃任何东西——连东西都不想吃了，还抗什么癌呢？我面诊时见这位老太太面容清癯，断定她是气营虚体质，我不治癌症，也不治便秘，只是治人。我以味道很好的温补药为主，一周后患者即食欲开、大便通。后来基本也是用此类方法调养而稳定。这类体质的人发生便秘时很容易被误治。

❷ 心脏疾病

气营虚体质之人易患的第二类疾病是心脏疾病。由于这类人血液中的营养成分不足，血脉不够充盈，表现为血容量较常人少、血压偏低；另外，这类人阳气不足、产热少、血液循环慢。综合这两种原因，他们供养心脏本身的营养和氧气容易不足，因此这种体质的人容易出现心慌、心肌炎或心律失常等问题。

这类人不宜出汗过多，因为汗液就是从血液中渗透变化而来的，出汗过多，可能使此类人的血容量更低，从而诱发心慌、胸闷。我们学校曾有一位学生因做动物实验时害怕老鼠，再加上房间闷热，大量出汗后，出现了心肌炎。

这类人服用发汗药麻黄不当的话，同样可能诱发心律失常，因为麻黄有加快心率的作用，容易诱发心肌缺血、缺氧的反应。这类人服用感冒药时，要注意不可过于发汗。

❸ 怕冷、易长冻疮

由于血液循环慢、产热少，并且血中的营养成分低，因此这类人比较怕冷，在冬天容易长冻疮。北方虽然冷，但室内大多有暖气；而在华东或南方一些地方，冬天室内没有暖气，因此这类人的手指、脚趾、耳朵甚至面部，可能会被冻伤。

❹ 关节痛、肌肉痛、痛经、头痛

气营虚体质之人还会有关节痛、肌肉痛的问题，同样是基于上述原理——他们血液循环慢、产热少，并且血中的营养成分低。有些人晚上还会出现小腿抽筋的情况，他们往往以为自己是缺钙，但实际上这是血脉因阳气不足而循环慢，身体通过抽动以改善局部血液循环的一种自我保护机制。

治疗此类关节痛或肌肉痛，不能单纯用消炎药或止痛药，而应该大剂量地补气血，以温通血脉为主。治疗时还要避免大量使用苦寒的消炎药，否则会伤脾胃。

另外，此类体质的人若有痛经或头痛的问题，其发病原理都是相似的，因此治疗均以温补气血、通脉为主，不可用攻或伤气血、伤肠胃的药，这是个大原则。

❺ 感冒、咳嗽、哮喘、鼻炎

由于这类人是虚寒类体质，所以容易受凉感冒，也易引发咳嗽、咳痰、哮喘、鼻炎。对于这类人，治疗上应以温补治体质为主，以治病为辅。

如果在急性期，不得已要用清热解毒类药物，则剂量应尽量小一些，待疾病有所好转后，即中止苦寒药物的使用。同时，还要照顾其虚寒的体质，适当加些温补的药物。

在疾病后期或恢复期，要以温补治体质为主，不必治病——这就是我在本节开始讲的名医叶天士所反复强调的，只要身体强壮了，人体的自调节、自愈能力健全了，病自然也就没了。这类人即便在兼有其他炎症需要治疗时，也同样要遵循这一原则。

曾经有一位长得又高又瘦、满脸痤疮（俗称"青春痘"）的小伙子找我调理，我发现虽然他脸上长满了痤疮，但其他部位的皮肤很白净。他说自己一吃那些清热毒的中药就胃痛，没法治。我当时就给他开了温补脾胃的中药，只在其中加了一味清热药。半年后，我偶然遇到这位小伙子，他脸上的痤疮已完全清干净了，人也胖了许多。

气营虚体质之人如何保养

这类人日常起居的原则是避寒就温。冬天要做好保暖，夏天尽量不要在空调冷风下，还可以适当做些日光浴，也可在三伏天光背晒一晒督脉，补补阳气。使用灸法也很有助益，当下灸法很时兴，其实灸法主要适用于虚寒之人，对气营虚体质之人就很有好处。平时还可以用一些芳香温通的药材泡脚，如桂皮、艾叶、胡椒、红花等。

这类人不适宜大运动量，应该以温和的运动为主，尤其不应该大汗淋漓，否则会更伤气营。

这类人要尽量避免吃寒性食物，生冷的水果不宜多吃，如西瓜、梨等；要多吃温性食物，比如羊、狗、鹿、鸡、姜、龙眼等。

这类人比较适合吃补药，常用的方子为桂枝汤和小建中汤。桂枝汤有五味药，分别是桂枝、白芍、生姜、甘草、红枣，除了白芍以外，其他四味都是食材，而且味道以甜为主，稍带一些姜的辣味。

下面，我详细介绍一下这几味药。

桂枝就是肉桂树的嫩枝，出产于广西地区，而肉桂就是做红烧肉时放的那个肉桂树的皮。中药学教材上认为，桂枝偏于散寒、通血脉，肉桂偏于温补阳气，但其实这两味药的作用差不了多少。肉桂闻起来是香甜的，用纸包一下，会见到油，所以我们买肉桂要选择厚而油润的。这个药既能温通血脉，也可温补阳气。

姜暖胃散寒，也有促进食欲的作用。

甘草补气、和中缓急。中医认为"甘能补"，补药大都是甜的，因为这些补的成分主要是糖类、氨基酸等营养物质，而甘草中的甘草素的甜度是蔗糖的一百倍，其补的作用可见一斑。甘草有这么高的甜度，所以按照化学的渗透压原理，它进入血液以后可以拉住水，提升血容量和血压。此外，甘草对胃部的炎症也有很好的修复作用。

红枣有补气血的作用。

所以这个方子的桂枝（肉桂）补阳气，甘草、红枣补营液，姜散寒，十分适合气营两虚体质之人调理身体。经常有人说良药苦口利于病，但桂枝汤则是暖暖甜甜的，可谓"良药可口"。

最后说一下为什么此方要用白芍。白芍就是芍药的根，芍药的主要作用是凉血、解痉、止痛。虚寒类体质的人受冷以后肌肉容易收缩、痉挛，白芍除了减轻这几味热药所致上火的副作用之外，更重要的是其解除痉挛的作用。所以小腿抽筋、便秘，或吃了四味温补的药后有上火热象的人，就可以加白芍；若情况相反则可以去除白芍。

小建中汤就是在桂枝汤的基础上加了一味药，这味药就是饴糖，同时把白芍加量。

这一节总结起来就是一句话：白嫩、虚弱的人要甜甜暖暖地保养才健康。

06

表密体质：毛多汗少与肤痒咳喘

表密体质之人的外形、神态及性格

人类的皮肤不像其他哺乳动物那样有长而密的毛发，而皮肤毛发的多少似乎与出汗成反比，至少猫、狗等动物皮肤上的汗腺不是那么发达。临床上发现，一些汗毛、头发、眉毛等毛发特别密的人，出汗相对少的比例较高，我概括为"毛多汗少"。

这种体质的人主要是皮肤肌表粗密，排泄不畅快，所以称之为"表密体质"。与此相反，临床上我们可以看到，皮肤白嫩并且毛发细而稀疏的人，往往稍动一下就出汗，并且怕风，稍有风吹就伤风。中医称这种人为"表疏"，即肌表疏松。表密体质之人除毛发粗密外，其皮肤以黑粗为多见，偶尔也有白皮肤者。

这类人多身体壮实。可能有人要问："毛发多而出汗少是表密，那如果体毛很多但汗并不少，出汗正常，算不算表密体质？"如果他没有下面所说的这些症状，就不算表密；如果有表密引起的症状，仍然是表密体质。关键在临床表现。

皮肤排出的汗液中，除了水分以外，还有一些代谢的废物，同时出汗也有散热作用。如果出汗少或很难出汗，就会导致水分排泄不畅，堆在体内，中医管这种情况叫"湿气"。废物代谢不畅就会成为有害身体的毒物，而热排出不畅就会成为热邪。我反复强调身体有很强的自调节能力，那么身体就会想办法从另外的地方找出路。从哪里找出路呢？因为肺合皮毛，皮毛与肺有关联，所以身体内的湿气、热毒会从呼吸系统或皮肤以所谓"病理形式"来排泄。因此，我们主要从这两方面来理解表密体质的疾病。

表密体质之人会出现什么问题

❶ 呼吸系统问题

表密体质之人若有热毒或湿气郁于呼吸系统，就会出现鼻炎、哮喘、扁桃体炎等问题。这类症状在儿童中比较常见。

先说鼻炎，鼻炎有急性和慢性之分，其产生也有多种原因。如果患者兼有皮肤毛发密、出汗少的问题，这种鼻炎便可能与皮肤排汗少，湿气不能从皮毛排出有关。很多人有过这种经验：一出汗鼻子就通了、鼻涕就减少了。中医把这种通过出汗来治疗的方法称为"宣肺解表"，所谓"解表"，就是解除肌表的不畅或者郁滞。

具有宣肺解表作用的最常用药物便是麻黄。麻黄是味猛药，有很多使用技巧，是有效解除鼻黏膜肿胀或减少鼻涕量的一味药。表密体质之人用药，还必须考虑鼻涕的颜色和舌质颜色，如果鼻涕黄而稠，且舌质红，那么必须配一些清热解毒的药，如连翘、栀子、龙胆草等；如鼻涕白稀、苔白舌质胖大，那么可以加一些利湿通鼻窍的药，如苍耳子、白芷、辛夷等。

再说扁桃体炎。表密体质的孩子多见扁桃体炎，且舌质红，主要是因热毒不能从皮肤排泄，郁阻于咽喉部。反复感冒发热的孩子中，此类体质非常常见，令许多家长很头痛。偏于内热的孩子，兼有表密体质的，除了用清热解毒散结的药物以外，还要适当地用宣肺解表的药物。

非常有意思的是，这种情况的孩子患湿疹的比例也很高。一次我去看望一位老中医，他正在接诊一位反复发热的孩子，这孩子患有慢性扁桃体炎。我看见他颈部皮肤粗而黑，一头黑而密的粗发，眉毛特别浓，便询问孩子的母亲，孩子是否有湿疹。这位母亲非常惊讶："你没检查，怎么知道我儿子有湿疹？还没医生这样问过。"

实际上，这样的孩子非常多。在西医看来，这是两种病；但在中医看来，这两种病是一个根。在西医看来，湿疹和鼻炎、哮喘、扁桃体炎是两种病，一个是皮肤科的，一个是呼吸科的；但从中医体质理论看来，它们确实有重要的内在联系。

第三个症状是咳嗽或哮喘，其原理是肺部的热毒和痰湿不能排泄，从而诱发肺部炎症。中医有一首常用方麻杏石甘汤，既可宣肺平喘，也能清肺热。这个方子加上化痰的僵蚕和地龙，效果会更好。这种体质的孩子若患上流感或肺炎，都可以用这个方子进行一些加减来治疗。新冠肺炎疫情期间，中医的主打治疗方便是此方。

❷ 皮肤问题

由于皮肤出汗少，湿气和热毒以病理的形式会另寻出口，你不让它出来，但它一定要出来，按下葫芦浮起瓢，此路不通走它路。由此导致的常见症状便是湿疹、痤疮、荨麻疹、各类皮炎等。如果此类体质的患者兼有便秘，或是血热体质，那么症状会更加严重。为什么有便秘，这类问题就会更严重呢？因为人体排泄废物的方式无非是排汗、呼吸、排便和排尿。如果皮肤本身已经排泄不畅，再加上大便也不通畅，就等于多了一条被堵的道路。所以此类皮肤病的治疗方法应是开通各个出口。

针对这类表密热毒不能排泄所致的皮肤病，中医有一首很有名的方子，叫防风通圣散，中成药叫防风通圣丸，是金代名医刘完素的方子。这个方子对这种情况导致的湿疹、痤疮、荨麻疹、皮炎等，均有非常好的效果。方子中有十七味药，这十七味药可分为四类：第一类是发表开通皮肤汗孔的药，主药是麻黄，麻黄可以使人发汗，这个治疗原则与西医有根本的不同——西医是抑制皮肤处体液的渗出，中医则是让皮肤出汗增加；第二类是通大便的药，就是大黄、芒硝；第三类是利小便的药，主药是滑石；第四类是清热解毒凉血的药，包括石膏、栀子、芍药、黄芩、连翘等。剩下的防风、荆芥、薄荷、川芎等，中医认为有祛风作用，类似现代的抗过敏作用。除此以外，还有些别的调补药。

我们来看这个方子的思路。它主要是让热毒有出路，从皮肤、大便、小便排走，同时由于表密，热毒郁在体内，便再加上清热解毒和祛风药，是个治本与治标结合的药。我曾经给一位有痤疮的女孩子开了防风通圣丸，她吃完后效果非常好，很高兴，就推荐她的好友也吃这个药，结果好友吃后吐泻、心慌，几乎虚脱，这药不但不治她的病，还差点儿要了她的命。这是为什么呢？因为这个方子可以治疗表密体质的人的痤疮，但不能治所有人的痤疮。同样，表密体质之人的荨麻疹也可以用此方，非表密体质的人用这个方就要慎重，这一点非常重要。一些医生始终不明白，为什么用这个方为病人治疗同一种病，有的人有效，有的人无效。其实，关键是要搞清楚疾病产生的原理和这个方子的药用机理。

表密体质还有一种亚型，就是湿邪不能排出，但没有热毒，因此，这种人是寒湿的类型。是热毒还是寒湿，可从舌象来判断，寒湿的人舌大有齿痕、舌头颜色不红、舌苔厚。湿气停于体内，也可郁阻于皮肤和肌表。停于体内，可见腹痛、腹泻、关节炎、盆腔积液等；积于皮肤，可见荨麻疹、湿疹、皮炎、痤疮等。这种体质可以称为"五积体质"。治疗这种体质的人，不能用防风通圣散，因为这类人虽有表密，但没有热毒，而是寒湿。有一首方既可以开表密，又可以温化寒湿，便名为"五积散"。

属于这种表密体质的成年女性还可能会有一些常见症状——闭经、肥胖和痤疮，她们常常被诊断为"多囊卵巢综合征"。从西医的角度来看，女性毛发过密，是雄激素偏高的标志之一。非常有意思的是，这个发汗解表的麻黄被证明同时有促月经的作用，因此我在治疗此类体质的闭经患者时，常会在其他药的基础上加上麻黄。当然，并非所有多囊卵巢综合征的患者都是表密体质，还有多种其他体质，不可一概而论。

表密体质之人如何保养

表密体质之人保养的核心，就是经常让身体微汗，适度运动，尽量不要吹空调——冷热都不适合，空调冷风会使毛孔及皮肤收缩，不利于排汗；空调热风不利于散热。我曾接诊一位十来岁的小孩，他浑身皮肤痒，吹空调后，痒得更厉害。我发现这孩子皮肤黑且粗糙，不容易出汗，就建议他不要吹空调，多做剧烈的运动让身体出汗。

其次，这类体质的人，要保持大小便通畅。养成定时排便的习惯，多吃富含膳食纤维的食物以利排便。尽量不吃油炸、辛辣、油腻口重和容易上火的食物。一般不需要吃任何补品。

皮毛问题似是小病，但其实皮毛连着内脏，不可小瞧。

07

阴虚体质：性急唇红易疲劳

阴虚体质之人的外形、神态及性格

对于超重的人来说，看见别人怎么吃也吃不胖时总是羡慕不已；可是对于想增重的人来说，看着自己干瘪的身材和粗糙的皮肤也是苦恼不已。决定体重的，不只是吃和运动，还有一个常被忽视的因素，就是人的基础代谢。

基础代谢就是人在安静、不运动的情况下，维持体温和最基本的生理功能，比如心跳、呼吸等的代谢水平。早上起来，不吃任何东西，不运动，量一下自己的体温，这叫基础体温，能大致反映人的基础代谢水平。有的人基础体温是 36.3℃或 36.4℃，有的人是 36.6℃或 37℃——千万别小看这零点几的差别，如果一个人的基础代谢始终比一般人高这么一点点，成年累月下来就会产生明显的差别。一个体重 60 千克的男性，每天基础代谢大概要消耗 1 600 千卡的能量，相当于 200 克肥肉的能量。也就是说，他躺着什么也不干，身体大概就烧了 200 克油。假如将你和你同样重的人相比，你的基础代谢比别人高了一点点，假设是 1%，那么你每天就会多消耗 2 克脂肪，一年下来，吃同样的东西，同样的运动量，你的体重就会比别人轻 730 克，20 年之后，你的体重就比别人轻 14.6 千克。看似可以忽略不计的 2 克，可以让两个小伙伴，一个变成杨贵妃，一个变成赵飞燕。这多消耗了两三克的人，就是我们今天要讲的阴虚体质之人。

阴虚体质之人的身体这个"炉子"的火比别人旺了一点点，油自然就烧得多一些。因此，这类人的体形以瘦长居多，脸型以扁或窄瘦居多。前文讲的气营两虚之人也瘦，但那种体质的瘦是由于食量小，营养摄入不足引起的；而阴虚体质的瘦，是由于消耗比别人多一些所致。

"烧"（消耗）的过程，当然也要带走水分，所以阴虚体质之人的第二个特点是干。这个干表现为皮肤干，以及口、鼻、咽喉、眼等五官的干燥，严重的人可能有干燥综合征，还有大便干燥或便秘。

这种体质的人通常舌头或嘴唇的颜色是红的，我在讲"阴阳"的内容时，曾形容此类人为"干红"。这类人的嘴唇通常比较薄。

再来说说阴虚体质之人的神态与性格。他们通常比一般人急躁，遇事容易紧张、烦躁，说话语速比较快，声音比较尖，走路也比较快，有的人眼神有点儿凶巴巴的。这类人的性格以外向活泼居多，耐性较差，主观性较强。有时候这类人一进门，我看见他的样子，给他号脉后就会问一句："你是不是性格比较急啊？"他多半会说："蒋医生你这么厉害啊，连这个也能号脉号得出啊！"其实哪里需要号脉，只要了解了这类人的特征，就能判断出来。

我来画一下阴虚体质的脸谱：皮肤虽白但面颊时而潮红，嘴唇薄而红润，语速急切，眼神带着威严，走路生风，脾气急躁。

阴虚体质之人会出现什么问题

❶ 黏膜或皮肤的充血性炎症、过敏类皮肤病

阴虚体质的女性比男性更多见。女性在中年后经血量变少甚至闭经，月经通常会提前，行经时间长——红玫瑰变成了枯玫瑰。另外，这种体质的人由于精神比较亢奋，所以通常入睡比较慢，到了更年期可能会表现为明显的失眠，且以早醒为多见，还会有面部轰热、出汗、手脚心烫、内热等症状出现。

这类人由于比较亢奋，消耗比一般人快，所以经常会有疲劳感，如下肢酸等。

这类人易患的疾病，一是黏膜或皮肤的充血性炎症，这是由于这种体质的人的小血管、毛细血管处于扩张或易破损的状态，因此多见眼结膜充血、支气管黏膜充血、肠道黏膜充血、生殖道黏膜充血等——细菌或机械摩擦或其他原因都可以加重这种症状。我曾诊治过一位女性患者，她下腹部及阴道口有灼热感，且感到疼痛，这种症状严重困扰着她，但西医查不出病因，而且认为没有什么药可以用于治疗，因为一般的消炎药和抗生素都无效。其实，从中医的角度，这种症状的治疗需要以清热滋阴取效。

这种体质的人也容易得一些充血性红斑或过敏类的皮肤病，女性在中年或老年后容易出现面部色斑。

❷ 痛经、腹痛、腹泻、便血

有些女孩有痛经的问题，如果还有体形偏瘦、唇舌红等情况的话，就可以判断其为阴虚体质。治疗这样的患者，往往也不能从活血止痛取效，而是要以滋阴凉血为主。这种痛实际上是小血管受损进而刺激神经引起的，并不是因为血脉不通。

有些阴虚体质之人会有免疫性肝炎、非特异性肠炎等导致的腹痛、腹泻或便血症状。

❸ 甲状腺问题

曾有人问我，阴虚的人是否可能同时有阳虚。这当然可能了。如甲状腺功能亢进患者，早期多有怕热出汗、易怒烦躁、食欲旺等症状，中医将此诊断为肝火旺或血热的阳气偏盛。这类患者长时间产热太多，代谢亢进消耗阴，则后期会变为阴虚。阴不足以后，不能化生足够的阳气，就像油不足时，火也旺不了，所以又可变为阴阳两虚。不少甲亢患者会变为甲状腺功能减退的阳虚类虚寒患者就是这个道理。

一些阴虚体质之人比较瘦弱，脉比较细，血压往往偏低或在正常值的下限附近，平时怕冷，中医多半会将此诊断为气阴两虚。实际上，我在临床上发现，阴虚体质之人以气阴两虚为多见。

❹ 肠胃问题

一些阴虚体质之人肠胃的吸收功能较差，中医的诊断是伴有脾虚，有时为肝旺脾虚。这类人临床上容易诊治失误，有些医生认为患者怕冷，便用热药治，结果令他们更上火。有些医生看见患者舌红、易怒，就用凉药，结果导致其肠胃不舒服，易腹泻。

另外，少数阴虚体质之人的脉较弦（就是比较紧张），血压偏高，常伴有头晕、耳鸣、面红等情况。这类人中医常称之为"阴虚阳亢"。

所以，阴虚体质之人又可分为气阴两虚、阴阳两虚、脾虚肝旺、阴虚阳亢等不同的亚型。

阴虚体质之人如何保养

如果明确了自己是阴虚体质，就必须使自己身体的节律慢下来。我常跟这类人说："我说你呀，说话声音轻一点儿、慢一点儿，走路慢半拍。不管是不是装的，学一学古代大家闺秀的那种端庄娴静，装久了就不是装了，就真的是淑女了。"

这类人尽量不要参加人多、亢奋、竞争激烈的文体活动。我曾遇到过一位女性，她白天从事金融行业的操盘工作，业余又喜欢跳节奏快的舞蹈，结果患了阴虚型的闭经。我就跟她说："你这工作和业余爱好最好都换一下。"

阴虚体质之人平时最好多听一些舒缓的、静心的中国古典音乐，比如《高山流水》《渔舟唱晚》等。平时也可多做深呼吸、打坐、瑜伽之类的练习。

饮食上，这类人当然不能吃火上浇油的东西，应该吃能让自己的代谢降下来的食物。什么麻辣烫、川菜、姜葱、烈酒、牛羊肉等，都不宜过多食用。适合吃一些凉性的滋养品，比如银耳、百合、石斛、甲鱼、阿胶、奶制品、蛋类、贝类、芝麻、蜂蜜、梨等。平时也可自己做一些肉皮冻吃，其实它的作用跟阿胶类似。

至于药物，我推荐一个泡茶的方子：石斛 10 克、制黄精 10 克、熟地黄 10 克、麦冬 15 克、炒麦芽 10 克、乌梅 10 克、甘草 3 克。每天一剂，用开水沏后当茶饮，也可以加些冰糖，口感会更好一些。如果患者有便干或出血倾向，可以加白芍 10 克；如果血压偏低，可以加黄芪 15～20 克。这个方子适合用于长期调理，一般至少服用三个月为一疗程。

中成药可以服用六味地黄丸、生脉饮、杞菊地黄丸等。

08

湿热体质：油腻腻的皮肤和臭烘烘的脚

湿热体质之人的外形

网络上曾有个热门的说法，叫"油腻腻的中年男"。从体质的角度来说，"油腻腻"不仅是中年男性的专利，它可见于各个年龄段，也可见于女性，这反映的是身体的一种素质。

这种体质的人除了皮肤油以外，还常常会有脚气。在大学的集体宿舍里，总有同学抱怨室友的鞋子太臭，脚臭的同学只能把咸鱼味的鞋子放到门口去。为什么油腻腻的皮肤与臭烘烘的脚会同时出现，并且要叫湿热体质呢？下面我要来谈谈这种看似不太受欢迎的体质。

我不知道读者朋友是否去过云南、广西这样的南方地区，或者更远的地方，如亚马孙雨林。那些地方真是各类生物的王国，珍禽异兽、异木奇花令人目不暇接。

我作为一个中医，对天然植物，尤其是草药比较关注，曾多次去观察那里的植物。如果你在夏季去的话，必须忍受又热又潮的天气。如果在潮热的天气走进深山密林，那你还要小心里面的各种虫类，还有那里特有的"瘴气"——大量植物或者动物尸体腐败后发酵而产生的特有气体常年弥漫在空气中。这种发酵的主角便是各类微生物。又热又湿的环境最有利于微生物的生长。黄梅季节很多食物容易霉变、变质，就是这个道理。而湿热体质之人身体的内环境就好似一片"热带雨林"。

这种体质的人舌苔多为黄腻苔，舌头偏红。

湿热体质之人会出现什么问题

❶ 皮肤、黏膜出现炎症或化脓

人的身体就是个小天地，因此，湿热体质的特点是皮肤、黏膜等部位容易生长致病微生物，如细菌、霉菌、病毒等，从而引发这些地方的炎症或化脓。实际上，湿热体质之人脚臭是因为在脚汗和分泌物的作用下，细菌和霉菌产生了一些代谢废物，如尿素、乳酸等。

湿热体质之人的皮肤上容易长化脓的小疖子，头皮、胸背部、面部等部位就是高发地带，且面部油腻而有红光。这类人在青春期容易有严重的痤疮，并且多以化脓性的疖子居多。我有时在门诊会遇到一些中老年患者，虽然其面部的痤疮早已消失，但留下的痕迹仍然依稀可见，这对医师诊断其湿热体质的底子有很重要的参考价值。

❷ 胃肠道、生殖道、泌尿道炎症

除了皮肤容易有化脓性的炎症外，这类体质的人胃肠道、生殖道、尿道等也较容易发炎，如慢性胃炎、糜烂性胃炎、慢性肠炎、慢性阴道炎、尿道炎症等。患者往往有口臭、大便黏滞不畅快等问题。女性则白带较多，而且气味较重，阴道炎症往往易反复发作。

这种体质之人排出的粪便和尿液，气味较常人难闻。这类人通常汗也会较一般人多一些，特别是腋下出汗较多，严重的还有狐臭。有些湿热体质的人穿件白衬衫，过不了几天腋下处往往就会发黄。

那么，有人要问，为什么人体内会有湿热呢？为什么这种体质的人更容易有细菌性炎症，或者说为什么微生物会偏爱他们呢？实际上，这类体质是热体和湿浊体的混合体质。热体就是阳气太盛；湿就是津液的积聚，中医把体内的体液称为"津液"。可是为什么不说湿而说湿浊呢？实际上人的体液中不单是水分，还有溶解于水中的各类化学成分，比如糖、脂肪、蛋白质和氨基酸等各类物质。如果一个人血液中的糖、脂肪、尿酸等偏高，也就是我们常说的"高血脂""高血糖""高尿酸"等，那么这些物质的分解物质便要通过皮肤、黏膜、粪便等排出来，这是身体的一种自我保护机制。这个时候，这些原先的营养物质便不再是营养物质，而是细菌等微生物的粮食，就成为浊了。所以我们说湿中有浊物。

体质本身不是病，而是一种整体的状态。可能你化验各项指标都正常，但如果你的血糖、血脂、尿酸等各项指标都在接近上限的临界点，那你的血液实际上是处于浊的状态的。

一方面湿热体质之人阳气过盛，产热多，因而血液中热毒素较多，同时小血管也处于扩张充血状态；另一方面他们的湿气重，血液中的营养物过多，代谢废物较多，要从各黏膜处排泄。这样的体内环境与热带雨林很相似，既有适合微生物生长的大量营养，也是个又热又湿的环境。

从上面的介绍中，你也可以了解到，湿热体质之人往往同时有代谢异常类疾病，比如糖尿病、高脂血症、高尿酸引发的痛风等疾病。

现实中，同为湿热体质，有的人热重于湿，有的人湿重于热，有的人湿热并重，调理的时候要有所差别，这种差别很考验中医的用药水平。

湿热体质之人如何保养

如果你是一个湿热体质的人，那么我劝你不要生活在又热又湿的环境之中，两广、云南南部等地不适合湿热体质的人生活，因为那会加重体质的偏差。这类人适合居住在偏寒而干燥的西北，尤其是梅雨季节，你可去西北躲一下。

湿热体质之人要适当运动，以利排泄湿热。

饮食以清淡为主，少吃肥甘厚味，这一点和痰湿体质有点儿相似。湿热体质之人在选择食物时一定要以淡为主，比如冬瓜、丝瓜、豆腐等。我有时跟这类体质的人开玩笑说："你最好出家当和尚，吃素。"

关于湿热体质的治疗，非常能体现中医的治疗智慧。

如果有处地方积了一潭水，有好几种办法可以解决。一种办法是挖一条沟引流，这相当于中医的利水；另一种办法是加温蒸发，这相当于中医的温阳；还可以通过刮风来解决，用风带走。但是如果是一潭混浊稠厚的泥浆就不好办了：引流不行，泥浆太黏走不了，会粘或堵在管内；加温蒸发也不行，只能蒸发掉水分，泥还在；刮风也一样；当然更不可能用铲子直接铲走，因为身体的湿热是渗透在黏膜或组织间隙内的，不是可以直接做手术那么简单的。因此，古代称湿热体质为"如油入面"，像油倒在面粉里，很难把它弄出来。

中医治疗湿有多种办法：一是苦味燥湿；二是芳香化湿；三是淡渗利湿。

第一类是用苦味的药，比如黄连。黄连含有生物碱，能中和酸性环境，有很强的抗炎作用，可以抑制黏膜或皮肤的炎症。

第二类是芳香的药，比如藿香、草果、白蔻仁等。这类芳香的药可以醒脾胃，疏通气、血、津液。芳香的植物还可以抑制肠胃内液体的渗出，同时也有杀灭微生物的作用。自然界有其独特的平衡法则，在又热又湿的热带或亚热带地方，往往生长有这种芳香化湿浊的药物，如白蔻仁、砂仁、草果、郁金等姜科化湿理气和胃的植物。另外，这种芳香的植物有很强的穿透力，有利于其药物穿透黏滞部位。湿热的分泌物往往显得脏兮兮的，气味刺鼻，而芳香的植物往往有辟秽驱浊的作用——自然界真是一物降一物。

第三类便是淡的食物或药物，比如薏米、竹叶、茯苓、通草、车前草或车前子等。学过化学的人都知道，淡的东西由于渗透压的关系，可以将体内的浊物带走。古人虽然没有现代的化学知识，但他们以非常精练的语言称之为"淡渗利湿"。更重要的一点是，他们可以用不黏的东西来治疗黏滞的疾病。煮过薏米的人都知道，单煮薏米既无味，又不黏，吃起来寡而无味，口感不太好；如果在大米粥里加些薏米，本来稠稠的粥就会变成不稠的。绿豆也有类似的作用。所以这类食物可以用来治疗湿浊、黏滞的病症，比如大便黏、分泌物黏滞等。竹子非常洁净，古代文人常以竹来表示品行的高洁。事实上，竹子的很多部位，中医都用来治湿浊或痰浊等黏滞病症，如竹茹、竹沥等。当然，淡竹叶不是来自竹子，但其性能相近。古代先人并不需要知道其化学成分或药理机制，但现代科学已经证明其实际疗效。每当想到这些，我内心真是对中华民族的智慧无比钦佩。

中药治湿热的方子中，往往有上述多种治法的综合应用，一方面抑制炎症来治标；另一方面疏利，带走湿气和湿浊以治本。调理湿热体质的常用方是三仁汤，这个方中有白蔻仁5克（打碎）、杏仁15克

（打碎）、薏米 30 克、厚朴 10 克、半夏 15 克、滑石 30 克、竹叶 15 克、通草 15 克。国际上曾报道滑石有致癌的作用，因此可以用车前子来代替。如果大便黏滞或者舌苔黄腻、舌质红，可以加用清热燥湿的黄连，黄连是湿热体的苦口良药。使用标准有三：大便黏腻或稀，舌质红、舌苔黄腻，皮肤油腻不干净。

也可以服用市售的中成药复方黄连素片，一般空腹或饭前服。

09

气血虚体质：面色不华睡眠浅

曾有位朋友特别焦急地打电话给我："蒋医生，我真后悔当初不听你的话，现在找你治疗还行吗？"原来，她的女儿生完孩子才两个多月就奶水不足了，孩子饿得哇哇直哭。

她为何要跟我说自己后悔了呢？其实，我很早以前就认识这对母女了，在女儿高三那年，这位母亲找到我，说孩子睡眠特别轻，稍有风吹草动就会醒，白天没精神，经常喊累，她怕影响女儿备考，问我有没有什么办法解决这个问题。我问她："孩子的月经量怎么样？"她说："特别少，还经常错后，四十多天才来一次。"我见她女儿面色萎黄、嘴唇色淡，料定必是气血不足，就建议孩子服用一段时间滋补气血的药物，结果她只吃了四五天就嫌麻烦不吃了。后来我跟这位母亲聊天时说："你的孩子如果现在不调理好，将来结婚生孩子后会奶水不足，影响婴儿发育生长。"当时这母女俩也是将信将疑，姑妄听之。

气血虚体质之人的外形

中医讲究望闻问切，气血虚体质首重望诊，有经验的中医一看便知。具体要看下面这几个方面。

一看皮肤。首先，这类人通常面部肤色缺乏血色，显得比较白。但这种白不像气营虚体质的白嫩，是白而缺乏光泽。其次，他们的皮肤多干而粗，易脱屑，年龄稍大的人易长色斑。所以许多女性带妆就诊时，医生常会让患者卸妆后再进行诊断，以免影响判断。还要特别注意嘴唇的颜色，通常也是淡的。此外，气血虚体质之人的指甲或趾甲的颜色会比较苍白，且薄而易脆裂。

二看头发。气血虚体质之人通常头发枯黄或偏黄，头发细软或较稀疏，还容易脱发，头发白得也比别人早。

三看整个人的外形。这类人大多体形瘦小。

气血虚体质之人会出现什么问题

气血虚体质之人的精神状态一般较差，易疲劳，稍一动就喊累，体力不行，说话声音也不高。这类人生理上有一个重要特征是睡眠浅、易醒。一般人累了以后比较容易入睡，但他们累了反而睡眠不好。按照中医的说法，过度疲劳会消耗气血，这类人的失眠通常就是因为气血不能滋养心神。这类人食欲一般，吃得不合适了就会腹胀或腹泻，还有些人便秘或腹泻交替出现。

❶ 月经不调

气血虚体质在男女人群均可见，但以女性更为常见。

这类体质的成年女性往往可见月经不调。有的人月经量少，一两天即干净，卫生巾用量很少，情况严重的甚至会闭经，或者很长时间不来月经；还有的人会提前绝经，比如四十五岁以前就绝经了。这类女性还会出现经间期少量出血的情况，即两次月经中间的排卵期会有少量出血或咖啡样液体。气血虚体质的女性的月经周期多错后，但也有正常或提前的。还有部分气血虚体质的女性会出现月经期大出血或经期特别长的情况，常用的止血药解决这类问题的效果多半不理想，因为常用的止血药会加重患者的血虚。

针对这类人，治疗时不能单纯用凉血止血类药物，而是要用补气兼止血类的药物，如黄芪、三七、党参、仙鹤草等，具体调理方法在本节最后有详述。

❷ 失眠

气血虚体质之人易失眠，尤其是睡眠浅，睡眠质量不高，这类人睡醒后不是神清气爽，而是浑身酸痛疲乏。很多人一失眠就服安眠药，一停药就睡不着，这样不好，只有消除了导致失眠的原因，睡眠质量才可彻底改善。

其实，失眠仅是一个症状，导致失眠的原因有很多。中医认为，精神的物质基础是血，血液亏损，血中有热毒或血液瘀滞都可以导致失眠。气血亏，血不能正常养神，就会导致失眠。给这样的人用抑制神经兴奋的安定类药物并不是好办法，因此，中医通常用养心血类药物来调理此症。常用药有归脾丸、柏子养心丸等养血安神的中成药，药店均有售。

❸ 贫血或低血压病

经常有人问我："气血虚是不是就是贫血或低血压？"其实，这涉及西医和中医不同的诊断思路、方法。

西医通过化验和检查来诊断，比如你做个血常规检查，血色素或红细胞低于正常值就说明你贫血，血压低于正常值就说明你低血压。

而中医则是通过望、闻、问、切来诊断，贫血或低血压患者，如果有中医所说的气血虚表现，就可诊断为气血虚体质；如果没有这些表现，就不一定是气血虚体质。相反，有时检查结果并没有显示患者有贫血、低血压的情况，但只要他有中医所说的气血虚表现，仍然可以诊断为气血虚体质。通常来说，气血虚体质之人血压偏低，这个"偏低"是指在正常值下限的附近。譬如：舒张压的正常值是60mmHg，如果你是62mmHg或65mmHg，当然算正常，但是，体育健将的舒张压为60mmHg和气血虚体质之的人舒张压为60mmHg，其意义是不同的。同理，气血虚之人的血红蛋白或红细胞等数值也是在下限附近的情况居多。有时我问病人这些数值，他们常常回答我："具体不知道，反正是正常啊。"这个时候我都会多问一句数值具体是多少。当然，中医通常会号脉，此时患者的脉多是细脉或者是无力的弱脉。

❹ 疲劳综合征

气血虚体质之人因为缺营养和缺氧，身体状态比较虚弱，自然会觉得疲乏，再加上他们大多睡眠质量差，所以很容易神疲、情绪低落。特别是一些哺乳期女性，由于孩子夜里要吃奶、换尿布，还会哭闹，时间一长，她们整个人就会精疲力竭，甚至在短短几个月内出现白头发、脸变黄了、记忆力明显减退等情况，就像变了个人似的。这个时候给她们做身体检查往往又查不出什么异常，因此这些人很容易被误诊为"抑郁症"，我在临床上就遇到过不少这种情况。其实这类人根本不是患上了抑郁症，一个人如果身体虚弱，基于自我保护机制，肯定不可能兴高采烈以增加更多消耗的。

❺ 乳汁少

分娩是个高消耗的过程，哺育婴幼儿也特别劳心费力，这样更容易使原本气血不足之人的虚损加重。气血虚体质的妈妈在哺乳时的明显症状就是乳汁少，不够孩子吃。气血虚体质之人往往还伴有肠胃不好。家人往往寄希望于用猪蹄或鲫鱼汤等过于油腻的食物来改善其体质，结果反而损害了她们的食欲和消化机能，效果有限。

实际上，这类虚损体质的女性需要在生育前服用滋补气血的中药来调理；如果已经在哺乳期，也需以补气血的中药为主，少用破血或通络的药。一些商家或月子中心盲目地给产妇用穿山甲（已进入《国家重点保护野生动物名录》，禁止使用）或王不留行来调理，是不负责任的。

要知道，奶汁是血化生的，血虚者易奶水不足，补气血才是正道。

❻ 各种血瘀性疼痛症

气血虚体质之人不但血亏，还存在气虚的情况。按中医的说法，气是能量，是推动血液运行的原动力，气虚则不能推动血液。这类人由于血压偏低，末梢循环慢，所以容易出现血瘀症状。不通则痛，所以有的气血虚体质之人会有头痛、关节痛、痛经等症状。

治疗这类痛症，单纯止痛是不行的，必须以补气血为主，再少量加一些化瘀药，才能获得理想效果。

气血虚体质之人如何保养

中医认为，劳力耗气，劳心耗血，因此气血虚体质之人要避免过度疲劳，运动也要适度。

有些人误以为运动可以增强体质，殊不知运动也要因人而异，否则会损害健康。这类人还要注意不要过度思虑，避免用脑过多。

现在，一方面是超重的人很多，而另一方面有些女性又刻意节食减肥，或者进行全素饮食。气血虚体质总的来说属于营养素不足的类型，因此这类人的饮食不宜过素，宜增加营养，比如肉类。可适当吃一些红肉和深红色的补血食物，常见的补血肉类有动物肝脏、心脏、骨髓，还有牛羊肉、墨鱼、鹿肉、海参、乌骨鸡等。深红色食物大多含铁丰富，其中一些味道甘甜的食物含糖量高又易吸收，如红枣、菠菜根、苋菜、花生、红葡萄、桑葚、黑芝麻、龙眼、荔枝、赤豆、黑豆、黄花菜、红糖等，气血虚体质之人可适当补充。经常失眠的人可以吃黄花菜炒猪肝，血小板低的人可以适当吃一些花生衣。

气血虚体质之人可以选择的常用中药有黄芪、当归、党参、人参等，各味中药的应用指征具体可参考第十章"中药养生"的内容。补血同时兼有止血的常用中药有熟地黄、阿胶、三七、仙鹤草等；气血俱补、作用强的中药有鹿角胶、胎盘等，但这些药最好在医生指导下使用。

适合气血虚体质之人的常用方为养营汤，具体组成有：人参 10克、黄芪 15 克、炒白术 10 克、茯苓 15 克、干姜 5 克、甘草 10 克、当归 10 克、炒白芍 10 克、熟地 15 克、肉桂 3 克、红枣 25 克、枸杞15 克、炒麦芽 15 克、木香 10 克、砂仁 3 克、陈皮 3 克。如果嫌煎中药汤剂麻烦，也可用黄芪 15 克、当归 5 克、枸杞 5 克代茶饮，每日一次或两次，药材泡至无味即可。

如果气血虚体质之人有出血性疾病，如月经量大或经期长，可以用下方，效果不错，即黄芪 30 克、党参 40 克、当归 5 克、仙鹤草30 克、三七 10 克。此方加黄芩也可以治疗经间期出血。

如果气血虚体质之人有原发性其他出血疾病，一定要先治原发病，再进行调理。

10

血热体质：炉火太旺的热血者

有一天，我的诊室来了三位患者。第一位患者是中年男性，他患了真性红细胞增多症（一种不常见的造血系统疾病），但他的主要症状是失眠。第二位患者是小伙子，他的主要症状是心慌、胸闷，查不出原因。第三位患者是60多岁的妇女，她患了肾炎，主要症状是小便里有红细胞，同时还有鼻出血。这三种病在西医看来完全是不一样的，分别是骨髓、心脏和肾脏的疾病，但在中医看来，这都是由一种病因引起的，是同一种体质问题。我当时诊断三人均为血热体质（阳盛），因为他们均舌红、脉有力、身体壮实。

下面，我们来认识一下"热血青年"长什么样？

血热体质之人的外形、神态及性格

如果说把人体比作炉子的话，血热体质就是这个炉子的火过旺了，是一种身体产热过盛、精神兴奋、功能亢奋的阳气过盛的体质。

判断一个人是否为血热体质，首先要注意这类人的肤色，尤其是面色、唇色和舌色，他们往往满面通红，嘴唇一年四季如涂了胭脂一般，舌头的颜色也很红，情况严重的甚至会是绛红色的。

还有一个细节也是判断是否血热体质的重要线索，这类人的眼睛往往容易充血，经常可见双眼的内眦或外眦有血丝。这实际上是由于血管因热毒的作用，处于扩张状态。

以上是从肤色来判断是否为血热体质。从体形来讲，这类人往往结实强壮，肌肉比较发达，他们的身体不虚弱，这一点使血热体质与阴虚体质区别开来。

血热体质之人还有一个特征是怕热不怕冷，他们在大冬天穿的往往比普通人少得多，有的人甚至在大冬天穿个裤衩。

这类人容易口渴，喜欢吃冷食或冷饮，而且吃了冷饮也不容易坏肚子，他们的食欲往往比较旺盛。

由于这类人的代谢旺盛，出汗多，水分蒸发得就多，所以大便一般偏干或是便秘，小便的颜色也比较深。他们的大小便的气味比较重，不仅如此，体味也比较明显。

血热体质之人属于强壮、阳气有余的人，他们的精神状态往往比较饱满，似乎有使不完的劲儿。这类体质的孩子好动、活泼、容易动怒，当然也可能出现病理所致的多动、烦躁。血热体质之人的性格以外向豪爽或急躁多见，说话的音量偏高。

如果体征表现不那么典型，那么此时脉诊就比较重要，这类人的脉属于有力的实脉，当然，这要求助于有经验的中医。

血热体质之人会出现什么问题

❶ 皮肤病

血热体质以男性、青壮年多见，当然女性也可以有这种体质。

血热体质之人的常见疾病是各种皮肤病，如过敏、痤疮、银屑病、皮炎、脓疱等。这类疾病的共同特征是皮肤局部出现红斑或化脓性炎症。

下面我讲讲银屑病，也就是老百姓俗称的"牛皮癣"。这个病很顽固，是以皮肤红斑和鳞屑为主要表现的慢性皮肤炎症，情况严重的可见全身红斑，看着很恐怖，有的夫妻甚至为此离婚。虽然这个病大多对生活质量或寿命并没有太严重的影响，但如果皮疹在面部，就会影响这个人的面容，对他的社会交往造成阻碍，给他的心理造成压力。我曾接诊一位中年女性，她因患有严重的银屑病，遭到丈夫抛弃，说到伤心处，在我的诊室痛哭不已。

在中医看来，这种疾病属于血热夹风邪，用凉血解毒和祛风药物治疗，效果还是不错的，大多数患者的病情都能得到控制，并不属于不治之症。从我的临床经验来看，这类银屑病患者以壮实体质多见，很少见到虚弱体质之人。血热体质的青年如果出现痤疮，往往可见满面红色丘疹或脓疱疹。

❷ 出血性疾病

血热体质之人由于小血管或毛细血管处于扩张状态，严重时可能出现血管炎症状态，因此他们的血管容易破裂出血。

有些血热体质的孩子可见反复鼻出血或过敏性紫癜（即皮下出血）。血热体质的成年女性常见月经出血量多于常人、经血鲜红、行经时间延长。血热体质的肾炎患者可见尿出血。

有些血热体质之人由于情绪激动或暴怒，会发生脑出血。有的血热体质之人一做胃镜，会发现充血性糜烂或溃疡，甚至胃出血。

还有的血热体质之人可能有血小板减少症或红细胞增多等问题。

❸ 精神疾病

血热体质之人可能睡眠正常，也可能失眠。但有些血热体质的孩子往往会出现睡眠不宁、梦中手足不安等情况。一些成年人的精神疾病，如精神分裂症、抑郁症等，通常是从易怒或失眠开始的。

我在临床上遇到大量的兴奋类精神疾病，常见体质即血热体质。我从凉血清热入手治疗后，患者的体质得到改善，精神疾病也得以控制，这种情况下大多数是可以治愈的。一些儿童患有多动症或易怒症，也可以从清热凉血的思路来治疗，这方面的内容可参阅其他相关章节的一些病例。

血热体质之人如何保养

血热体质属于"有钱花不完"类型，这是能量过剩。因此，日常要多锻炼或参加各类体力活动，让自己多出汗，使阳气散发宣泄，对于血热体质的孩子，家长不要过于约束他，要让其自由活动。

血热体质之人在精神上要注意，一方面不要强行压抑自己的情绪，要让阳气正常地发散，因为如果怒火闷在体内，阳气郁滞就会化火，使血热加重；另一方面，平时要保持平和的心境，不要使情绪过于亢奋——不要火上浇油，使火越烧越旺。

血热体质之人宜不吃或少吃辛辣温性的食物，如葱、姜、蒜、辣椒、韭菜、牛肉、羊肉、鸡、虾、龙眼、荔枝、榴梿、油炸食品等，这类人应该禁酒。

我曾在临床上遇到过许多血热体质患者因饮食不当，导致疾病复发或病情加重。比如许多银屑病患者一喝酒，立刻发病；有些人一吃川菜或麻辣的食物后，第二天就发了皮肤病或出血；有一位甲状腺功能亢进症患者去了一趟四川，吃了许多辛辣食物后，病情明显加重。所以，血热体质之人平时要适当吃一些苦寒食物，苦味的食物大多有清火作用，要吃点儿"苦头"，如苦菜、蒲公英、苦瓜等，大多数蔬菜为寒性，还有一些瓜果也具寒凉性，比如香蕉、西瓜、柿子等，血热体质之人可以多吃。

血热体质之人应吃清热的苦寒类药物，如菊花、金银花、板蓝根、苦丁茶、莲心、栀子花、龙胆花、玄参、麦冬等，大便偏硬的人可以用大黄类的泻药。还可用有清热凉血作用的中药，如黄连、黄芩、栀子、赤芍、牡丹皮等。如果没有太重的症状，可以将这类中药代茶饮，如黄芩茶：黄芩 10 克、绿茶 3 克，每日喝 1～2 次；菊花茶苦丁茶：每日 3～5 克代茶饮。

如果有明显的症状，或已患疾病，可以找中医诊治。常用的药方有黄连解毒汤，其中有黄连、黄芩、黄柏、栀子，加凉血的赤芍或丹皮，效果更佳。

血热体质与其他体质的联系与区别

血热体质属于壮实类体质，可与热积体质、表密体质、湿热体质相兼。

与热积体质的区别主要在于体形上，热积体积之人的胸厚、颈短粗、易便秘等特征突出，而血热体质之人可能有这类特征，也可能没有。

表密体质主要表现为肌表粗厚致密、毛发多、出汗少，这类人也属壮实类体质，可兼有血热体质，也可以没有热象。

相反，表密体质之人也可出现寒湿，这是一种特殊类型的体质，我称之为"五积体质"，适合用五积散的药方。

血热体质之人可具有表密特征，也可能没有。

与湿热体质相比，血热体质有热的一面，但湿浊的一面不明显——血热体质没有湿浊黏腻的情况（如大便黏、分泌物较多、皮肤较油、舌苔黄而腻）。

血热体质与阴虚体质的许多症状类似，如舌红、失眠、出血等，但血热体质属于壮实类体质，这类体质之人没有虚弱的表现，阴虚体质则多见消瘦体形且虚弱。血热体质之人长期出血，可演变为阴虚。这是两者之间的联系。

11

为什么你的体质无法归类

《浮士德》中说"理论是灰色的，只有生命之树常青"，这句话也可以用来说明体质类别的复杂性。很多人在看完各类体质的分析后，发现自己好像每种体质都有点儿，又好像每一种都不完全像。实际上，现实中大概有二三十种体质，我在前几节只讲了九类体质，加上正常体质，共涉及十类体质，但其实这并不是全部的体质类型。

不能分辨体质的原因之一：平和体质

如果你不能分辨自己的体质，那先恭喜你，这也许表示你是正常的平和体质。

平和体质之人一般身材匀称，面色红润，精神饱满，食欲良好，排便通畅，睡眠香甜，各类体检指标正常，按中医的说法是气血阴阳调和。

不能分辨体质的原因之二：体质夹杂

不能分辨体质的第二个原因是，体质随着年龄的增长会有夹杂的倾向。

如气营虚体质本是营养吸收不太理想的虚弱体质，但一些人随着年龄的增长，营养过度、缺少运动，就会出现痰湿或瘀血的情况，同时老年人肾虚是普遍的自然规律，因此，这种体质就会变成气营虚的底子，兼有肾虚、痰湿、瘀血的复合状态了。临床上，经常可以看到一些白白胖胖的中老年女性，她们身体虚弱，往往有糖尿病、高血压病、肾病等问题，就是属于这种状况。

还有些气营两虚体质之人。他们营养不佳，并且长年操劳过度，身体日渐瘦弱，一旦到了更年期，一般会有肾阴不足的情况，也就变成气血、阴阳都虚的状态了。这类人往往会出现形体极度消瘦、虚弱、食欲差、皮肤干裂等问题。

不能分辨体质的原因之三：复合体质

不能分辨自己属于何种典型体质的第三个原因是，你属于复合体质。

我们知道郁滞体质之人瘦削，性格敏感细腻，但如果同时皮肤偏白嫩，食欲差，易有胃肠不佳和心脏疾病，这种人便属于郁滞兼有气营虚的体质。这类人调养时要两者兼顾，中医治疗这类人时常将疏肝理气的柴胡、枳实与温养心脾的桂枝、党参、干姜、甘草等同用。这些患者临床上极易被误诊，因此用药要精细、讲究，稍有不慎，即会让患者出现不舒服的情况。

郁滞体质与痰湿体质复合的情况也很常见，这类人的脸型与眼睛十分符合郁滞体质，但又晕车、胆小、鼻咽部常有异物感，或伴有心悸、失眠等症状。这种体质之人极易患精神类疾病。

热积体质之人的情感一般而言较开朗，郁滞体质之人整体上以身体虚弱为主，但也有人热积体质也会与郁滞体质兼具。这种体质的人外形以热积为主，情绪上则有郁滞的倾向。这种郁滞体质可以导致热积体质之人腹胀、便秘、胸闷加重，故保养要以疏肝与导滞为主，常用方为大柴胡汤。

不能分辨体质的原因之四：体质与疾病的暂时状态叠加

第四，体质也会与疾病的暂时状态叠加，从而影响体质的典型表现与对其的准确判断。比如流行性感冒，不管哪种体质，都有可能患上此病。此时每个人都有可能出现发热、咳嗽、咽痛、舌红等症状，不可以认为患者的体质是血热或湿热或阴虚之类的，因为当流感痊愈以后，这种热毒的症状就会消失，原先的体质底子就会出现。所以这时的热毒只是一种暂时的状态，不是体质。

有的人长期静坐，饮食上不节制，喜食肥甘厚味或饮酒无度，都可能出现痰湿、湿热或脾虚的症状，也不可以认为这类人就是痰浊或湿热体质。因为当改变生活方式以后，这种痰湿或湿热的状态会很快消失。

另外，一些慢性病的患者会长期服用一些激素、降糖降压药或利尿药等，都可能影响体质的典型表现。这种长期服用西药而影响体质的表现，在古代是不存在的，这是一个全新的课题。

其他体质

❶ 精亏体质

精亏体质属于先天发育不良的一类体质，可以参考前文"中医之肾：为何被称为人的根"那一节。

这类人出生时往往体重比较轻，或小时候体弱多病；幼儿时则发育迟缓，站立、行走、说话比较晚；长大后智力较一般人差一些，骨骼比较瘦小，头发枯黄干结，面部易有雀斑，大便易干结。这类体质容易伴有瘀血、干结。

精亏体质的成年人容易有不孕不育的情况，女子往往子宫比较小，激素水平低下，月经量少或延后甚至闭经；男子的外生殖器发育较差，精子量少或活力低，还可能有不育的情况。

这种体质的人应有坚持长期调理的思想准备。饮食上应该多吃豆类及坚果类等富含油脂的食物，贝类及动物的骨髓也是理想食物，尤其是羊骨髓、淡菜、海参等。中药应选择补肾填精或补肾阴类的药物，如地黄、天冬、枸杞、菟丝子、冬虫夏草等。中成药有六味地黄丸，这个药成人可以用，儿童也可以用。有的家长可能会担心，觉得孩子吃补肾类的中药会有副作用，或导致提前发育之类的。实际上，这种担心是多余的，六味地黄丸本来就是宋代儿科名医钱乙给儿童发育不良使用的方子。

另外，这类体质的人也可服用鹿茸或鹿角胶之类的产品，当然这适合于体质偏寒、舌不红的人，或者请教中医后服用。

❷ 气虚湿体

这类体质之人最大的特点是虚胖、湿气重，他们的胖实际上是因为组织间积有较多水液。

这类人往往以中老年居多，体形肥胖，但肌肉松软，常有下垂的下巴或较重的眼袋；容易有白色的痰，舌苔腻而厚或白腻，或者水滑，舌体胖有齿痕。这类人稍动就满身大汗，常年大便溏稀，人比较懒散，自觉困重，好睡觉。而且容易有关节肿胀，特别是膝盖肿，西医检查常有关节积液，还有湿疹或荨麻疹等湿气外溢的表现。这类人容易得糖尿病、关节炎、高血压病和肾脏疾病等。

这类人的保养，首先要避免过于安逸，应该减少静坐和过多的睡眠时间，要多运动，排走湿气，同时还要锻炼肌肉。

这类人不宜多喝茶、水以及其他饮料，菜不宜多加盐；宜多吃利湿类食物，如冬瓜、薏米等，也可以适当吃一些豆类，如炒白扁豆、红豆、绿豆等，因为豆类大多有利湿的作用，夏季还可以吃一些嫩姜。

中药调理方面。这类人最适宜的是黄芪，因为黄芪既能补气，又能利湿。成人每天服 15～50 克为宜。服用黄芪时，可配合四苓散，即猪苓 15 克、茯苓 60 克、白术 20 克、泽泻 20 克。

12

哪些体质易过敏，如何调理

"烟花三月下扬州"，有人眼泪鼻涕流。面对人间四月天的最美春光，有人流连忘返，有人喷嚏连天、避之不及。过敏，虽然多数情况下不会对我们的生活产生严重影响，但诸如皮肤痒、红肿、流鼻涕等过敏症状，也会给工作和生活带来不少麻烦，严重时甚至可致命。

我曾治疗过一位老总，他有过敏性鼻炎，严重时不停地流清鼻涕。公司开会时，他的鼻子像坏了的水龙头一样，需要用手纸不停地擦，非常尴尬，又因为他怕犯困，不敢多吃抗过敏药，非常影响发言和思路。

还有一位老师，每到夏天就会光过敏，只要一见太阳，脸上立刻红肿，出现大量红斑。但她又要上课，总不能蒙着脸给学生讲课呀，搞得她非常郁闷。

有些人知道自己是过敏体质，但只是在过敏发作时服些抗过敏药，认为过敏体质是遗传的，没有啥办法根治，就不管它了。

实际上，对待过敏，必须弄明白产生过敏的原因与机理，中医称之为"病机"，再根据不同的病机采取不同的治疗策略，才能彻底解决这个问题。

下面给大家介绍一下我治疗过的四位不同体质的典型过敏患者，给大家一一分析他们的体质，让我们来看看体质与过敏之间有何关系。

第一位是"韩小白"（寒小白）。这位小伙子白嫩瘦弱，说话时不断地打喷嚏，还用手纸不断地擦清鼻涕，说话声是嗡嗡的，眼睛也不断地眨。患者自述，五年多来，一年四季总是流清鼻涕，换季时尤其明显，有时闻见异味，或者凉风一吹就犯，同事们都笑他像弱不禁风的林黛玉。他起初吃抗过敏药时有所好转，但现在吃抗过敏药，效果不明显。

小白的胃不好，一吃凉的东西就不舒服，不敢吃冷饮、喝冰啤酒，一吃准胃疼，平时吃的东西也不多。小白查了过敏原，结果显示他对很多东西都过敏，比如花粉、动物皮毛、螨虫等。可他不明白的是，避开这些东西后，他还是有鼻炎。他开始怀疑自己的鼻炎是不是过敏性的——有的医生说他是寒冷过敏性鼻炎。

我看他说话时神情忧郁，就跟他说："你的病不是外面的过敏原引起的，而在于自身。是因为你身体太虚寒了，阳气不足。"我给他开了桂枝汤，并加了两味药，都是常用方，一服药才几元钱，叮嘱他服三个月，并告诉他要多吃温性食物。

三个月后，小白又来了，说鼻炎症状已明显减轻，只是偶尔会犯，人也胖了五六斤，胃也舒服了。他问我："这个药治疗的原理是什么？"我说："过敏反应从本质上看其实是免疫反应。"

免疫反应就是身体对外来的刺激作出的反应。如果一个人的身体消化不了或处理不了这类外来的蛋白质或其他物质，自然要想办法去清除或阻止它进入体内，比如释放大量鼻涕，引起支气管水肿、痉挛，作出胃肠道反应，等等，这就像警察用催泪瓦斯驱赶暴徒一样，都是身体阻止某种物质进入体内的保护反应。

这种反应有个特点——身体越虚弱，反应越强烈。就像有些人越自卑，越容易对别人的批评有过激反应一样，这种过激反应从心理上讲是为了保护自己。从中医的角度来看，这类人的卫气不足——

卫气就像一道无形的闸门，可以调节身体里的水液流动。

如果闸门关不住，别人一碰，津液就会像打开的水龙头一样不停地漏。桂枝汤一是可以温补脾胃，提高营养的吸收能力，增强人的体质，从而减少对外来物的过敏反应；二是可以补人的卫气，让卫气固守它的闸门。从本质上讲，这种体质是气营虚体质，这类体质之人的保养在前文有详细说明。

其实在上面介绍的这个医案中，桂枝汤起到的作用主要是调理体质，对气营虚体质的荨麻疹所致皮肤痒同样有效。若你有这种症状，不妨请附近的中医按照这个思路开方调理一下。

第二位典型过敏患者是"施老总"（湿老肿）。这位施总人高马大，腆着个大肚子，说话时喉咙里总像有口痰似的，到了我这儿，边坐下边抹额上的汗，气喘吁吁的。他来看的问题是皮肤痒，全身起一块一块的淡红色丘疹，西医诊断为荨麻疹。他患此病已有三年多，看过很多医生，查过各种过敏原都没查清楚，吃药时有所好转，一停药就又开始痒。陪他来的妻子补充了病情，说他出汗特别多，经常衣服都湿透了，一年四季大便都不成形，是稀的，晚上睡觉呼噜打得特别响。

我看了一下他的舌头——胖大，舌苔白腻。再一看他之前的治疗，有止汗的、止痒的、止泻的，唯独没有利湿的。

我跟患者说："施总啊，你其实并不是什么过敏，你的皮肤痒、肿，实际上跟出汗、大便稀一样，是身体的湿气太多，它想跑出来，你不让它跑出来，还天天堵它的门，把它关在身体里，那怎么行？"

我就给这位施老总开了祛湿的四苓散和化痰的平胃散，又加了些祛风的药。四苓散由茯苓、猪苓、白术、泽泻组成，这四味药都是利湿的。平胃散就是苍术、厚朴、陈皮、甘草。我还嘱咐他少吃甜食，并且改掉爱喝酒的习惯。

这位患者后来复诊时说，皮肤瘙痒的症状明显减轻了，发作次数也减少了。经过两个多月的治疗就基本痊愈，后来再无复发。同时，他大便不成形和出汗多的情况也减少了。施老总没有湿，也就不肿不痒了。

第三位典型过敏患者是"洪卫光"（红畏光）小姐。洪小姐来看病，大夏天戴了个口罩，脱了口罩一看，满脸红斑，有些地方还有脱屑、破损，脸有些肿，皮肤痒痛。一说到病情，洪小姐眼泪都要掉下来了，自述每年夏秋季节都这样，用尽各种防晒措施，可还是发生日光皮肤过敏，西医诊断为"日光性皮炎"。

洪小姐说话语速跟机关枪似的，神情也非常焦急，恨不得医生马上给她治好。她说知道自己皮肤不好，很注意保养，可有时用化妆品后，也会使面部肤红且痒，都不敢用任何化妆品了。我发现她其他部位的皮肤白净，但是很干。

洪小姐的月经量也特别少，还经常便秘。她的舌头非常红、薄且瘦小，嘴唇也很红。她问我这个病到底是怎么回事。我说："你是阴虚血热的体质。血热体质的人，热毒容易导致小血管扩张；而阴虚的人则津液亏损，滋养肌肤的保护层薄，当热性阳光进入皮肤后，更会使原来的小血管和毛细血管扩张或损伤。"

于是我给她开了滋阴复脉汤，方子中有阿胶、熟地黄、白芍、当归、牡蛎等。并且告诉她平时做事不要急躁，等到了秋冬季，再吃一些滋补的膏方。经过半年多的调理，洪小姐再也没有出现过以前的症状，终于可以光明正大地拥抱太阳了。

第四位典型过敏患者是黑牛。黑牛其实是个小男孩，他不只有鼻炎，还有哮喘、扁桃体发炎、腺样体肥大、皮肤湿疹等。他的父母认为孩子只是免疫力低，就给他买各类保健品吃，可吃后不但没有任何用处，症状反而加重了。

作为中医，我首先关注的并不是这一大堆症状，而是孩子的皮肤和毛发。我发现他的头发乌黑浓密，眉毛也粗重，身上的汗毛密而长。孩子的母亲问我："这难道与他的病有关系吗？"我说："大有关系。这种体质的人皮毛厚实，湿和热毒难以从皮肤排泄，就会从其他地方找出路。"因此，这种体质的人，不但要清利内在的湿和热，更重要的是透发肌表，让肌表透达，才可断其病根。

我给这位小患者用了麻杏石甘汤合泻白散，又加了一些化痰散结的药物，他就慢慢痊愈了。

俗话说"痛可忍，而痒不可忍。"当下，医学技术的发展可以说是突飞猛进，但有时确实连皮肤痒这种小问题也解决不了。我要告诉大家的是，与其用各种抗过敏药对抗世界，不如调理自己。

第五章

运动养生

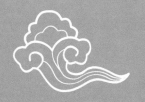

中医的运动观很简单，就是四个字——"常欲小劳"。这种运动观主张劳而不疲，就是劳作或运动的度是以人感到不是很疲劳为标准，强调的是不用特意去运动。中医的运动观与饮食、服用补药一样，同样强调根据体质选择适宜的运动方式和运动量。

01

不是运动就叫健身：什么是合理的运动观

让活动身体与吃饭一样成为每天必做的事

我发现了一个有趣的现象：许多人如果某天少吃了一顿饭，就会非常在意，想方设法地补回来，可他们似乎从不在意整个星期都没有去好好活动一下身体。活动身体本来就与饮食一样，是一种动物本能，否则何以称为"动"物？

这世间除了人类，所有动物都要靠自己的体力劳动来获取食物，所以动物不需要进健身房，就如同劳动人民不需要运动一样。然而在现代社会中，许多人仅凭智力就可以获得食物，这就使人类群体中有相当多的个体可以不用参加体力劳动，工业文明和现代智能技术以及社会保障制度使越来越多的人不用通过体力劳作就可以养活自己。但同时我们也正在为从干体力活儿中解放出来而付出惨重的代价。据统计，美国成人的肥胖率高达 30% 以上，中国超重或肥胖的人口近 2 亿。有一次我到一位朋友的单位，看到了一件令我大跌眼镜的事：他坐的椅子底部有滑轮，他想喝水时，脚一用力，椅子就滑到饮水机那儿了——连倒个水都懒得站起来走几步。我在讲精神养生时曾提过，长寿的人一般都很乐观开朗，此外他们还有一个共性，就是很少有懒得动的人。

有人会说吃比运动要容易，因为吃会让人产生愉悦的感官体验，而运动似乎总是让人难受。我觉得这是许多人的认识误区，以为运动一定是去操场上跑三千米或者去游泳、去打球……我觉得每个人都要选择一种让自己感觉舒适的方式来健身，而不应该让运动变成一件痛苦的事——只有愉快的事才能让人长久坚持下去。马克·吐温在小说《汤姆·索亚历险记》中曾有一段非常幽默且讽刺的话，他说"工作是身体不愿做的事情，而娱乐是身体喜欢的活动。这一点能够帮助他了解，为什么制作假花和推磨是工作，而打保龄球或者攀登勃朗峰仅仅是娱乐。想想看，那些富有的英国绅士们，他们之所以愿意在夏日的炎热中赶着四匹马拉的车每天奔驰二三十英里，那是因为这种活动需要付出相当多的钱财。但是，如果有人为此支付他们工资，这种活动就变成了工作，他们自然要拒绝"。我倒是以另一种思路来解读这句话，你要把生活中的每一次"推磨"当作"打保龄球"，把它当作一次健身的机会，而不是苦差。

"常欲小劳"

我再来说说传统中医的运动观。中医的运动观很简单，就是四个字——"常欲小劳"。

首先说"常"。运动不是一周不运动，然后周末突然去跑几千米或者打一场激烈的竞技球赛，而是差不多每天都要运动或每周至少四五天都在运动，雷打不动，长年累月如此。这个"常"还指一天内集中在六十分钟里做运动，不如一天有四次，每次十五分钟的运动。对于成天坐办公室的人，每小时哪怕抽五六分钟爬一次楼梯，也要比抽出整个小时去运动要好；再如做做适合在办公室做的简易操，或者离单位或学校有一小段距离时小跑或快步走几分钟，都是很好的运动方式；坐公交车时可以提前一站下车走过去，我坐高铁时也会每小时起来在过道里来回走几分钟。关键是心中时刻要有这样一种意识，习惯了就成自然了。

再说"小劳"，这是中医主张的运动。首先是要"劳"。繁体的"劳"字上面是"火"，下面是"力"，说明"劳"就要费体力，要适度出汗，而不是闲庭信步。其次是要"小劳"。孙思邈说"养性之道，常欲小劳，但莫大疲"，这种运动观主张劳而不疲，就是劳作或运动的度是以人感到不是很疲劳为标准。许多家庭妇女或老人，一天到晚闲不住，收拾这儿收拾那儿，这就是小劳，强调的是不用特意去运动。

小劳的标准很重要，就是你累了、吃不消了，就停下来，累了就是累了，不用强迫自己再坚持一下。当然每个人的感觉不一样，要以自己的感觉为标准。累得不想动，需要躺下来或坐下来，就是疲了。不用担心自己的运动量小，坚持运动的时间久了，你的运动量自然而然地会慢慢提高。不要急于求成，运动的目的不是去参加比赛，只是为了自己喜欢。

北京经常有爬香山而猝死的中老年人，这是突然大量运动导致心肌缺血，进而发生心肌梗死。其实香山并不高，主峰香炉峰海拔才五百多米。我曾遇到一位老教授，因为游泳卡快到期了，他就一天去游了两次，结果突发心源性猝死；还有的人在跑步机上跑着跑着就猝死了……这都是非常可惜的。如果你第一周每天跑一千米，下周每天跑一千二百米，下个月每天跑两千米……这样，过段时间你再去爬香山，就不会出现心脏疾病。

剧烈运动也是不利于健康的，即便你身体很好，而且已经适应了高强度的运动，从保健的角度来看，仍然是不提倡的。比如跑马拉松、登珠穆朗玛峰，以及长时间的剧烈运动或长年的剧烈运动，都不应提倡。因为这种高强度的运动对骨骼、关节、内脏都是有损害的，并不能叫"健"身。不难发现，职业竞技运动员的平均寿命远远低于普通人，这都是有数据可查的。我们要知道，每个器官都有一定的使用寿命，过多的磨损对其是不利的。

因人因时而异的运动观

中医的运动观与饮食、服用补药一样，同样强调根据体质选择适宜的运动方式和运动量。比如：一个壮实的热积体质之人，一顿饭能吃几斤羊肉，可能他跑一万米非常轻松，不觉得累，这对他来说是"小劳"；但跑一万米对气营虚体质之人来说，简直是要了命，这样的运动量对一些白嫩、食量很小的女孩肯定不是健身，而是严重的伤害，有的人说不定还会因此诱发心肌炎，当然这类人经过训练后可以慢慢加到这个量。

总的来说，壮实的人、年轻人、男性等，运动量可以适当大一些；虚弱的人、老年人、女性等，运动量可以适当小一些。具体来说，热积体质、表密体质、痰浊体质、湿热体质等精力比较旺盛的人，运动量可以大一些，每天一到两小时的运动量是可以接受的；而气营虚体质、阴虚体质、郁滞体质等虚弱体质的人，运动量要小一些，以每天运动半小时到一小时为宜。

另外，中医认为，运动同样要根据一年四季的气候变化而稍有变化。春天万物复苏，阳气宜散发，人不要闷在屋里，运动宜在上午或早晨，且应选择发散、舒张性的运动，量不宜过大，可以选择如踏青赏花、放风筝、慢跑等，也可选择温和的球类运动，老人则宜散步。特别是郁滞体质的人，这个季节要多出去走走，不要关在家里，否则易诱发心理问题。

夏季炎热，运动应在早晚天气凉爽的时段或在温度适宜的室内。表密体质、痰浊体质或湿热体质的人，一定要借这个季节的有利条件让自己多出汗，而且要少吹空调、少吃冷饮；气营虚体质的人在夏季要多晒背部的督脉；阴虚体质的人在夏季不宜大量运动，以防中暑虚脱，伤了阴液。

秋季凉爽，身体开始收敛阳气，运动量要适当减少，不提倡大汗淋漓的剧烈运动，且运动放在午后比较理想。

冬季，气、血、精开始封藏，运动要温和，且运动量应是一年四季中最小的，要在太阳升起后较暖和的时段运动，大风、雨雪天要注意保暖，极端天气不要去室外运动。冬天尽量不要在晚上运动，绝对不要在深夜运动。

运动的好处，从中医的角度来说，是让气血流通，化痰利湿排毒，强筋健骨；从现代医学的角度来说，是加强血液循环，增强心肺功能，调节血脂、血压、血糖，利排便，调节情绪和免疫功能……好处多得数都数不过来。但如果你不运动，就感受不到它带给你的好处。

有一次我带一组学生讨论高血压病，同学们发言十分踊跃，从分子机理、药物受体到预防治疗，头头是道——当然有一条很明确，运动可以降低血压。最后我问学生："每天运动，一周坚持五天以上的同学请举手。"十二个同学里没有一个举手的。然后我问："上课时不坐电梯，从楼梯爬上来的请举手。"只有一个同学。王阳明说"知而不行，只是未知"。所以，一定要从今天就开始，坚持每天动起来。

中医运动养生还有一个特别重要的特点就是，它不单单是活动肉体，而是与意守和调节精神结合起来，这个我会在下一节中详细讲解。

02

气功养生

气功是我国一种独特的运动保健形式，不少对它缺乏了解的人认为它很神秘，甚至对它有误解。很多人以为静坐就是气功，或者能发功的才叫气功，这其实都是不对的。

现如今瑜伽很流行，很多城市都有不少瑜伽馆，特别是一些女性很热衷于这项运动。在我看来，中国的气功功法独特，功法的种类、健身的效果要远远优于瑜伽，可惜它的推广明显不足，除了太极拳为大家所熟悉外，其他有关气功的信息，影响范围很小。

什么样的功法可以被称为"气功"

其实"气功"这个词出现得很晚，古代很少用这个词。虽然医家、道家、佛教子弟、儒家、习武者等的健身法均含有气功的内容，但其名称各不相同：道家称为导引、吐纳、炼丹；佛家称为参禅、止观；儒家称为心斋、坐忘等。

其实，太极拳就是气功，八段锦、易筋经等也都可以算是气功。气功必须包含"三调"，就是调形、调息、调神，三调结合才是气功。调形是通过调节姿势活动形体，调息就是调整控制呼吸，调神就是通过意识控制调整精神状态。

练气功有助于自我调整以增强驾驭生命机能的能力并激发潜能，从而达到防病治病、延年益寿的目的。下面我具体来谈一谈三调是怎么调的。

气功的调形怎么做

首先，调形就是要调节身体的姿势，其主要目的是让全身每一处的肌肉、骨骼、关节处于自然和松弛的状态。

比如常见的站功，讲的是两脚平行，与肩同宽，双膝微屈，松肩坠肘，松腕虚腋，两臂自然下垂，两手自然置于裤缝处。以这个姿势长时间站立最不容易累、不紧张，如果双脚距离很远或两脚并拢直立，站久了就会不舒服，肉体不舒服，肌肉就会用力，也就不利于调心时的入静。这个姿势要求肩膀、肘、腕都是自然松弛、下垂的，而腋下是空虚的，就是上臂不要紧贴着胸部，这是虚腋。对胸腹部的要求是收胯敛臀、直腰松腹、含胸拔背，也就是要求腰、背、臀都是直直地收起来的，因为如果弯或下蹲就会用力，从而影响胸腹部自然松弛的状态。

中医认为形神一体，只有肉体放松了，精神才能放松。在一个不舒服的姿势下，要精神放松是不太可能的。因此，练气功姿势的目的只有一个，就是让全身放松，从而让精神放松。

气功的调息怎么做

再说调息，气功的主要目标是通过练习让自己的呼吸变得深、长、细、匀。我们普通人的呼吸大概是每分钟十四次左右，那么气功练习到一定水平后，每分钟的呼吸最低可降到五次左右。一般人如果没有经过训练，刚开始强行减慢呼吸时，可能会觉得胸口憋闷。但是练气功的人不会觉得憋，因为虽然他的呼吸次数少了，但是每次呼吸的效率却提高了，就像运动员的心率会比普通人低很多，但是他每次心脏搏动泵出去的血量要比普通人多，所以心脏搏动的次数就减少了一样。

练气功调整呼吸还有一个重要的作用——呼吸是与调神紧密关联的。这就是中医说的整体观与形神合一理论。比如我们跑步时，肌肉和骨骼要动起来，营养和氧气要增加，这个时候心跳自然会加快，同时呼吸也会加快，大脑也会处于兴奋状态，这是身体整体的兴奋。反之，如果你的呼吸慢下来，心率就会慢下来，而呼吸、心率慢了以后，大脑自然也会安静下来。我曾经讲过，我们遇到紧张的事情时，想要让自己安静下来，就会自然地做深呼吸。气功就是通过有意识地控制呼吸，让呼吸变慢、变深、变均匀。

此刻，你来试一下，慢慢地吐气，慢一点儿，再慢一点儿，好，再慢慢地吸气，再慢一点儿，再慢一点儿……就这样，练习半个月，你会发现自己的呼吸变得更深、更慢了。有些高人的呼吸会慢到似乎感觉不到，被称为"胎息"。大家知道，胎儿是通过脐带与母亲的血液循环相连而呼吸的，但胎儿出生以后，脐带自然不具备呼吸功能了。练气功当然不可能恢复脐带的呼吸功能，用"胎"来形容只是说明这样的人呼吸得深和慢而已。

气功的调神怎么做

我曾讲过静以养神的概念，所谓"静"，就是不让识神干扰元神，这个概念对理解气功极为重要。人类的大脑是个超级系统，极其复杂但又高度有序，由于人的七情六欲的干扰，这个超级系统的有序性就经常会受到干扰甚至破坏，气功的精神控制目的就是通过意识控制让神经系统恢复它的有序性。

调神的方法有很多，前面讲的放松形体和调整呼吸也是调神的形式之一，包括数自己呼吸的次数。此外，还有念入静的口诀、以意领气、凝神意守穴位、外想、内观等方法。比如念口诀"身如垂柳，心似寒冰，万念皆空，不知有身，空之又空，一片混沌"，要在心里默念，但本质上与外想是一致的。所谓"外想"，就是想象一下自己置身于一个安静纯洁、令人愉快的场景中，比如空无一人、一望无际的大海边，湛蓝清澈的海水拍打着海岸，微风柔和地吹拂着你的脸。

以意领气是气功中很重要的内容，必须与经络理论联系起来理解。古人认为气在经络中运行，人可以通过意念控制来使气运行得更通畅。这个过程可能刚开始时是想象的产物：在调呼吸的同时，想着有一股气从脐下丹田处沿正中的直线往下走，到会阴部，再到尾闾部，随后沿着脊柱正中的督脉向上行走到百会穴，再往下沿着正中线到达膻中穴、气海穴及关元穴，如此一周，称为小周天。

有人可能会说："我啥感觉也没有，这不是骗自己吗？"我讲一个故事，你就会明白了。有人做过一个研究，让一组人闭上眼，想象自己手心里握着一根非常烫的铁棍，火烧似的；另一组人则闭上眼，啥也不想。训练一个月后，再测这两组人手心的温度，结果想着手心里有烫的东西的一组人，手心温度要高于另一组人——当然不会高到发热或异常，只是高零点几摄氏度。

这是因为你的意念停在身体某一部位时，那儿的血液循环和代谢就会加强，温度会略微升高。所以你刚开始练小周天时啥感觉也没有，但等你练到一定阶段，有的人两三周，有的人几个月，只要一入静，就真的会有一股暖流沿着任督二脉行走。这就是意念暗示的力量。你天天对着镜子说"我很愉快、很漂亮"，就真的会漂亮起来；反过来，你天天说自己是疯子，说不准真的会变成疯子。

气功中的凝神意守穴位，其原理是一样的，就是把意念集中在丹田穴、足三里穴、涌泉穴、命门穴等穴位。

我们可以根据自己的身体状况来选择调神的方法，比如你的胃不好，就内观——看见自己的胃了，看见胃非常健康，正在缓慢有力地蠕动；你的眼睛不好，就内观自己的眼睛，看见它们很漂亮、很明亮，可以看到很远的地方；有的人还能想象看见自己的五脏六腑，每一个脏腑都非常健康，血管中的血液流动也很通畅……这就是内观。

气功调神的主要目标是入静，就是人虽然是清醒的，但什么都不考虑，不存在识神。怎样才算是入静了？请想象一下这个场景：你正在思考某件事情，这个时候有人叫你一声，比如你妈妈喊你吃饭，你只听见一个声音，但不知道这个声音说的是什么，就是这个状态了。练功到一定程度后，人的大脑会屏蔽外界的信息，虽然非常清醒，但不思考任何事，这个时候大脑的元神正在按自己的方式运作。人的脑电波在紧张状态下是 β 波；深睡时，变成 δ 波；身体放松，大脑又非常清醒时是 α 波。有科学研究报道，练功者入静时，脑电波以 α 波显著增强为特征，全脑处于各部位、各层次的特殊活跃、高度有序化的激活状态。

中国传统武术无论是静功还是动功，比如八段锦、太极拳、易筋经、少林拳等，都是将调形、调息、调神这三调有机结合起来。只要做到这一点，你也可以完全根据自己的喜好自创一套功法。虽然气功博大精深，但并不神秘，每个人都可以随时随地根据需要练习调形、调息、调神。在安静处，随时可以入静，练习深而长的慢呼吸，哪怕只有几分钟，有时这可能比你睡几个小时更有利于健康。至于气功的具体练习方法及注意事项，感兴趣的话可以找教材和课程学一下，并不复杂。

03

日常起居如何养生

早年读林语堂先生的《生活的艺术》，让我知道中国古代有一群最会享受、最懂得生活趣味的人，让生活在物质贫乏年代的我学会了苦中作乐和自得其乐，多了一份对世俗生活中的雅趣的向往。沈复的《浮生六记》、张潮的《幽梦影》、袁枚的《随园食单》、李渔的《闲情偶记》等，无不透露出士大夫们如何活出品味、格调与乐趣，真是烟火人间，自有神仙。但是这些有文化、有趣味的生活艺术不见得都是合乎健康标准的，我想，如果能在日常起居的生活习惯中加上保健，那就更完美了。

日常起居的范围很广，说起来有些琐碎，包括家居环境、作息睡眠、洗漱浴身等，本节我挑一些主要的方面做介绍。

家居环境

家居之处，不在于有多富丽豪华，而在赏心悦目，有利于健康和便利。长年居住的环境最好避免周围有污染源，如污水、矿厂、高压线、强磁场和超声放射线源等，还包括声污染和光污染。古代强调宅地北有山林，南有水源：山林可在冬季挡寒冷的西北风，可在夏季遮阴；水源可使夏季的东南风更为凉爽湿润，使秋冬季避免过于干燥。有条件的话，可以据此选择与设计居住之处。

现在城市里多为套房，装修时一定要注意室内污染，如甲醛、苯、氡、氨等。我国儿童患白血病、呼吸道感染及其他疾病，与室内污染有很大关系。有统计指出，我国每年有几百万儿童患病与室内装修污染有关，这是一个触目惊心的事实。家具尽量用正规的、环保达标的实木材质，不要贪图便宜，少用或不用来源不明的石材、石料装修或装饰，入住新房前最好请专业的第三方机构测定室内的污染物。

如果是租房，就更要小心，一些房东往往因为不是自己住，装修时不考虑对居住者健康的影响。

现在每个家庭都有很多电器，建议卧室尽量少放或不放电器，以减少电磁辐射和磁场对睡眠的影响。如果晚上不用电源，可以将总闸关掉。

古时居室内有焚香的习俗，尤其是在湿热的东南之地或梅雨季节时，可起到清洁辟秽、杀虫解毒的作用。可用于焚香的材料包括艾条、沉香、檀香等，也可自己采购香料做香。郁滞体质或气滞血瘀的人，闻香可醒神开窍、理气活血、调节情绪。有佛教信仰的人，焚香可净心礼佛。

湿热体质之人应尽量住凉爽而高的地方；阴虚体质之人应尽量选择湿润之地，若在北方居住，因北方冬季干燥，宜用加湿器或在家里多放水盆、多洒水；阳虚体质之人不宜住在寒冷阴暗的地方，要选择采光好的住处；郁滞体质之人宜居住在宽敞明亮的屋宇。

定时起居

在讲阴阳的时候，我曾讲过生物钟。人必须依据宇宙钟、生物钟来主动地安排合理的生活作息，尽量做到每日定时睡眠、起床、用餐、工作学习、锻炼身体、排大便、洗澡等。

有规律的生活作息能使大脑皮层在机体内的调节活动形成有节律的条件反射，也就是说，你早上 7 点排便，6 点 50 分大脑已做好准备，肠道已开始蠕动；你 12 点用午餐，此时体内各种消化液也会开始分泌。

现代都市一些忙于工作的、热衷于长距离旅行的"飞行人"，常常生活毫无规律，这会对身体造成很大的伤害。

睡眠养生

睡眠对人的健康十分重要，占用了人生三分之一的时间。俗话说"一天不睡，十天不醒"，人可以几天不吃，但是如果几天不睡，健康就会明显受损害。

除了要定时之外，还要注意睡觉的方位、姿势及合适的寝具。一般而言，睡觉宜头朝东，脚朝西。睡姿以右侧卧为宜，上下肢曲向里，如同在母亲的肚子里，这样的姿势最省力、最舒服，也最有利于入睡。孕妇宜左侧卧，因为大多数子宫是右旋倾斜，左侧卧不易压迫胎儿。床垫宜软硬适宜，太软易影响脊柱的健康，尤其是不能给孩子用太软的席梦思床垫。被褥、睡衣等均宜棉质，且应宽松、柔软、透气，潮湿之季宜勤晾晒被褥。

想获得好的睡眠，不可轻视枕头，枕头的高低以个人侧卧时头颈同侧面到肩的距离为标准。一世人生半世枕，枕头对睡眠十分重要。古人还讲究药枕养生，就是将中药的花、叶、种子或其他部分放在枕芯内，通过药物挥发，人体可以经呼吸气味或者头皮的吸收，起到保健作用。枕芯中的药物选择同样要根据自身的体质来确定，偏热性体质之人，可以选菊花、桑叶、薄荷、夏枯草、银花、荞麦皮、绿豆皮等；阳虚偏寒体质之人可以选用桂皮、艾绒、丁香、草乌、茴香、红花、当归等；郁滞体质或气血不畅、有心脑血管疾病的人，可以选用活血化瘀的芳香类药物，如玫瑰花、月季花、檀香、冰片、薰衣草、玉兰花、麝香、零陵香、丁香等；睡眠不好的人，可以选安神的药物，如石菖蒲、远志、合欢花、柏子仁、夜交藤、丹参、磁石等；痰湿体质之人可选用蚕沙、竹茹、羌活、荷叶等。有兴趣的读者可以自己试着做药枕。一些名贵的芳香药物，如檀香、冰片、麝香等，最好用香囊装好，再放入药枕中；一些粗大的药材可打成粉。

睡觉前，不宜过饥、过饱、饮水过多，不宜喝浓茶、咖啡，不宜过度兴奋。睡眠中起来解手，注意坐起或站起时要缓慢，不宜过猛，要有三个十秒——醒后睁眼十秒、坐后停十秒、起立后十秒再行走，如此可以避免体位性晕厥所致摔倒，尤其是老年人。

醒来后宜搓手至烫后摩面、搓耳、揉眼。

平时多梳梳头发，有利于头面经络的疏通。

至于睡眠时长，由于个体差异较大，实际上睡眠的深度比睡眠的时长更重要。入睡快，中间不易醒，醒来后神清气爽，说明睡眠时长就够了。

夏季或体质差、白天劳神、夜间睡眠不佳的人可以睡午觉，但午睡时间不宜过长，以一小时为宜。

洗漱沐浴

下面我说一下口腔保健。饭后宜漱口，但最好三餐后均刷牙。很多人习惯早晨刷牙，但其实，如果牙齿不整齐、牙缝大，食物残渣极易留在牙周或牙缝间，应尽量在饭后也刷牙（牙刷要选用细毛的），同时用牙线或牙缝刷。蛀牙或牙龈炎大多是食物残渣发酵后腐蚀牙齿表面釉质或使牙龈发炎引起的。此外，每三个月洗一次牙，可以有效预防牙周炎。

牙齿或牙龈的疾病看似小病，但牙齿一旦蛀了或坏了，会影响消化功能，也易诱发其他炎症和心脑血管疾病。我们经常说牵一发而动全身，事实上，坏一牙同样动全身。因此，不可小瞧这些不起眼的好习惯。

保护牙齿还有一个重要的方法，就是叩齿。所谓"叩齿"，就是上下牙齿相互叩击敲打，古代长寿者都重视叩齿。有人统计过，老年时牙齿的数量与人的寿命成正比。古人发现，坚持叩齿可以让人即使老了，牙齿也不易松动脱落。古人主张起床后开始叩齿，具体方法是：排除杂念、思想放松，口唇轻闭，先叩臼齿五十下，次叩门牙五十下，再错牙叩犬齿部位五十下，每日早晚各一次。古人叩齿时多伴有吞咽唾液，就是叩齿完后，用意念将唾液吞咽后送到关元穴，中医认为咽唾液有补肾健脾的作用。有的人可能觉得这有点儿夸张，事实上，口腔内各种腺体分泌的液体确实有一些营养因子，对内分泌等有益。有一种儿童常见病叫腮腺炎，腮腺炎的并发症之一是附睾炎，这说明生殖系统与口腔腺体有内在的联系。

中医还有药浴，同样可以根据体质选用，一般多见以芳香花类为材料，有皮肤病的患者可以根据个人需要，找医生开一些合适的药来进行药浴。

第六章

食养原则

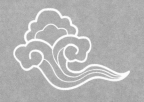

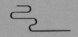

　　有时候爱吃什么实际上是身体缺什么的病理反应。吃什么是动物的本能，本来不应该是个问题，因为绝大多数动物都知道吃什么最适合自己的身体，只有在生态遭到破坏和缺少食物的情况下，它们才会迫于无奈而选择其他食物。

01
长寿人群主食吃什么

吃什么是动物的本能，本来不应该是个问题，因为绝大多数动物都知道吃什么最适合自己的身体，只有在生态遭到破坏和缺少食物的情况下，它们才会迫于无奈而选择其他食物。反倒是享受着昌明的现代科学和极为丰富的食物的人类，经常要讨论吃什么更健康。这说明人类文明已不是健康的文明，颇有些讽刺意味。我不知道你是否想过，为什么人类的主要食物是稻谷、麦子、玉米和豆类等，而不是其他。

按照中医的说法，某种食物如果偏性太大，是不适合作为主食来长久食用的——太甜、太寒、太热的，是不会作为主要食物的。比如龙眼、荔枝、甘蔗、梨等水果就不会成为主食。它们虽然好吃，但不是太甜太热，就是太甜太寒。作为主食，一定得是怎么都吃不厌的，而且人长久吃了以后，不会出现身体不适的那种食物，得是味道淡而微甜，性平或微寒或微温的食物，绝不能是重口味的东西。

"真味只是淡"的确是一句至理名言。你看我们吃的稻米、麦子、玉米、小米、豆类，乃至母乳或其他奶制品，无一不是味道冲和而淡、属性平和的。因为长久食用性味过热、过寒或味道过于浓烈的食物，会导致气血阴阳的失衡，有害健康。"气增而久，夭之由也。"食物的偏性只能在身体失衡时用来纠偏，而不可以用来长养身体。

211

那么我们如何知道哪种食物是淡而性平的呢？从呱呱坠地那一刻起，我们的舌头就知道，这是本能，而不是基于科学分析与理论说明。

我们看两千多年前的《黄帝内经·素问·藏气法时论》中如何表述合理的饮食结构："五谷为养，五果为助，五畜为益，五菜为充，气味合而服之，以补精益气。"这段话的大概意思是，带壳的谷物及豆类是养身体的主要粮食，水果起到辅助作用，肉类是身体虚弱时补益的食物，蔬菜主要起到填充肠胃的作用。《黄帝内经》提倡的以带壳的谷物及豆类为主食，辅以适当的水果和蔬菜，以及少量肉类的饮食结构，正是全世界主要长寿之乡的人民的饮食结构，也是世界卫生组织推荐的健康合理的饮食平衡模式。

五谷主要指：黍、稷、稻、麦、菽。需要注意的是，带壳和不带壳的在名称上是有区别的。比如黍，去了壳叫黄米，北方有的地区叫糜子，比小米稍大，黏性也比小米大一些，有些地方将其作为制作糕点的原料；稷，去了壳叫小米，古人又称为粟；稻，去了壳叫大米；小麦，去了壳叫麦子；菽，就是豆类。所以所谓"五谷"，实际上是四谷和豆类。

从现代营养学的角度来分析，谷类的主要成分是淀粉等碳水化合物，大约占 70%，蛋白质约 10%，脂肪约 2%，及一些维生素、矿物质、微量元素。所以谷类能提供人体所需的主要热能，但其蛋白质含量偏低，脂肪量很少。而大豆等豆类的蛋白质丰富，约占 36%，且其氨基酸与人体的相近，脂肪占 18%，钙、磷等也含量丰富。这样谷类与豆类就可起到互补的作用，因此，古代提出的以谷类及豆类为主食，是符合现代营养学基本原理的。

我要强调一下，食用谷类不可过于精细。古代的粮食加工大多比较原始，谷类加工脱壳后带谷皮较多，但我们现在机械化加工的米、面粉有些过于精细，而完全没有谷皮是不利于健康的，因为谷皮中有丰富的 B 族维生素（特别是维生素 B_1）和维生素 E。

给大家讲一个与谷皮有关的发现一种维生素故事，这件事对现代生命科学和营养学产生了划时代的影响。在 19 世纪 80 年代，荷兰统治着东印度群岛（相当于现在的马来群岛），当时岛上的居民和士兵生了一种病，叫脚气病——这个脚气病与脚气是不一样的，不要误会。我们平时说的脚气是指脚部汗多引起的脚癣；而脚气病主要表现为多发神经炎和心脏受损，常见症状有下肢无力、肌肉酸痛或感觉异常，严重的有肢端麻痹、脚趾麻木，表现在消化道上的症状为食欲不振、恶心呕吐、腹痛、腹泻或便秘，影响心脏的症状有水肿、心悸、气促、心痛等。

当时大部分科学家认为这种神经炎是细菌引起的，但荷兰科学家艾克曼不完全赞同，于是他来到岛上研究这种病。艾克曼注意到，他所在的医院里养的鸡也有跟脚气病相似的脚爪无力、走路歪歪扭扭等情况。后来，艾克曼突然发现医院里的鸡一下子都好了，调查后发现，之前喂鸡的人一直用患者吃剩下的白米饭喂鸡，这个人走了之后，另一个人给鸡吃的是糙米，结果鸡的病竟然好了。艾克曼分析，很可能在谷皮中有一种影响生命的重要物质，缺乏这种物质就会得多发性神经炎。艾克曼挑了几只健康的鸡，用白米饭喂它们，过了一段时间，鸡就患上了神经炎，然后他又用糙米来喂这些鸡，鸡随即痊愈。接下来，艾克曼把糙米给得脚气病的患者吃，也治好了他们的病。艾克曼把研究成果写成论文发表，引起了轰动。后来，他和另一位科学家从米糠中提炼出的这种物质，最后被命名为维生素 B_1，艾克曼因此获得了 1929 年的诺贝尔生理学或医学奖。

这个故事说明，谷类的皮虽然占的比重很小，却对健康有着重要的意义。粗加工的黄米、小米、粗制面粉或全麦面粉，以及玉米，基本保留了谷皮。但目前市售大米过于精细，如果我们煮饭前又淘米过久，就很容易损失其所含维生素。

五果包括李、杏、枣、桃、栗。这里面既有水果，也有干果，这也与长寿地区之人的饮食方式很接近。当然，现在水果种类异常丰富，更详细的内容我会在后面的小节专门讲解。

五畜即肉类，包括牛、犬、羊、猪、鸡。我们经常说药补不如食补，古人认为，肉类有补的作用，对虚弱的人有益。我经常跟一些虚症，比如阴虚、气营虚或精亏的人讲，不要吃得太素。

我的一个学生曾找我看闭经，问了她的饮食情况后，我大吃一惊：她为了减肥，吃得极少，除了少量的奶，只吃水果。我什么药也没开，告诉她："回去恢复正常饮食，适当多吃一些肉类。"

另外，被疾病长期消耗到消瘦的肿瘤患者，也应该吃一些肉类以滋补身体，如果消化功能弱，可以把肉煮得烂一些。另外，长期从事高强度体力活动的人也不宜吃得过素，要适当吃一些肉类，补充消耗。

五菜即韭、薤、葵、葱、藿（豆叶）。古代的五菜，除了韭菜现在还经常为人们食用及葱主要作调料之外，其他的，我们基本不太吃了。葵菜主要是指冬葵，性滑利，有通大便的作用，是古代的第一蔬菜。值得注意的是，古代的蔬菜以温性居多，现在的则以凉性居多。

蔬菜除了含维生素和矿物质外，最重要的是含有大量纤维素。人的肠道是不能吸收纤维素的，因此吃蔬菜可以促使肠道蠕动，有利于排便和毒素的排泄。肠胃通畅是长寿的重要因素。

最后我们来看一下，长寿人群吃什么主食。江苏如皋市、广西巴马县、湖北钟祥市、四川乐山市、新疆和田的克依、辽宁辽阳兴隆村等长寿地区人群，均以天然谷物、豆类为主食，吃的菜荤素兼有，以素为主，大多吃青菜、瓜果、豆制品和蛋类。如皋的百岁老人中，有 74% 每天早晚都吃粥，粥多用粳米、小米、玉米面、大麦等熬制，中午则吃大米饭。

世界上的其他长寿地区，如外高加索、巴基斯坦的罕萨、日本的冲绳和地中海国家等，其人群饮食结构也同样如此：主食为玉米、豆类、薯类，水果吃得多，肉类吃得很少，而且饭量小。圣马力诺、意大利的凯姆波蒂迈勒等，主食是全麦面包，吃的油以橄榄油等植物油为主。当然，对沿海地区的人来说，深海鱼也是主要食物之一。

总结一下，长寿地区的饮食中有三类食物不见于《黄帝内经》的饮食原则，那就是玉米、红薯及深海鱼类。玉米和红薯是后期才从美洲传入中国的，同时，中医文化主要孕育于中原内陆地区，故鱼类也不作为主要食物。虽然历史上关于养生的话题涉及红薯的不多，但其他薯类，如山药，也是重要的抗衰老食物。

现在我们知道了长寿之人的饮食秘方，那就是以谷类粗粮及豆类为主食，且以粥的形式居多，食量不大，多食红薯类食物，多食用不饱和脂肪酸丰富的植物油，伴以瓜果、蔬菜，食肉量偏少，在部分沿海地区，深海鱼类也是他们的主要食物。

02

爱吃什么就是身体缺什么吗

　　一个人如果没有癖好，总是少了些可爱。对于美食家来说，有了美味，世界才那么美好。但是任何一种癖好，在带给我们美好与可爱的同时，都不应当以牺牲健康为代价。

　　我们经常听到有人说自己爱吃什么，其父母或亲友对此通常有几种态度：一种是尽量满足；一种是从科学或营养学的角度来分析是否有利健康并作取舍；还有一种观念认为，爱吃什么就是身体缺少什么——这种说法广为"吃货"们所推崇。那么真相究竟是什么呢？本节就谈一下这个问题。

　　其实，真相远比一句话来得复杂，揭露真相总是有那么点儿残酷，但知道真相总好过自欺欺人。爱吃什么、不爱吃什么既与身体特定的状态有关，又与人的情感、幼儿时的味觉记忆以及成瘾等多方面因素有关。

　　在某些情况下，爱吃什么、不爱吃什么确实与身体的内部状况有关。

　　比如人在口渴时喜欢水，不爱咸的、辣的，这是身体的智慧。我在第四章"体质养生"中讲到过，气营虚体质爱吃甜食，是因为这类人的血液中营养成分偏低，易有低血糖的情况发生，而甜食的糖含量较高——这就是身体的自我保护机制。同时，这类人常常不爱吃苦寒的东西，甚至稍有苦味都会觉得很苦，因为苦能伤脾胃，而此类人的脾胃多阳虚。

再比如急性肝炎、胆囊炎患者在炎症发作期往往不爱吃肥肉，有的人甚至闻到肥肉的味道都想吐。这实际上也是身体的自我保护机制，因为胆汁有助于消化脂肪，当肝、胆发作急性炎症时，往往这一机能会受损，因此身体会拒绝摄入油腻的东西。

食欲差、胃肠道有湿的人，中医常诊断为脾虚湿阻。这类人往往喜欢吃辛辣芳香的食物，比如姜、辣椒、胡椒等，因为这类食物往往会增进食欲、温通肠胃，有利于消除湿阻。

体内热重、口苦黏腻的人，通常是消化系统有炎症，比如充血性炎症或糜烂性炎症。这时候身体往往不喜甜食，而喜欢苦寒的东西，一般人觉得很苦的东西，他们会觉得还好，这是因为苦寒能清热燥湿，有消除急性炎症的作用。我在临床上发现，给一些热毒重的人开一些极苦的中药后，复诊时问他们："药苦不苦啊？"他们居然说："不太苦。"《黄帝内经》中称之为"脾苦湿，急食苦以燥之"。

有时候爱吃什么实际上是身体缺什么的病理反应。

比如有些糖尿病晚期患者食欲会特别好，很喜欢吃东西，但他的血糖是高的，按理说不缺糖。这实际上是由于身体的胰岛功能受损，胰岛素不足——胰岛素的功能就是将血中的糖转运到细胞内供细胞利用，或转化成脂肪。如果胰岛素不足，血液中糖的水平虽然高了，但组织细胞的利用仍旧不足。

高脂血症也是同样的道理，我们身体内的激素及大脑内的组织都需要脂肪，但如果人利用脂肪的能力下降，那么血液必须达到异常高的血脂水平才能满足组织的需求，因此这类人虽然血脂高，但仍然特别爱吃肥肉及油脂等。对于这类人，治疗关键是要改善其身体对脂肪的利用能力，而不是单纯增加供应。

另外，一些儿童患有异食癖，喜欢吃一些毫无营养的东西，如土、头发、纸等，这多半与其体内有寄生虫或缺乏微量元素有关。

爱吃什么、不爱吃什么也与身体的遗传因素或幼儿时的记忆有关。

我在"热积体质：胸大颈粗爱吃肉"一节谈到过，这种体质的遗传倾向中，有喜欢吃肉的父母的先天因素，也有母亲怀孕时的环境因素。科学家曾做过实验，给怀孕的母鼠减少食量，使其处于饥饿和营养不良的状态，这种母鼠所产的幼鼠，体重比正常幼鼠轻，看起来也比较瘦弱。这种幼鼠出生后更喜欢吃高脂的鼠粮，并且很容易长胖，实际上这是一种弥补孕期营养不良的追赶生长。人类也存在同样的情况，有相当多出生时低体重的孩子，幼年时会出现同样的追赶型生长性肥胖。因此我们可以知道，宝宝爱不爱吃肉，与他在妈妈肚子里时的营养状态也有很大关系。

一个人早期的饮食口味，会对他一生的口味起着重要的引导作用。

人体重要器官的发育与当时的饮食结构相适应，因此成年后想要改变这种口味，往往会变得不适应或不喜欢。当然，童年的味道常与一些美好的情感与场景联系在一起，比如我们常会说"妈妈做的饭最好吃"或"爸爸做的菜最好吃"。

爱吃什么，还有一个最重要的原因是，人容易沉湎于欲望和感官刺激。

比如食欲不振、脾胃湿阻的人喜欢辛辣刺激的食物，这是一种本能的自我治疗。绝大多数人爱吃辣，是因为辣的东西可以刺激口腔和舌头，这种刺激类似于痛感，热辣痛感让神经误以为人体受了轻微的创伤，大脑出于保护目的，必然会释放一种镇痛和修复创伤的神经递质，如类似于吗啡的内啡肽，这种物质会让人产生欣快和爽的感觉。所以吃辣其实并不是真正的舒服，人们并不是真的喜欢辣，没有一个婴幼儿喜欢辣，我们只是喜欢辛辣刺激带来的快感。据调查，味道偏嗜排名第一的便是辛辣。这是肉体的软弱之处，是人性的弱点。味道偏嗜排名第二的便是甘味，俗称甜。甜味能直接让人在感官上产生愉悦的感觉，使人的精神宁静，感到舒服。我曾讲过，利于健康的多半是淡而微甜的东西。

我经常被问到的一个问题：我爱吃某种东西，如何能分辨这是本能的保护反应还是贪嘴呢？我的答案是：本能和生理满足是有限的，欲望是无限的。比如满足人体每天需求的糖分是有一个基本量的，但满足感官的欲望是无限的。世界上各种水果的甜味都不一样，怎样才算是好吃呢？好吃的欲望是无限的。再比如你可以靠很有限的几种食物生存得很好，但尝试各种味道的欲望是无穷的。

《黄帝内经》提出，任何一种味道的偏嗜都可能使某一脏的气过亢，从而过分克制另一脏，导致该脏发生疾病。比如咸的东西入肾，过分吃咸可导致肾气过亢，肾按五行讲属水，水能克火，而心属火，心气被过亢的肾气抑制，就会产生疾病。又因为心主血脉，所以过度食咸，则"脉凝泣"（脉不通）。现代科学已证实，吃得过咸，的确会导致高血压病等血管疾病。其他味道如苦、辛、酸、甘等的偏嗜引起的后果，也可以依据《黄帝内经》中五行相克的关系推演。

我倒认为，过分偏嗜某物不一定要如此机械地来推演，我们只要知道饮食五味的偏嗜会让五脏失衡就可以了。而且，爱吃咸同样会损伤肾脏及骨骼系统。

爱吃什么，既由你的身体缺什么决定，也由你妈妈的身体缺什么决定，或你妈妈的妈妈的身体缺什么决定……也很可能由你的"馋虫"决定。

03
延缓衰老的饮食方法是什么

　　生老病死是自然规律，没有哪个生物能永生，有的只是种族的延续或者精神的传代。但长生不老曾经是无数人的梦想，从秦始皇到汉武帝，直到今天，科学家仍在孜孜以求。从严格意义上讲，中国唯一的本土宗教道教，其最初的目标便是得道成仙、得永生。所以，追求长生倒像是一项进行了几千年的人体抗衰老实验。如果有一种药能让人更健康，能延长人的寿命，我想会有无数人愿意花高价买来尝试——谁不想更健康、更长寿呢？但是如果有一种方法能让你既省钱，又抗衰老呢？世上有这样的好事吗？

　　其实是有这种方法的，这就是本节要介绍的一种被全世界科学家在近几十年里不断证明能明显减少各种疾病，如糖尿病、高脂血症、高血压病、动脉硬化、癌症等，并且人的寿命能延长三分之一到四分之一，也就是说能让人多活二三十年的饮食方法。这种方法叫"限食"，更准确地说，叫"热量限制法"，就是在保证基本营养的前提下，限制热量的摄入，英文名称是"Calorie Restriction"。

　　实际上，这种限食的方法并不是新近发明的洋玩意儿，我国古代就有此法，被称为"节食"，道家以此法结合导引与气功，称之为"辟谷"。古代很多人已注意到，过度肥胖者往往寿命较短，所以主张适当减少食量，以减少疾病的发生和延长寿命。《黄帝内经》就提出"食饮有节，起居有常"便可以享受天年的理念；相反，"饮食自倍，肠胃乃伤"，说的就是饮食过量会损伤肠胃。

我国在汉代以前即有主张节食、限制谷类摄入量的实践活动。马王堆汉墓出土的帛书《却谷食气篇》就提到了节食的方法，这本书可能成书于战国时代。张华的《博物志》则明确提到"所食愈少，心愈开，年愈益；所食愈多，心愈塞，年愈损"。意思是吃得少，心血管比较通畅，"心愈开"，寿命就会增加；吃得太多，心血管会堵塞，寿命就会缩短。西晋时期阐述的这个理念，与现代认为饮食过量可导致高血糖、高脂血症、动脉硬化等的观念是一致的，因此后世很多道家及中医大夫在这方面都是实践者。

早期真正开始严格实验论证限食可以延缓衰老的人，是美国康奈尔大学的生物化学家、营养学家克里夫·麦凯。他于 1935 年在大白鼠身上进行了一项实验，即给大白鼠吃的鼠粮在保证营养的前提下（就是必须保证蛋白质、维生素、矿物质及微量元素），减少 40% 的热能，结果这些限食的大白鼠的寿命明显延长，有的能活到 5 年（一般仅能活 3 年）。他的论文发表于 1939 年的《营养学》（*J. Nutr*）杂志上。后来，其他科学家在酵母菌、线虫、果蝇、小白鼠身上重复进行了许多次实验，证实限制动物食量确实可以延长其寿命，并减少各类老年病。

有人可能会说，老鼠、虫子的实验结果说明不了什么问题，人能跟老鼠、虫子一样吗？于是科学家选择用猴子做实验，因为人和猴子都属于灵长类，在基因、解剖结构、生理功能和行为上比较相似。美国威斯康星大学、阿拉巴马大学等学校的科研人员以恒河猕猴为实验动物，历时 20 年，证实限食在灵长类动物中同样具有降低多种老年病发病率和延缓衰老的作用，这一成果发表在 2009 年《科学》（*Science*）杂志上。到实验结果发布之时，没有限食的对照组的 38

只实验猴中有 14 只（37%）死于老年病，其中包括糖尿病、癌症、心血管疾病和脑萎缩等；而限食组只有 5 只（13%）死于上述疾病，前者的风险是后者的 3 倍。生存年龄的中位数，对照组为 27 岁，而限食组为 31 岁。

可能有人要问，为什么不直接在人身上做实验呢？要知道，人的自然寿命是 120 岁左右，观察跨度太长了，即使现在开始，也要很长时间后才能知道结果。不过，美国国立卫生研究院已经在 2015 年启动了人类限食对延缓衰老作用的研究，估计我们很多人可能看不到这一实验结果的发布之日了。但现有的一些短期实验结果已证明，限制食量可以降低血糖、血压、血脂，改善胰岛功能。

那么，我们从明天开始辟谷、不吃饭，行吗？不行的。下面我先澄清一下辟谷的理念。

近几年，由于"三高"人群增多，辟谷在一些地方很流行，许多人以为辟谷就是不吃饭，只喝水。实际上这种认识是不准确的。古时的辟谷，是道家以节食之法结合导引与气功的一种手段。所谓"导引"，类似于气功，即通过调形、调息、调神来锻炼身体，第五章"运动养生"中有一节对此进行了详细讲解。

大多数人在练习导引一段时间后，整体的生理机能及代谢效率有所提高，需要的能量就会减少，那么这时就要减少五谷的摄入，或者完全不吃饭，只吃一些坚果或中药材，比如松子、红枣、枸杞、人参、黄精、地黄、麦冬等。其实，大多数辟谷的人并不是完全不吃的，所以辟谷并不适合普通人。一些人突然地、冒失地采取完全不吃东西、只喝水的做法，并不可取。我反对这种极端的养生方法。实际上，现实生活中，许多长寿老人也没有采取这样的生活方式。

比较简单的做法是减少脂肪及淀粉类的摄入。刚开始时，减少 20% 左右即可，即我们平时说的吃七八分饱。有的人可能要问，怎么才能判断是七八分饱呢？如果在家里吃饭，是很容易判断的，就是从做饭时开始限制，做饭的原料减少 20%，如果你或家人有"三高"之类的健康问题，可以减少 30%。比如：本来一家三口需要一斤米做饭，你就只用八两米，这样你想多吃也没有；本来要用半斤肉的，你就用四两……刚开始可以慢慢来，别着急，一周实行三四天，慢慢地增加天数。另外，我们大多数人都是凡夫俗子，做不到那么理性克制，节假日、朋友聚餐时，可能会多吃一些，这个时候，你第二顿就可以少吃一半或干脆少吃一顿。年纪大的人做饭，可以多选择粥的形式，因为粥容易饱，也易消化，而且热量比饭要少。

要注意的是，限食疗法不适用于以下人群：婴幼儿，孕妇，低血压、低血糖人群；中医诊断为气营两虚、气阴两虚、气血虚等虚弱、消瘦人群；精神疾病患者、体形消瘦的月经不调患者；从事高强度的体力劳动者，或长跑、登山等运动员；等等。

15 世纪意大利威尼斯有位贵族，年轻时过着花天酒地、没有节制的生活，35 岁时发觉自己的身体状况非常糟糕，于是决定换一种活法。此后他一直坚持限食，结果活到了 102 岁，而当时欧洲人的平均寿命只有 28 岁。他后来写了一本书《如何活到 100 岁：论节制的生活》（*How to Live 100 Years, or, Discourses on the Sober Life*），里面有一句话是"养生就是永远不要满足一个人对食物的欲望"，与君共勉。

04

吃腌制食品真的容易得癌症吗

食品安全的重要性是不言而喻的，三聚氰胺、苏丹红、地沟油等词还历历在目，严重刺激着老百姓的神经。但可能很多人没有意识到，给健康带来更大的潜在危害的，恰恰是那些所谓"安全的食品"，比如腌制食品、发酵食品、酒等。由于人们对这些"安全的"食品没有警戒心，出于贪嘴，便容易纵口腹之欲。本节要重点讲一下腌制食品与癌症的关系。

腌制食品对于很多人来说再熟悉不过了，东北的泡菜、酸菜，江浙的雪菜、梅干菜、大头菜，川渝的榨菜，各式咸肉、火腿、咸鱼、咸蛋、腊肉、腊肠……这类食品大都是用盐腌渍的。

腌制食品，由来已久。人们喜欢食用腌制食品的原因大概有二，起初是出于保存食物的需要，古代没有冰箱等冷冻设备，需要借助盐渍起到防腐、防变质的作用；第二个原因可能是用盐腌渍后的食品味道更鲜美。但到了今天，由于食品冷冻已经很方便，加上物流的便捷，人们喜爱腌制食品可能更多的是出于口味的原因。

那么腌制食品究竟对健康有没有危害呢？这个问题实际上是没有定论的。因为从科学的角度来说，严格按照实验的方法得出的结论才是可信的。什么叫实验的方法呢？就是安排两组人，比如 500 人一组，这一组的 500 人吃腌制食品，另一组的 500 人不吃，两组人在实验开始时身体各方面的指标都没有异常，饮食方面除了是否吃腌制食品之外，也没有差别，这样吃若干年后，看他们的癌症发生率有什么不同，才能得出可信的结论。实际上，这样的实验是很难进行的，这是一种理想化的状态，因为这两组人的饮食很难做到没有差别，他们也很难在长时间内坚持吃实验规定的某类食物。

腌制食品致癌论的产生，主要是由于腌制食品中含有亚硝酸盐——亚硝酸与胺结合后产生的一种化学物质叫亚硝胺，亚硝胺是强致癌剂。但是，在讨论化学成分与其作用的关系这一论题时，不谈剂量都是耸人听闻的噱头。可以说，任何食物中都有致癌和抗癌的物质，但因为那些所谓致癌与抗癌的效果，都必须在一定剂量下才会起效，如果这些物质的实际含量远低于这个剂量，这样的说法就是不准确的。事实上，很多化学成分在某种剂量下是有益身体的，只有超出一定剂量才是有害身体的。

因此，当我们谈腌制食品对人体健康的影响时，泛泛而谈是没有意义的。因为腌制食品中的亚硝酸盐含量及毒性与食品腌渍的时间、加入的辅料、菜的加工与做法、吃的多少及频率、同时吃的其他食物的种类均有关系，当然，更重要的一点是与人的体质及身体状况有关。

食品在腌制了两三天到十几天左右时，亚硝酸盐含量较高，在一些地方称其为暴腌，所以这个时间段内的腌制食品不要吃太多，或者吃的时候先将其浸泡一下，将汁绞干净些。腌制 20 天以上，亚硝酸盐的含量就会明显减少。一般认为，体重 60 千克的成人每日摄入亚硝酸盐的安全剂量为不超过 10 毫克，而通常腌制的菜或肉的亚硝酸盐的平均含量大概在每千克 4～5 毫克，也就是说，吃 2 千克这些腌制的食品才会超过安全剂量。但这种咸的东西很少有人会吃 2 千克以上，因此，偶尔少量吃一些腌制食品，并不需要太过担心。

但由于加工方法的不同，有时腌制食品中亚硝酸盐的含量相差可能有几十倍之多。如果腌制方法不当，会导致食物变质，亚硝酸盐和其他毒素的含量也会大大增加，所以千万不要吃腌坏了的东西。许多咸肉、咸鱼有那种哈喇呛舌味，这样的咸肉、咸鱼都不宜吃。

维生素 C 可抑制亚硝酸盐的生成，因此吃腌制食品的同时，吃一些新鲜的瓜果蔬菜，也可减少腌制食品的副作用。

其实，吃腌制食品对健康的危害更多的是来自盐的摄入量。成人每日对盐的摄入需求大约在 3～6 克。长期喜食腌制食品，会使盐的摄入量远超正常值，而盐的过多摄入与患高血压病的关系是比较肯定的。而且长期吃腌制食品，会让人的口味改变，变得喜欢吃咸的。如果有高血压病及心脑血管疾病的遗传倾向，就尽量不要太多或太频繁地吃腌制食物。

除了亚硝酸盐可致癌以外，黄曲霉毒素是另外一个常见的致癌成分。黄曲霉毒素在变质食品中非常常见，尤其是霉变的花生、玉米、大米、麦子、红薯等。江苏启东是全国肝癌高发地区，由于启东地势偏低，环境潮湿，食物易变质，加之当地乙肝疾病高发，所以导致了这一现象。需要注意的是，80% 因乙肝病毒感染而发展成肝癌的患者，体内都有黄曲霉毒素检出。黄曲霉毒素是一类致癌物，所以一定要注意粮食的干燥保存，城市居民不要一次购粮太多，尤其是梅雨潮湿季节或在湿热的地区。如果家中发现粮食有异味，千万不要食用。实际上，粮食中的黄曲霉毒素在肉眼看见发霉以前即已产生，因此若粮食在湿热的环境中存放太久，就要引起注意。

还有就是煎、炸、烤、熏类食物，古人称之为"炙煿之物"，也要注意。比如我们熟悉的炸油条、炸薯片、炸鸡、煎炸鱼类等，这类东西容易引发热毒、痰浊等，会损害我们的健康。许多孩子反复发作的扁桃体炎、青少年多发的痤疮等，就与经常食用此类食物有关；成人的胃肠道慢性炎症、心血管疾病等，也与常食这类食物有关。元代朱丹溪认为，养老应该清淡饮食，"至于好酒腻肉、湿面油汁、烧炙煨炒、辛辣甜滑，皆在所忌"。在针对长寿地区人群的饮食调查中发现，他们一般采用的饮食加热方法，以煮、清蒸、炖为主，较少用炒、煎、炸等方法。我们常说，凡人都是食人间烟火的，其实，好的饮食方法应该少一些烟火。这里有一个判断方法：如果你家里的抽油烟机用了很长时间都还是干净的，说明你家的食物加工方法是比较健康的。我曾经有一位女患者，她本来是很健康的，但为了多赚些钱，每天起早贪黑摆摊卖油炸食品，结果不到半年就发现患上了肺癌。需要引起重视的是，厨房油烟是很多女性患肺癌的因素之一。

从现代科学的角度来说，油炸、煎、烧烤、熏等加工方法，会使油脂在高温的条件下产生许多有毒物质，如芳香烃类的致癌物质苯并芘；淀粉类食物经高温油炸后，易产生丙烯酰胺这类致癌物。当然，平时偶尔吃一些，摄入量不见得会达到致癌的剂量，但长期、大量的摄入是必须避免的。

长期食用油炸、煎烤类食品，更明显的危害是其油脂等高热量物质的摄入量明显增加，而这种饮食习惯容易引发肥胖、高脂血症、糖尿病、动脉硬化等疾病。而且，这种加工方法易致维生素等营养物质被破坏，也不利于健康。

古人虽然没有现代的化学知识，不知道化学成分对身体的影响，但却已经懂得好的饮食是冲和而淡的。

要知道，阳光、空气、水是不可或缺的，而腌制品、煎炸食品、烧烤等并不是你身体必需的，虽然偶尔尝一尝并不会有多大的危险，但不能长期、大量地摄入。

有人可能会说，人生少了美味，便也少了乐趣。美味当然要享受，但不要让它控制你的人生。一个人如果不从肉体的欲望中解放出来，是不可能真正自由地去体会更高级的乐趣的。

05

中医对食物和药物的整体评价——
四气与五味

古代讲究药食同源，中药里有三分之一左右的药物可以当作食物，而所有的食物又都可以作为药物，因此这个药物理论也是食物理论。现代人在探讨食物的作用时，经常会关注某个食品里含有什么成分，比如维生素、蛋白质等，然后关注这个成分有什么功效，这个食品有什么营养……如果有人告诉你，辣椒里有一种叫辣椒素的成分可以减肥，但是你吃了以后会上火，比如牙痛或长口腔溃疡，你还会吃吗？再如，有人告诉你喝茶很好，因为茶里有茶多酚，它有降脂、抗衰老的功能，但是喝茶会导致睡眠不好，大便也不畅快，你还会喝吗？

现实中这种现象很常见，本质上涉及现代营养学和古代中医学对食物认识的不同角度。前者着重关注的是单一成分对身体单一功能的影响，后者偏重于食物整体功能对全身系统的影响。从营养学的角度来看，可能桃子与梨也没太大区别，都含糖、水分与维生素。可在中医看来，它们有很明显的不同：一个入心，微温；一个入肺，偏寒。在中医看来，同样是豆，红豆是平性的，绿豆是寒性的。

本节便要讲一讲中医评价食物的基本理论——性味理论。

什么是四气

首先，每种药物或食物都有性能。《神农本草经》的序例中首次提到药的"寒热温凉四气"，这里的"气"就是指药物的性能，而不是其挥发的气味。人们起初对食物的性能或者说四气的认识，主要来自亲身体验。比如：天冷或着凉后，人们吃姜或者喝酒，会觉得身体热乎乎的，于是就说姜和酒是热性的；人们夏天吃西瓜会感觉凉爽，发热的人吃西瓜会觉得凉凉的，很舒服，而有的人一吃西瓜就会胃痛或腹泻，于是知道西瓜是凉性的。

中医对食物和药物的性能有寒、热、温、凉这四种分类方法。从本质上来说是两大类，一种是热性的，热的程度轻一些叫温；另一种是寒性的，寒的程度轻一些叫凉。在实际运用中还有微温、微凉、大热、大寒，再加上寒热不明显的平性，可以有九大类，这是一种半定量的定性方法。要注意的是，由于微温、平、微寒之间差异较小，不太好把握，不同书籍的记载会有出入。比如枸杞子，有的书上说微温，有的说平性，有的说微寒。

一般来说，温热的食物有散寒、温阳的作用，主要用来治疗寒症；而寒凉的食物有清热解毒、滋阴的作用。寒凉食物或药物适合阳气盛和阴虚者，而温热食物或药物适合阴气盛和阳虚者。可以参考第二章"中医基础"中讲阴阳的内容，特别是"怎样用阴阳理论来解释生理、病理"那一节。

下面我列一下常见食物的性能，一些食物的具体食疗功效在后文中还会有详细介绍。

❶ 温热食物

肉类：羊肉、牛肉、鸡肉、狗肉。

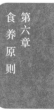

海产类：虾、鳝鱼、草鱼、鲢鱼、胖头鱼、鳜鱼、带鱼、海参。

蔬菜类：刀豆、葱、姜、蒜、椒、韭菜、芥、香菜。

果实类：龙眼、荔枝、榴梿、波罗蜜、樱桃、橘子、杏、桃、核桃、石榴、大枣、板栗、椰子浆。

❷ 寒凉食物

肉类：鸭肉、猪肉皮、兔肉、马肉、青蛙、蚯蚓、蜗牛。

海产类：鳖、龟、牡蛎、蚬、螺蛳、蚌、黑鱼、蟹、海蜇、紫菜、海带。

蔬菜类：菠菜、豆芽菜、黄瓜、苦瓜、茄子、冬瓜、茭白、葫芦、发菜、莴苣、生菜、苦菜、马兰、荠菜、黑木耳、丝瓜、番茄、竹笋、萝卜、蘑菇。

果实类：梨、西瓜、柿子、香蕉、橙、柑、猕猴桃、苹果、藕、菱、柚子、枇杷、甘蔗、荸荠、绿豆、小米、薏米、大麦。

❸ 平性食物

蛋奶类：牛乳、鸡蛋。

肉类：猪肉、鸽肉、鹌鹑肉。

海产类：黄鱼、鲤鱼、鳗鱼。

蔬菜类：花菜、卷心菜、茼蒿、芋头、胡萝卜、土豆、香菇。

果实类：杧果、粳米、玉米、高粱、小麦、黄豆、黑豆、赤豆、蚕豆、豇豆、扁豆。

什么是五味

药性的第二个理论是五味。五味就是辛、甘、酸、苦、咸，中医说的味道基本上是口舌尝的感觉。当然，实际上自然界中的味道千奇百怪，但大的种类就这么多。后来，人们知道了一定的味道往往有特定的作用。

有的人第一次吃芥末时会感觉有股气直通五脏六腑，还有的人会眼泪、鼻涕直流。古人将此类感觉上升到理论总结，叫"辛能散"，意思是辛辣的食物往往有刺激性，可以使气、血、津液流通，因此中医认为辛能发散、能行气（老百姓称之为通气），能活血化瘀、能化湿。很多调料往往都是辛味的，比如葱、姜、蒜、花椒、胡椒、辣椒、洋葱、韭菜、蒜苗、薄荷、陈皮、八角、茴香、肉桂、芥末、草蔻、白蔻、草果、紫苏叶、香叶等。中医说的辛，不单纯是指辣，那些有芳香气味的，都属于辛这一类，比如薄荷、肉桂就是辛，但不能说薄荷是辣的。属寒湿、郁滞体质的人出现胃胀、食欲差、情绪低落等情况时，可适当吃一些辛香的食物。辛味食物温性的居多，寒性的偏少。

第二种味道便是甘味，也就是甜味。甘味的食品里主要含有一些糖类，还有氨基酸、蛋白质和脂肪等，也是微甜的。所以中医认为"甘能补"，因为它里面有人体需要的一些基本元素。你如果闻到有人熬的中药很香甜，那多半是补药。大部分粮食、水果、干果和一些蔬菜都是甘味的，这也是为什么说"药补不如食补"的道理所在。另外，甘味还能缓和身体受到的刺激和毒副作用。很多人小时候可能都有这种经历，吃的药很苦或吃到很苦的东西时，爸爸妈妈会说："吃一块糖。"或者吃到很辣的东西时，也会吃一些甜的东西来缓解。还有一些人在胃痛或痛经时，会喝一些糖水——甜味的东西有缓和刺激的作用。这是因为甜的东西可以刺激大脑分泌一些让人愉悦的神经递质，从而缓和局部的刺激作用。一些甜的食物还有解毒作用，比如蜂蜜，既有防腐作用，也有解毒作用，这也是为什么古代成药喜欢用蜜丸。还有甘草，非常甜，中医很多方子里有这味药，主要的作用便是调和及解毒。

第三种味道便是酸，涩味也归在酸味内。中医认为酸有收敛的作用，可以用来固涩一些滑脱的病症。比如酸涩的石榴皮可以止泻，酸的五味子可以止汗，等等。有一点要说明一下，时下流传的酸性食品与碱性食品中所说的"酸性"，主要是指其进入体内后代谢产物的酸碱性，与中医口尝的"酸"是两个概念。

第四种味道是苦，苦味食物大多含有消炎抗菌的生物碱。中医认为，苦味主要具有燥湿、泻火的作用。比如大便溏稀、大便次数多的人，吃了很苦的黄连后，大便就会变硬，厚厚的舌苔也会变薄，中医管这叫"苦燥湿"。这一作用在古代用"坚阴"来表示，在这里，"坚"的意思是使之牢固致密，不能移动。人有湿，实际上会消耗阴，人有火也会消耗阴，所以苦味的药通过燥湿和泻火，可以达到坚阴的效果。咖啡虽然是舶来品，但它按中医的说法便属于苦温的食物，有燥湿的作用；茶同样是苦的，但是茶苦而寒，能泻火利水。另外像苦瓜、苦菜、莴笋、莲心、苦丁茶、板蓝根、穿心莲、鱼腥草等，都具有泻火的作用。

第五种味道是咸，咸味有软坚散结的作用。咸味一般为盐类，由于渗透压的关系，盐类进入肠道，可以使水分更多地渗透到肠道，达到软化大便的效果，从而有通便的作用。一些咸的药物，如海带，多含有碘类元素，对缺碘引起的甲状腺肿有防治作用，这便是软坚的作用。龟板、牡蛎类的药物还有软坚消肿的作用，可以用来治疗肿瘤。

上文对中医的性味理论作了简要的介绍。可以说，任何一种食物或药物都有性与味。性一般是固定的一种，不可能既热又寒，但味道可以是一种，也可以是一种食物有多种味道，因为每种食物都有成百上千种成分，各种成分的作用是不同的。性与味结合后，便产生了食物的基本功效，比如同样的寒性食物，味道不同，功效就不同。苦而寒的、甘而寒的，其作用便有异同，虽然都是寒，可以适用于热的体质或热的病症，但苦寒能清热，适用于阳气旺的实热体质；而甘寒能补阴，适用于阴虚的虚热体质。同样是苦的食物，也有苦温与苦寒之别，苦温偏燥寒湿，苦寒偏清湿热。

再拿寒凉类食品来举例。寒凉类有辛凉、苦寒、甘寒、酸寒、咸凉等之分，由此我们便可知这一药物的整体功能，如辛凉能散风热，苦寒能清湿热，甘寒能养阴生津，酸寒能敛阴，咸凉能散热结，等等。那么如果性味代表着功能，是不是性味相同的食物或药物，其作用就一定相同呢？这也不一定，因为每种食物或药物还有一些特殊的功能。所以，中医还对每一种食物的作用和其可治疗的病症有具体的描述，这就叫功效。比如龙眼、核桃都是甘温的，但龙眼补心血，可治失眠，而核桃补肾阳，可治腰痛和气喘。虽然二者性味相同，都有补阳气的作用，但功效不同，龙眼可安神，核桃能平喘。

可以说，中医对某个食物或药物的评价，既有整体性味的评价，又有特殊性的描述。另外，现代食品化学、营养学和药理学对各种食品的作用也有描述。我们只有把各种知识融会起来，才会对食物有比较立体全面的认识。

06

主食吃米还是吃面，有那么重要吗

　　曾经有一位六个月大的婴儿腹泻，拉汤一样的粪便，去医院儿科和中医都看了，但由于孩子这么小，吃药也不能很好配合，导致腹泻拖了半个多月。孩子一直哭闹，家长很焦急，希望我立刻开点儿药。结果，我什么药也没开，只是告诉家长把家里的粳米在铁锅里炒至黄色，然后用这个炒米煮粥，煮稠一些，让孩子就喝这个米汤，不吃其他东西，同时停止哺乳几天。喝完这个米汤第二天，小孩的腹泻就好了，这样调理了三四天就基本恢复正常了。孩子的家长很感慨，东看西看，不如家里的一把米。

　　还有一位 40 多岁的女性，全身哪儿都不舒服，但是去医院检查，各项指标都正常。她很烦躁，与家里人关系也很紧张，晚上还会出虚汗，睡眠也不好，易惊醒。她拒绝吃医院开的抗精神病类药物，也不想吃其他药——自己没有病，吃什么药。她的家人向我咨询，我说有个办法可以试试，便让她的家人去药店买一种瘪的小麦，叫浮小麦，然后每次用 100 克浮小麦，再加上红枣 50 克、甘草 15 克，煮一碗汤，告诉她这不是药，是麦汤。她接受了。喝了以后，她的各种症状明显减轻。

　　这两个案例中，我们基本不用药，用的都是寻常的米和麦子。可能很多人从来没有想到过，家里的米、麦子等粮食也是良药。下面我就讲一下主要谷类的食疗作用。

前文讲中医概念的脾脏时，有人可能想知道有什么健脾的方法。其实，你可能没有想到，你每天吃的米、面就是很好的健脾良药。中医认为，米和麦子都有健脾补气的作用。可能有人会问："我每天都吃这些，吃了几十年，咋还肠胃不好、脾虚呢？"

首先，你不光吃米面，还吃鱼、肉、菜、水果等；其次，这也与吃的量和方式有关。米面是否有健脾的作用其实很好验证，如果一个人消化能力弱，就单吃一种东西，比如只喝粥，或者只吃菜、只吃水果，等等。事实证明，在这种情况下，只吃米面类食物你的肠胃最舒服，尤其是喝粥，而且你的大便也容易成形。我经常劝一些慢性肠胃疾病患者早晚喝粥，同时减少摄入生冷或辛辣厚味的食物。如此一来有些患者即使不吃药，也会慢慢好转。各种谷类共同的功能，便是健脾。

当然，各种谷类的性味和作用还各有特点，下面分别介绍一下。

先说大米，大米有粳米、糯米和籼米的区别。稻的生长期越长，米越黏、口感越好。籼稻一般是早稻，生长时间短，而糯米和一些香米的生长期则较长，所以籼米煮的饭较这些米更为疏松，吃完后容易饿。

籼米性微温、粳米性平、糯米性微寒。现在有很多人喜欢吃香米，比如东北米或者泰国香米，实际上，如果你消化能力弱，大便黏或溏稀，就不要选择太黏的米，应该选择籼米或粳米。但是偏黏的米有一定的滋阴作用，比如糯米就具有益气滋阴的作用，感冒发热时，老人、小孩和体弱阴亏的人，就可以喝糯米熬的米汤。名医叶天士在治疗发热后的口干、咽喉干痛、咳嗽、虚汗等症时，经常让患者用糯米汤代替水来煎中药。张仲景治疗高热咳喘的名方白虎汤中就用了粳米；在治疗发热后伤了气阴的咳嗽、呕吐等症时，也用了粳米。宋代儿科名医钱乙有一首治疗小孩发热咳嗽的方，叫泻白散，里面就用了粳米，另外再加上地骨皮、桑白皮和甘草。这个方的四味药都是甜的，很适合孩子，我在临床上遇到有内热的孩子，经常用到这个方子。

身体发热，一方面伤了气阴，另一方面人的消化能力在此时也比较弱，所以这个时候不应该吃肉或油腻的东西，喝粳米汤或糯米汤就比较合适。有些人可能会轻视这些东西，认为这些天天吃的东西能有什么用，其实药的作用不在强或弱，而在于用在合适的时机与合适的人身上。

接下来说一下麦子。麦子分为小麦、大麦、燕麦、青稞。中医认为小麦有养心安神的作用。本节的开头讲到了用浮小麦、甘草、红枣组成的甘麦大枣汤治疗脏躁病，其实这个方子来自汉代名医张仲景的《金匮要略》："妇人脏躁，喜悲伤欲哭，象如神灵所作，数欠伸，甘麦大枣汤主之。"这个"躁"字是足字旁，意思是手脚不安，放哪里都不舒服，经常要伸手臂、打哈欠，好像有什么神灵附在身上似的。我们经常说难受、悲伤、抑郁、想哭，而这里说的"欲哭"，并不是真的流眼泪那种号啕大哭，而是浑身难受不自在。短短的几个字，把一个妇人的神态刻画得栩栩如生。这个方子用的并不是成熟的小麦，而是没有成熟的、瘪的小麦，说明其有效成分主要不在淀粉，而是在壳与种皮内。当然麦子也有效，只是没有浮小麦效果好，用这个麦的麸皮也同样有效。有这种体质或精神倾向的人，平时可以多吃面类，少吃大米类，这也是一个辅助调理的方法。

大麦发芽后作为中医的一种药材，主要起到助消化的作用。大麦长出的种仁并不是给人享用的，它当中的淀粉是为了给种子生长发育提供一种能量，所以刚出芽的大麦必须分解麦子中的淀粉，以供其长出叶子，发育成麦苗。因此，这个时候的麦芽中必定有许多帮助消化淀粉的物质，通过化学分析，我们知道麦芽中有许多淀粉酶。古人能通过推理，得出这个结论，也是一件非常了不起的事。其实稻谷芽也有类似的作用。古时候主要用麦芽直接或略炒后磨成面，直接冲服，而我们现在将其放在汤药里面，所以效果就差一些。麦芽对小儿及老人的各种食积、肠胃病及肿瘤化疗后的调理，都有很好的食疗作用。

麦芽还有一个作用是回乳。有些哺乳期的妇女，想给孩子断奶后恢复上班，此时如果仍有很多乳汁，会非常不方便，这个时候就可以用麦芽研粉冲水喝或用 100 克麦芽熬水喝。还有一些女性催乳素过高（排除垂体肿瘤），月经晚来或不来，也可以用麦芽作为一种辅助治疗的食物。

接着我们来说玉米。玉米是世界上长寿人群的主食之一。食用玉米时基本上要连着皮，这一点使它比大米更适合我们，而它的维生素、纤维素的含量也比较高，更有利于健康。玉米中油的含量比大米和麦子更丰富，这种油主要是不饱和脂肪酸，有很好的降脂、抗动脉硬化作用，这在老玉米上表现得更明显。老玉米的口感较差，所以通常被做成粥或玉米糊、发糕、爆米花等，以改善这种口感。另外，玉米须有利尿作用，浮肿、尿酸高之人，特别是已经患有痛风的人可以用玉米须泡茶，作为辅助治疗。

小米是北方地区的主要粮食之一，性微寒。据古籍记载，除了健脾益气，小米还有一定的补肾作用。小米加工时一般不像大米那样精制，所以维生素含量较大米多一些。小米性微寒、颗粒小、易煮，比较适合发热患者或胃热的人食用。如何判断胃热呢？比如有口气、口苦、口腔溃疡、舌头红、苔黄等症状的，就是胃热。

最后说一下薏米。薏米的名称有点儿多，薏仁米、薏苡、苡米……有点儿像绕口令。薏米是治疗湿热体质的良药，吃过薏米的人都知道，单煮薏米淡而寡味，但这个淡的味道可以把其他有味道的东西引出来带走。

其实，薏米一点儿也不黏，不黏的东西就可以治疗黏的疾病。湿浊体质的病症往往是黏的，身体里的分泌物，比如鼻涕、痰、脓液、白带、关节腔里的积液、大便等都是黏的，而薏米便可以治疗这种病症，中医称之为利湿。

薏米是寒性的，所以既能利湿浊、排脓，又能清热。薏米可治疗很多种疾病：首先是胃肠道湿热，比如胃炎、胃癌、胃溃疡、急慢性肠炎、肠癌等，只要有舌苔黄腻、大便黏而不畅，就都可以用薏米治疗；其次是关节炎或痛风性关节肿痛，比如膝关节炎等；第三个是化脓性炎症的黄脓分泌物，比如肺炎或气管炎的黄脓痰，还有生殖系统发炎造成的白带多而有气味；第四个是皮肤的湿疹或者疣（俗称"瘊子"）。另外，现代研究发现，薏米有抗癌作用，所以湿热体质之人可以多吃薏米作为食疗，特别是胃肠道肿瘤患者，一定要多吃薏米。

最后说一下，中国人的米或麦等谷类的制作过程，基本上是水火共用，比如粥、饭、包子、面条等。而西方人的烤发面包等都是单纯以火为主，所以他们的主食带着火气。加上西方人喜欢热性的酒或温的香料，这就是为什么他们经常直接拿冰箱里冷的东西喝没事，而我们刚开始这样喝的时候就不行——容易胃痛或腹泻，其实这与长期的食品加热方法有关。所以脾胃虚寒之人可以多吃烤发的面食，比如烧饼、面包之类；阴虚体质之人可以吃传统的水火共制的粥、面条。

尽管书本上说大米平，小麦微凉，但实际上，生长于水田的稻子偏于微寒，而生长于旱田的麦子微温——麦子的皮凉，麦子去皮后制成的面微温。所以体质偏虚寒的宜面，偏阴虚的宜大米。

07

如何选豆类——天然的激素补充剂

　　我们经常把没饭吃或穷得揭不开锅戏称为"喝西北风"，人当然不能靠西北风生存，但有一种细菌却可以"喝西北风"，它的名字叫固氮菌。这种菌不光本领高超，能吸收空气中的氮气，而且道德高尚，会将吸收到的氮气转化后送给豆科植物享用，于是这些植物就间接地"喝"了"西北风"，长成了大豆、红豆、绿豆……人吃了豆子，吸收了植物中的蛋白质、油脂，最终能长出发达的肌肉。想一想，你身上的肱二头肌和胸大肌是西北风变的，是不是会不由得惊叹自然魔法师的神奇。其实，在中医眼中，万物皆可入药，豆子不只是让人长肌肉用的，而且粒粒皆良药。

　　如果说中国人最会吃豆，恐怕没人反对。食用豆种类丰富，有大豆、扁豆、绿豆、黑豆、红豆、蚕豆、刀豆、豇豆、豌豆等；豆制品也是五花八门，有豆酱、豆腐、豆干、豆沙馅、豆瓣酱、豆豉、腐竹、豆芽等。

　　豆是植物的种子，外形极似肾，按中医理论来讲，肾藏生殖之精（人的种子），故豆类的第一大作用就是补肾。现代科学研究证实，豆类含丰富的天然激素，如大豆含有大豆异黄酮，与人的雌激素结构和功能相似，所以被称为天然雌激素。大豆中还有植物固醇，可用来合成激素。此外，大豆所含的脂类及钙、磷等，是大脑及骨骼生长所需成分。

请回忆一下本书"中医之肾：为何被称为人的根"那一节内容。中医的肾既包含了解剖意义的肾，更包含了睾丸及卵巢，肾上腺及脑髓、骨髓等，而豆子似乎对上述的每一个方面都有很好的补益作用，可谓现代科学与古代理论的完美匹配。

黑色入肾，故黑豆补肾最佳。如果你的牙好，平时可以炒一些黑豆，放在瓶里，每天嚼一小把，20克左右，这是非常好的食疗方法。有的人一提起补肾，总是相信每克几百元的虫草或鹿茸、海马，又要担心有没有什么副作用，但对十分安全的每斤几元钱的豆子视而不见——这正应了那句讽刺的俏皮话"只吃贵的，不吃对的"。

黑大豆，中医称之为"穞豆"。穞豆外面的皮被称为"穞豆衣"，中医认为它有补肝肾、清虚热的作用，对阴虚阳亢的人有保健作用。这类人多有头晕眼花、口干、两颧潮红、晚上出汗的症状。可以每天用穞豆衣10克代茶饮，也可适当加些菊花、枸杞。

豆类的第二大作用便是利水消肿。豆类含丰富的蛋白质及脂类，出家人吃素，如果不吃豆类，多半会营养不良。营养不良导致的体内蛋白质含量低可引起浮肿，而服用豆类可以增加血中蛋白的水平，便可达到利尿消肿的目的。一些肝脏疾病患者，如肝硬化，他们合成蛋白质的能力下降，因此会出现浮肿，此时可食用豆类补充蛋白质。中医有赤小豆鲤鱼汤，鲤鱼500克、红豆150克，只放少量酒，不放盐，可治浮肿。鲤鱼本身也有利尿作用，两种利水的药一起用，可起到协同作用。名医孙思邈对这个方子极为推崇。我在临床上曾用它来治疗肝硬化、肝癌患者，确实有效。赤小豆还可以和薏米一起煮粥，作早餐食用，治疗大便溏稀不成形。我有一位患者，大便始终黏而不畅，吃过很多药都不管用。后来他每天早餐吃赤小豆薏米粥，一两个月后大便就已成形且排泄畅快。

最有利于祛除肠胃湿气的豆类便是白扁豆。特别是夏季，人们出汗多，饮水、吃瓜果较多，而高温也使食物易变质，因此容易闹肚子，而扁豆正是个祛暑利湿健脾的药。白扁豆不易煮烂，最好先在锅里炒至微黄而焦，或者用铁榔头敲碎，这样才容易煮，也可以前一天晚上蒸熟了，到早上再吃。其实不只是缓解暑季的湿气可以吃扁豆，脾虚所致大便较烂的人，也可以把炒扁豆放粥里煮来吃，一个人一天的量为20克左右。白扁豆一般常与莲子、山药同用，这样效果更好，有的人吃一两天就可大便成形。中医有个名方叫参苓白术散，主药便是这几味。在扁豆开花时，采一些白扁豆花，也可以用，一般也是20克左右，有很好的利湿作用，湿热体质或气虚湿体之人都可以使用。

豆类的第三大作用便是解毒，主要用在这些方面：一是食物中毒，二是有毒的药草中毒，三是重金属或农药等其他毒物中毒，四是身体的热毒，特别是皮肤长疮、长疖子等情况。有人认为豆类可解毒的原理是，豆类中的蛋白质结合毒素后形成复合物，有利于排出体外。但豆皮及豆煮的汤同样有解毒作用，可见并不完全是蛋白质在起作用。

解毒效果最突出的豆类便是绿豆。我曾经遇到一位患者吃了大剂量附子后，出现心悸、胸闷等中毒症状——附子中的乌头碱有毒，需久煎后才能分解为无毒的成分。当时他的家属给我打电话咨询，因为患者离医院较远，我让家属先找1斤绿豆，以大火煮后让患者喝汤，喝完再送医院。后来这位患者到医院时已经比较平稳了。现在我国好多地区的污染都比较严重，特别是重金属污染，甚至造成了有的孩子血铅超标。住在这些地区的人平时都可以多喝一些绿豆汤或绿豆粥。另外，湿热体质或热毒盛的阳盛血热体质之人，若脸上或身上有疖子、青春痘或化脓性感染，平时也可多食用绿豆，效果当然没有抗生素那

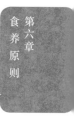

第六章
食养原则

241

么快，所以一定要坚持一段时间再看。豆类也可以外用解毒：把豆类打成粉，做成面糊，可外用，比如当作面膜使用。

夏天，绿豆又可解暑，其主要作用是排出体内的浊物。绿豆汤不宜煮太长时间，大火滚几下即可。有的人把绿豆夸大成包治百病的"神豆"，这是不对的，要知道，每一种豆都适用于一定的范围和体质的人群。

不仅豆类具有补肾、利湿、解毒的药用价值，豆加工品也同样可以入药。

有一味重要的中药豆豉，便是大豆煮熟后加曲菌，同时加入中药药汁一起发酵而成的。按现有药典，一般加清热的桑叶、青蒿等。其实，古代因加入药物的不同，而有不同的淡豆豉。有些加透达的辣蓼，有些加芳香化湿的藿香、佩兰、苏叶等，有些加发汗透表的麻黄、羌活、白芷等，还有些加清热的柴胡、葛根等。这样的豆豉已成为吸收药物的载体，而我们平时用来调味的豆豉是不加药物的。

豆豉在曲菌的作用下半发酵的过程，古时称为"腐"。实际上动植物的腐烂也是菌的功劳，我们体内食物的消化也需要肠道内的菌的帮助，故古人称之为"腐熟"。人生病，尤其是发热时，消化受到抑制，易导致不消化或产生其他有害物，这时便需要豆豉的帮助：一则帮助消化，发越陈腐之气；二则豆豉中的药物可发散邪气，透表散热。解放前上海滩有位中医，听力不太好，人称"张聋鬏"，他治疗伤寒症（又称"肠伤寒"）的效果出奇地好，即因善用一味淡豆豉，是业界美谈。并不是豆豉能杀伤寒杆菌，而是人好了，病自然就没了，这个道理许多人其实并不明白。很多发热疾病导致的食欲差、舌苔腻、胸口闷等，均可使用豆豉治疗。

豆类第二味入药的，便是大豆黄卷。大豆黄卷是大豆发芽而成，这种豆是刚发芽，并不是菜场内那种芽很长的。种子发芽是植物生长的状态，同时也是植物利用种子中的蛋白质及其他营养成分的阶段，故此时的植物含有丰富的消化蛋白质、脂肪的酶。故大豆黄卷除了有透表利湿的作用外，还有帮助消化蛋白质和脂肪的作用。这与谷麦芽消化淀粉的原理相似，清代很多江南名医擅于此道。肿瘤患者化疗后，常见水湿停留且消化机能差，大豆黄卷是味合适的对症之药，我在临床中经常使用，效果理想，大家千万别小瞧这些寻常之物。

如果你要补肾，请吃大豆、黑豆；如果你要利湿，请吃赤豆、扁豆；如果你要解毒，请吃绿豆。吃那么多豆消化不了，怎么办？还要吃豆，请吃大豆黄卷，还有豆豉。

第六章·食养原则

08

核桃等坚果真的可以补脑吗

认识事物有很多途径和角度，从科学的角度出发虽然是一种很重要的方法，但未必是唯一的办法。中医有种方法叫"取象比类"："取象"是把外部特征相似的事物放到一起；"比类"就是归为一类。比如：把红色的食物或植物放到一起，比方说红枣、红豆、花生、红花、丹参等，因为人的血也是红的，所以红枣、红豆、花生补血，红花、丹参活血。

这当中还涉及另一种思维方法，叫"物性相移"，意思是一种物质被人食用后，其性能可以转移到人体内。比如蚯蚓，中医叫"地龙"，它可以在地下打洞，所以中医认为人吃了地龙后，地龙的性能会转移，即人服用这味药可以通血脉，简称"通络"。现代科学已证明，地龙中含有一种酶，叫蚓激酶，有很强的溶血栓的作用。也许你认为这是巧合，那我再说一例：乌龟很安静，代谢慢，生长也慢，故人吃了乌龟的壳可以治疗精神亢奋的疾病。现代科学也已证明乌龟壳确实有抑制神经的作用。

当然，中医所说的取象比类与物性相移，是一种理论上的推测，必须在临床实践中进一步验证，如果不能确证，则会被淘汰。

作家萧伯纳说："想象一下橡子蕴含了多大的能量，在泥土中埋入一粒橡子，它就会长成一棵参天大树。如果你埋入的是一只羊，它只会腐烂。"种子凝聚了植物生长的最初阶段需要的全部营养元素和能量，是植物的精华，而坚果中的大量油脂则为其种胚提供最基本的组分与能量，这与人体胚胎中最初的脑髓、骨髓及内分泌腺等的发育所需的物质是一致的。请参考"中医之肾：为何被称为人的根"一节里中医的肾的概念。中医认为，坚果类如核桃、山核桃、榛子、松子、柏子仁等，因富含脂液而具有补肾填精、润肠通便的作用。传统的说法中并无"补脑"一词，但在中医的观念中，肾的本质暗含现代脑髓、骨髓的内容，坚果类所含的油脂多为不饱和脂肪酸，而脑髓等神经系统组成中有大量此类脂肪酸。古代道士在修道练气时，可以不吃五谷杂粮，但多半会吃坚果，人身体的根基必须有营养。

中医应用这类坚果类的东西其实是有指征的，往往是这个人有脂液耗伤才用。前文曾提到过，中医将身体的体液分为津与液，把那些稠厚的、富含营养物质的称为"液"，比如关节腔液、脑脊液、骨髓、精液等，都是黏滑的、稠厚的。我们平时出汗、急性吐泻、多尿，往往伤的是津，以水分和电解质丢失为主，营养物损伤不大，不是液；但长期的发热、营养缺乏、纵欲、消耗性慢性病等，容易伤液。这时候人往往是干枯消瘦的。用大白话来说，就是人已经没有油水了。皮肤、毛发缺乏脂肪的润泽而干枯，大便也干得像羊屎。所以古人认为吃了坚果后可以肥健——肥而健康，并不是肥胖，因而让人多吃点儿含油脂的坚果。所以此适应症给适合多吃坚果的方向定了个调。

下面挑几种坚果来介绍一下。先说核桃。核桃又名胡桃，与其同属胡桃科的还有山核桃及碧根果，它们的作用也类似。有人以为核桃是外来品，其实中国种核桃的历史颇为悠久。核桃，性味甘温，有温补的作用，也就是说，它的补是热性的，能温肺补肾。

在中医的临床中，**核桃首先是用在治疗肾虚所致腰、背、腿痛上**。一个人的衰老，往往表现为腰酸背痛、腰腿无力、头发斑白、牙齿松动。古代有一名方叫青娥丸，古人认为青娥是主管霜雪的女神——头发白了，常常被比喻为霜雪，故"青娥丸"的意思是这个药有防治腰腿痛、头发白等老年病的作用。此方主要有两味药，即核桃和补骨脂（后世有加入杜仲皮、蒜等），把核桃肉捣烂、补骨脂打成粉，加蜂蜜做成蜜丸，100克药粉加60克蜜，捏成大约10克一丸的蜜丸，吃时再掰成小丸，每天二至三丸。古人认为核桃与补骨脂是个绝配，但近年来研究发现，一些人吃补骨脂后会出现肝损害和光敏反应（就是吃了补骨脂后，皮肤被太阳光晒后容易变黑）等问题，补骨脂配核桃后，肝损害作用是否减少或消失，目前不得而知。因此，吃补骨脂一段时间后，可以去查一下肝功能，如果没出现问题的话，就可以放心食用。我喜欢加上五味子同用，因为五味子同样补肺肾。补骨脂辛温而散，而五味子酸收，二者可以互相制约，更重要的是五味子有保护肝脏的作用。

核桃的第二个临床应用指征是气喘。这个喘是一种虚喘，即肾虚不能摄纳。如治疗结核病、慢性肺病的咳喘，就可以用上核桃，中医称之为"温肺定喘"。要注意的是，核桃并不是治疗痰很多的那种急性炎症引起的咳嗽气喘，而是治疗肺肾气虚所致痰涎很多的喘。此时核桃常与人参同用，人参有大补元气的作用。名医叶天士经常加胎盘、脐带或人乳等滋补的药材。

核桃的第三个作用是治疗尿路结石。从严格意义上来说，核桃不是治结石，而是预防结石。也就是说，如果你已经有结石了，它对你并没有太大的帮助。而预防结石，一般每天吃三到五个即可。

接下来，我要介绍的是松子仁和柏子仁。食用的松子仁主要是红松的种仁，柏子仁主要是侧柏的种仁。古人认为松柏四季常青，寿命也比较长，因此食用松柏上的东西可以延年益寿。很多道士、名医都尝试过，比如松柏的叶子、松柏下面的茯苓、松树的树脂等，还有就是松子仁和柏子仁。松子仁和柏子仁除了前文讲的坚果共有的补肾益智、润肠通便的作用以外，它们还具有一种独特的清香气味，所以有通气血、润肺止咳和宁心安神的作用。松子仁润肺安神的作用显著一些，一些干瘦的阴虚之人或老人，干咳时还兼有便秘，用松子仁煮粥吃，是很好的食疗方式，每天20克左右即可。而柏子仁有养心安神和调经作用，对血虚体质之人的失眠和月经延后、量少或痛经有很好的作用。气血虚体质之人大多面色偏白，嘴唇和舌头颜色较淡，往往血压也偏低，如果这类人失眠的话，就可以食用柏子仁，和酸枣仁同服，效果更好。酸枣仁和柏子仁在一般超市里没有卖的，可以到药店购买，每种买15克当零食吃。需要注意的是，柏子仁很容易坏，有哈喇味的千万不要吃。很多中医经常开这种药来煎服，实在是很浪费。

接下来再谈谈杏仁。杏仁有甜杏仁和苦杏仁之分，所谓的巴旦杏仁、巴旦木或者美国大杏仁，其实并不是杏仁，而是扁桃核的种仁，严格来讲是一种桃仁。杏或山杏属于蔷薇科杏属，而扁桃属于蔷薇科桃属，是同科不同属。

中医认为苦杏仁有宣肺、止咳平喘和通便的作用，这种杏仁可以配其他中药来治各种类型的咳嗽气喘。古代的做法大多是在热锅上将其研碎成泥或成膏后服用，一般一日用量为2～3克；现代多入汤煎，一日可用10～15克。苦杏仁中含有苦杏仁苷，经分解后会产生一种有毒的氢氰酸。大家知道，氰化物的毒性很大，但其实起到止咳和抗癌作用的也是它，关键是要看剂量的大小。氢氰酸的中毒反应主要是头晕、心慌和呼吸的改变。

苦杏仁所含的苦杏仁苷约为3%，而甜杏仁所含仅为0.1%，相差 30 倍，巴旦木则不含这个成分。正常情况下人吃十几克甜杏仁是不会中毒的。甜杏仁同样有一定的止咳平喘通便作用，从性味上讲，苦杏仁苦而温，甜杏仁甘而平，实邪所致咳嗽宜用苦杏仁，虚症咳喘可以用甜杏仁。实际上甜杏仁中蛋白质的含量高于大多数坚果，其硒、维生素 E 的含量也比其他坚果高 10 倍，是理想的抗癌、抗老化、调节血脂的坚果。

最后说说芝麻，严格来说它不是坚果，但因其含有丰富的油脂，所以在此一并介绍。我们常用"芝麻大的事"来形容一件事的微不足道，但小芝麻却有大功用。芝麻有黑白之分，黑者入肾，白者入肺。黑芝麻是古代道士最常用的抗老食物，称之为"服食"。科学研究证实，芝麻中除了不饱和脂肪酸外，还含有维生素 E——其抗衰老作用已被肯定。黑芝麻可以乌须发主要是因为它能补精血，而头发白有多种原因，常见原因有精血不足、血热和血瘀等。现在很多人生白发是由于血热或血瘀，这种情况下吃芝麻并不会有多大效果。古时有名方桑麻丸，其中芝麻补精血、桑叶清血热。芝麻还可以用于治疗女性阴虚血少所致月经量少、哺乳时乳汁少或便干便秘等。古人吃芝麻时大多先将其反复蒸、晒，这样做的目的是使人体容易吸收。

坚果虽好，但其却是含油丰富的高热量食物，不可多吃。我曾遇到过一位糖尿病患者，尽管她控制饮食，吃的饭菜也减少了，降糖药也吃了，可血糖始终降不下来。后来我了解到，她平时特别喜欢吃瓜子和花生，每次要吃几大把。你想，那几大把瓜子、花生中的热量已经超过了几碗米饭的热量，这样吃，血糖能降下来吗？再好的东西，过则为害，不要指望坚果对已经被油塞得脑满肠肥的人能起到什么抗衰老作用。

09
谁是你的菜？选蔬菜的门道

古时候人们吃菜，往往是田间地头适合种什么就吃什么，当季有什么就吃什么；而现在城市的菜市场里的蔬菜种类繁多，似乎不管什么季节，任何地方的菜都能买到，选择很多。其实，一方水土养一方人，吃应季的、当地的菜才符合宇宙的自然之道。选择蔬菜时不单要选应季的、当地的，更要根据自己的身体素质挑选适合自己的菜。

蔬菜总的来说大多有通利大小便和清热解毒的作用，以寒性居多，但芳香辛辣类蔬菜则以温性居多。蔬菜之"蔬"，本义为疏通——蔬菜多含膳食纤维，肠道不能分解吸收，故能促进肠蠕动，有利排便，因此有疏通的作用。

根据蔬菜的取食部位可分为如下几类：

一是茎叶类蔬菜，如白菜、油菜、菠菜、芹菜、茼蒿等，大多为甘平或甘凉之性味，有通利和解毒的作用。热积体质、湿热体质、血热体质或其他偏热体质之人宜吃此类蔬菜，虚寒体质之人不宜多吃。

二是瓜类蔬菜，如冬瓜、葫芦、黄瓜、丝瓜等。瓜类性味以淡而寒为主，除清热外，大多还有利湿化痰的作用。湿热体质和痰浊体质之人最宜食用瓜类蔬菜，其他热性体质之人也宜。

三是以块茎或根类为主的蔬菜，如慈姑、芋头、萝卜等。此类蔬菜大多有消肿化痰散结的作用，适合痰浊体质之人，尤其适合有肿块、增生的痰浊体质之人，如患甲状腺肿之人。

四是菌类及香辣的葱、姜、蒜之类蔬菜。后文会专门有两节内容来介绍这类蔬菜。

下面我选几种具有代表性的蔬菜，详细介绍一下。

白菜：古时被称为菘，即草字头底下一个"松"字，这是因为白菜如松树一般，到了冬天也不凋零。在北方寒冷的冬天里，往往缺少其他蔬菜，所以白菜就成为了冬季的主要蔬菜。白菜虽然是非常普通的蔬菜，但却是蔬菜之王。好的白菜，口感带有鲜美的微甜，这种味道符合中医提倡的淡且微甜的冲和味道，有益人体，适合长久食用。再如奶、大米、麦等，都是这种淡而微甘的味道。白菜微寒而甘，可通利大小便而解毒，对肝炎等肝病患者有很好的食疗作用。很多胃肠积滞的人、肥胖有热毒或湿毒的人想清洁肠道，最简单安全的办法就是吃白菜，甚至可以只吃白菜和小米粥，不吃其他东西。另外，白菜也有一定的清热毒作用，感冒发热后，可以用它来清毒。同属十字花科芸薹属的油菜，也有类似作用，但油菜兼有活血化瘀的作用。北方人叫油菜，南方叫青菜，其实它的学名是芸薹，且又细分为白菜型、芥菜型和甘蓝型，第一种在南方被称为青菜，又分为小白菜和青菜，第二种多食其菜心，第三种是榨油用的。好的青菜经霜打后同样带着可口的甜味，符合淡而微甘的冲和标准，是秋冬饮食的理想菜。

苦苣菜：苦苣菜甘中带苦，并不是很多人喜欢的常见菜。选它是因为，它是菊科清热解毒菜系的众多蔬菜中具代表性的一种。各地的苦菜名实在太多，大多不是学名，因此相当混乱，在此不做过多考证。苦荬菜属、苦苣菜属的很多蔬菜都叫苦菜。实际上还有紫花地丁、蒲公英、马兰等中药材都可作为野菜食用，它们有相同的清热解毒作用，性味苦寒，入肝经或胃经。这类药多半是天然的抗生素和消炎药。这些菜适合热毒盛的阳气旺盛体质之人吃，如热积体质、血热体质或湿热体质。这类人的主要指征是舌头红、眼睛容易充血、大便偏硬、皮肤易有红斑或发炎化脓等。

韭菜：中医认为韭菜有补阳的作用。大家知道硫黄可燃烧（硫黄也是一味温阳的猛药），而蔬菜中的韭菜居然含有硫化物，这是非常特殊的。其实，佛门将韭菜作为荤菜是有道理的。从中医的角度来看，韭菜辛、甘，性温，甘温能补阳，辛温能温通气血。临床上，韭菜主要用来温通气血，冠心病、心绞痛、胸闷等患者皆可食用，古人也常将韭菜或其根捣汁饮用。还有一味与韭菜相近的中药叫薤白，又名野韭菜，同样可治此类疾病。再如食管癌往往是局部血脉瘀阻，会出现饮食咽下受阻或呕吐等症状，中医病名为"反胃"。名医朱丹溪用 100 克韭菜汁、50 克牛奶、25 克姜汁混合使用治疗此病，患者服后如吐出瘀血，效果会更好。我曾用过此方，有一定效果。韭菜还可治阳虚型便秘。很多人都知道，韭菜有壮阳作用，实际上临床主要用的是韭菜子。韭菜子是"点火"，好的配伍须同时"加油"——通常配核桃等，用来治疗腰痛、阳痿、尿频等。

洋葱：洋葱是外来蔬菜，在传统中医药的书籍中并无记载，但它确是一种非常好的保健蔬菜，所以我这里还是要推荐一下。从中医的角度来分析：洋葱，味辛而甘，性平或微温，紫皮葱入血脉，甘温能补阳气，辛温能理气通阳，所以洋葱能活血化瘀、健胃通便、化痰利湿。气营虚体质、湿热或痰湿体质、郁滞体质之人，以及有肠胃寒湿、肉食积滞等情况之人，都适合吃洋葱。我国西北及很多喜食牛羊肉地区之人，往往喜吃洋葱，就是因为它可以减轻这种肉食的积滞。现代研究发现，洋葱有降低血脂、预防动脉硬化、降糖、抗癌等作用。洋葱是不可多得的菜中佳品，可生吃，也可略炒或以开水烫一下再吃。

冬瓜：冬瓜淡而无味，所含营养成分甚少，但没有营养就是它的营养。为什么这么说呢？因为淡而无味的东西可以利湿祛浊。冬瓜皮上经常有一层白霜，这其实是蜡质和醇类的东西，具有利尿的化学成分。中医就把冬瓜皮作为利尿消肿的药物，如果你是湿性体质或有水肿，在煮冬瓜时不要将皮扔了，可以一起煮，或将皮煮熟后捞出，再用这个水煮冬瓜，会有更好的效果。有湿疹的人，可以水煎冬瓜皮、薏米和车前子代茶饮。另外，冬瓜子也有很好的化痰消脓利湿作用，故经常与薏米、桃仁同用。比如：呼吸道有黄而稠的脓痰、阑尾炎化脓、慢性肠炎所致大便黏，或妇科炎症导致黄而稠的白带等，都可以将冬瓜子和薏米一同煮来吃。冬瓜属葫芦科，葫芦的作用也与冬瓜相近。

萝卜：亦称"莱菔"。"冬吃萝卜夏吃姜"是大家耳熟能详的一句话，可能很多人并不明白为什么冬天适合吃萝卜，其实这与萝卜的功效和冬季人的生理变化有关。萝卜有消食除积、下气清热的作用，中医有很多治疗食积的药物，如麦芽、山楂、鸡内金、神曲等。萝卜对消除食积后的腹胀有很好的作用，特别是吃了油腻后导致的食积。家里烧牛肉或五花肉时，如果配上萝卜，就能起到很好的辅助作用。萝卜的皮有股辛辣的味道，辛能散，可以通气，让气往下走，所以我们有时吃了萝卜就会排气增加，而这有利于消除腹胀。冬天天气寒冷，人们运动时间减少，肠胃容易有积滞，再加上毛孔闭合，热邪容易郁于体内，而萝卜既能行气消积，也能清热，所以很适合人们此时食用。如果想增加行气的作用，就尽量不要去皮，越辣的萝卜，理气作用越好；煮熟的萝卜往往有甜味，作用就减弱了。另外，萝卜也有消痰的作用，咳嗽痰多可以生吃萝卜或榨汁兑蜂蜜服用。萝卜适合痰浊体质、热积体质、湿热体质之人。虚弱体质或肠胃弱的人不适合生吃萝卜，但煮熟的萝卜也应适量地吃。一些慢性肺病的人如果痰很多，可以选用莱菔子（就是萝卜子）研粉吞服，每天两三克左右。中医有个名方叫三子养亲汤，就是在此基础上加紫苏的种子和白芥子。

南瓜：又称"倭瓜"或"饭瓜"，既可以作为菜，也可作为主食。传统中医认为南瓜味甘性温，我认为南瓜性味并不热，食用后不会上火，应当属平性。南瓜色黄味甘，入脾胃，故有补中益气的作用，脾虚体质之人可以适当多食南瓜。南瓜的黄色实际上是类胡萝卜素，是合成维生素 A 的原料，对肝脏及眼睛有一定益处。一直流传南瓜对糖尿病有治疗作用，综合大量研究的信息来看，南瓜确实有一定的降糖作用，这种作用与南瓜的种类及含糖量有关。太甜的高含糖量的南瓜没有太好的降糖效果，反而可能升血糖；不太甜的低含糖量的南瓜才有一定的降糖作用。所以如果想作为辅助治疗糖尿病的食物，可以选择不太甜的南瓜，并同时减少其他淀粉类食物摄入。要注意，南瓜并不能代替降糖药，只是一种辅助治疗的食物。

茄子：又名"落苏"，是一种常见蔬菜。茄子甘凉，有清热解毒和化瘀止血的作用，特别是紫皮茄子的活血化瘀效果更理想，临床上主要用于治疗大便出血或痔疮。茄子对皮肤长疖子或化脓性感染也有一定的疗效，既可压汁用于外敷，也可清蒸来吃。茄子对高脂血症和高血压患者有一定的辅助治疗作用，热性体质或湿热体质、痰油体质之人可以多吃。茄子最好清蒸，因为炒或烧的烹饪方法很吃油，这样吃茄子，口味虽然很好，但起不到食疗的作用。

最后说一下，中国人对蔬菜的烹饪方法大多是热油炒，维生素损失较大，蔬菜的寒性也往往下降，清热解毒的效果明显减弱。如果想保留蔬菜通利解毒的药性，建议生吃或开水焯后凉拌为佳。这方面，中餐要向西餐学习。

10

调料可调味，也可调体质吗

焚香品茗，手捧经书或闭目冥想，是雅士或修道之人的风范。修道之人多半居于幽静的山林，易有虫豸，焚香一可驱虫辟秽，二可醒神净身。

除入鼻外，世上还有入口入胃之香——烹饪佳肴，讲究色、香、味、形俱全。香喷喷的菜肴之所以让人垂涎欲滴，是因为香料可以激起人的食欲，释放消化液，有助消化，且芳香的调料多半可催醒麻木迟钝的肠胃神经，可治疗脾虚、寒湿困脾等，即所谓暖胃散寒、醒脾化浊、理气止痛、消食化积等。

中医有温阳与补阳的区别。温阳食物多半是辛而温，热而走窜，是"煽风点火"的；而补阳食物是甘而温的，甘甜多半来自糖类或油脂，这类食物甜而热性，是"加油"与"点火"同时进行。比如：姜是辛温的，而桂皮是甘温为主，兼有辛。阴寒之地，易水湿凝滞，"煽风点火"，自然湿去气行，但过于"煽风点火"，则易伤津化燥，因此辛香的调料不适合热重阳盛或阴虚津伤之体。气虚之人也不可单用香燥之品，须与甘温之药同用，否则易耗气伤正。

姜：厨房最常见的调料之一，生姜具有解表散寒和温胃止呕的作用。每个人几乎都有着凉后感冒或吃冷饮后胃痛、拉肚子的经历，这其实就是中医说的寒能凝——热胀冷缩，热了会变成蒸汽，冷则让水液凝滞，凝滞了就会成为停在局部的"饮"。饮往往是清稀的水液，比如我们感冒时会流清水鼻涕，胃或肚子着凉了就会拉水样便或者呕吐水一样的东西。辛辣的姜既可以直接在局部刺激血液和水液的循环，让凝滞的饮流动化开，也可以间接兴奋中枢，使人的阳气增加。胃胀、便秘的情况同样可以用到姜，这时主要看舌质及舌苔：舌苔上有一层清水样的东西，中医称之为"滑苔"；或者有"白腻苔"，这种舌苔下面的舌质颜色一般是暗的，不是鲜红的。有这样舌质和舌苔的人，若出现胃胀或便秘，就可以用姜。辛辣的姜是真正的胃动力药，遇到下面这三种舌象，可以大胆地用姜。

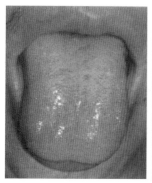
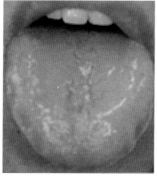
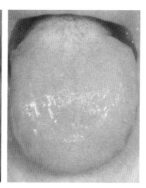

暗紫舌滑苔　　　　　**舌胖嫩滑苔**　　　　　**舌嫩稍暗**

而有下面这类热性体质的舌象之人，应避免食用姜。

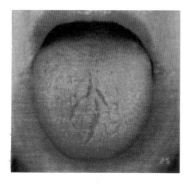
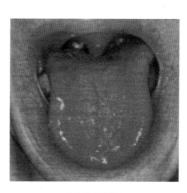

舌红有裂纹　　　　　**舌红无苔**

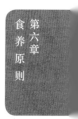

由于夏季炎热，表皮扩张，阳气在外，加上人们喝水多或贪凉，肠胃受寒的机会较多，所以有"夏食姜"的说法。当然，如果你是热盛或阴虚体质，也不见得一定要在夏季吃姜，这就是中医因人因时原则的灵活性所在。由于晚上阳气入里，再加上肠胃休息，所以不主张太晚食姜，但如果你肠胃阳虚，晚上同样可以食姜，一切视人的体质而定。

姜除了作为调料食用，也可以当作菜或甜食来调整体质。比如嫩姜：将其洗净后切片，我的配方是鲜酱油、醋、冷开水等量混合后，置冰箱冷藏，浸泡两天后即可食用。吃螃蟹、蚬类等比较寒的食物时，加一些姜同吃，常可中和寒性，也可去腥。另外，姜糖可以作为脾胃虚寒之人的零食。葱、香菜（芫荽）、紫苏叶、罗勒等香辛的菜，都有类似的发表散寒、健胃止呕的作用，但它们都没有生姜那么好用。

肉桂：肉桂树的皮是桂皮，肉桂树的嫩枝是桂枝，这是中医最常用的温补阳气的药物。厨房里常用的是桂皮，做五花肉时经常用到，西餐的汤或苹果派、甜甜圈中的肉桂粉也是以此制成。肉桂树是樟科，其味道有点接近樟树。江浙一带很常见的"八月桂花遍地开"的桂花树，学名应该是木樨，因为其材质致密如犀角，所以叫木樨，但桂花树的皮并不是肉桂。

我在讲气营虚体质时，曾讲过肉桂和桂枝的作用，再重复一下：白嫩虚寒体质之人适合吃肉桂。

肉桂或桂枝有补阳的作用，一是可补心阳，对心慌、心悸、胸闷等，以及西医所述的心肌炎、心律失常、冠心病、低血压等，均有疗效；二是可补脾胃的阳气，胃出现冷痛、饿得难受时，吃一些甜的东西就会好转，西医诊断为胃溃疡或十二指肠溃疡等的症状，也适用此药；三是可补肾阳，对怕冷、腰酸背痛、尿少浮肿等有疗效。

肉桂或桂枝的第二个作用是散寒通血脉。受寒后感冒、胃痛、关节痛、关节炎、痛经等都可以用。中医认为桂枝散寒通血脉的效果好于肉桂，而肉桂补阳的效果好于桂枝。

还有炖肉用的香叶，叫月桂，也是樟科的，但与肉桂同科不同种属，只是作用近似。西方习俗中英雄戴在头上的桂冠就是用月桂枝编的。

下面我介绍一些与姜相似的植物的果实，比如草果、砂仁、白豆蔻、肉豆蔻等，也是常见调料。它们的作用与姜有相似之处，如暖胃开胃、行气止痛等，但它们没有姜的解表散寒作用。所以肠胃受寒所致吐泻、腹胀、腹痛等，可以服用豆蔻类，但感冒受寒则不用。另外，这类植物的种子大多偏于化湿浊，这与姜的偏于化饮稍有区别。适用此类调料者多见腻苔（白腻苔或黄腻苔）。我们到南方或潮湿的地方，如果水土不服，出现呕吐或腹泻等症状，也可以用这些调料来治疗。

草果：化腻苔最好的调料是草果。调理伤于寒的顽固性肚子胀、舌苔白腻等症状，草果是第一选择。

砂仁：砂仁与其他几种植物果实的区别是它有引气下行的作用，

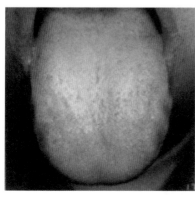

白腻苔

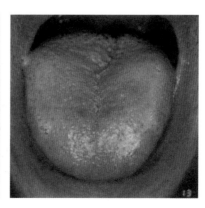

黄腻苔

中医有个术语叫"引火归元"。比如说有的患者的口腔溃疡是虚火所致，就是肾阴虚，虚火在上，而中间脾胃又弱，中医这时就会用一大堆补肾阴的凉药配用砂仁，因为砂仁既可暖胃，防止凉药伤胃，又可引火下行。

白豆蔻：质地较轻，所以它的作用偏于中上，化湿作用更突出。湿热胶着的体质，不要用过于香燥的调料，而要用轻扬的白豆蔻。白豆蔻常与薏米等同用——这种对食物或药物的细微体察是中医的境界之一。

肉豆蔻：质地很实，此药一般是磨成粉才好用，我家里有时是用锉刀来锉的。肉豆蔻的突出特点是止泻，所以肠胃受寒后出现水样腹泻的情况可以用肉豆蔻；天亮时拉水样便，多是虚寒的慢性五更泄，也可以用肉豆蔻。此时若与一种叫补骨脂的中药研成粉同用，便是二神丸。

丁香：调料里的丁香不是戴望舒诗歌中"丁香一样地 / 结着愁怨的姑娘"的那个丁香，诗歌里的是春天开紫色花的观赏用紫丁香，属于木樨科。而调料里的丁香芳香四溢，走窜发散之功很强，绝不会结着"愁怨"。丁香一般用其花蕾，称为公丁香。丁香最大的特点是适合治疗食用生冷瓜果后的胃痛、腹泻等，是治伤于生冷的寒性瓜果的特效药。由于丁香极香极辛，走窜力强，还可治顽固性呃逆——俗称"打嗝"。小儿伤于寒冷而闹肚子，也可用丁香打成粉后敷在肚脐眼上，再贴上止痛膏——这是一种有效的外用方。

大蒜：除了与前述辛香调料共同的开胃消食作用外，大蒜还有一个显著的功效就是杀虫。古代没有微生物的观念，但有邪或虫的说法，而大蒜生用便是天然的抗生素。吃凉拌菜，如果处理不当就会拉肚子，但加上大蒜一起吃就没问题了，就是这个道理。《本草纲目》认为大蒜能化肉食积滞证，现代研究发现，大蒜有降低血液黏度的作用，对高脂血症及动脉硬化有治疗作用。大蒜还有广谱的抗癌作用。但其性味辛温，对痰湿或湿热体质合适，却不适合于肝火旺、眼睛充血或舌头红的阳气盛体质。

姜黄：咖喱粉的主要成分。姜黄与其他姜科的调料有很大不同，它是姜黄的根茎，并且它不是那种容易上火的调料，有很强的活血止痛、利胆保肝作用。所以各种血瘀引起的心痛、胸痛、胃痛、关节痛、痛经、肝胆痛等，都可用其作为辅助治疗，而且特别适合肝胆有炎症的患者食用。

小茴香：北方常用小茴香新鲜的茎叶来包饺子。用它作调料和中药时，通常用其果实，即茴香的子，茴香子有点儿像瘪的稻谷。茴香子除了有暖胃、理气、止痛等香辛料的共同作用之外，主要还有暖肝肾的作用，可暖下焦的阳气，可以治疗疝气、宫寒引起的月经不调等。现代科学发现其有雌激素样作用，所以体质偏寒的女性，如果月经不调或痛经，平时可以在菜里多用一些小茴香。

还有花椒、辣椒、胡椒等，基本上都有暖胃开食欲、行气止吐泻的作用。花椒以麻为主，川菜历史上主要是用花椒，辣椒是近几百年才兴起的。辣椒以辣为主，胡椒相对温和一些。

芳香类调料一是加入肉类的烹调中，可起到化油腻的作用，按中医的说法，油脂是凝滞，属阴；二是加入凉拌的蔬菜中，蔬菜也是属于寒性的居多。这便是厨房里的阴阳平衡。

作为食疗，香料更为适合寒湿或虚寒之体，热积体质、阴虚体质、血热体质之人不宜多吃或常吃。眼睛充血、嗓子发炎、牙痛、溃疡病、大便出血、痔疮等症，均应避免吃用辛辣香料做的菜。

历史上，欧洲人来到东亚开拓海上贸易，甚至不惜发动战争，就是为了获取胡椒、丁香、肉蔻一类的香料。如今在厨房里再平常不过的东西，曾是贵族们追逐的奢侈品。

11

如何根据自己的体质选择合适的水果

  当有人问你："我的苹果呢？"可能很多人第一反应不是水果，而是手机。水果作为一种符号渗透到生活的方方面面，正反映了水果与人们生活的密切关系。但是吃水果也要因人而异，吃得不对，同样会伤人，这绝不是危言耸听，我在临床上经常遇到因吃了不合适的水果而诱发疾病的患者。

  水果，水果，自然是含水量丰富，味道以甜味为主，大概很少有人吃苦的水果吧。水属阴，甘能补，水果最常见的作用是养阴生津，如果根据其性味来分的话，可以分三大类，即甘寒、甘温和甘平。甘寒的水果除了养阴生津外，还有清热解毒和凉血的作用，所以阴虚体质或热性体质的人最适合吃水果，尤其是甘寒或甘凉性水果；甘温的水果除了滋阴外，大都有养血、补血的作用，所以气血虚、气阴虚、气营虚的虚寒体质之人适合吃甘温的水果；甘平的水果，各种体质的人都可以吃。痰浊体质或湿性体质之人，食用水果宜适量，不宜多，否则易助湿。具体到每种水果，都有各自的特点，下面选有代表性的几种来介绍。

甘寒的水果

❶ 梨

虽然看事情不能看表面，但一个事物的外表多数情况下与其品性是一致的。"梨花一枝春带雨"，虽然说的是美人，但也与梨花的品性相吻合。纯洁雪白的花朵与果肉的色白、多汁、清新脆甜、不黏滞是统一的，这就是梨的魂。

中医认为梨有养阴润肺、化痰通便、解酒毒的作用。梨的种类很多，药用以雪花梨为佳，就是那种皮有点儿粗糙、个头较大、果肉较其他梨稍硬一些的，但其甘味鲜美胜过其他梨。新疆的香梨也可以。肺阴虚以常干咳为多见，痰少或无痰，或痰黏而少，喉咙干痛，舌红少苔或少津，还会兼有阴虚体质易患的便秘、咽炎、干燥综合征等。这类病人和肺结核患者、感冒或发热后口干舌燥之人等，都可以吃梨。

民间常见的偏方是川贝炖梨。就是将带皮的梨在柄下一寸处横切一下，切下的部分不要扔掉，用来作盖，再用小刀挖去梨芯，放入 3～5 克川贝，炖 40 分钟左右。川贝炖梨既可以喝汤，也可以连梨带川贝一起吃掉。如果有慢性病而肺阴亏，想长期吃，还可以自制梨膏糖。一般会加川贝或麦冬，痰多的话可以加白萝卜，用冰糖或蜂蜜熬成稠厚的膏即可。这类膏不适合舌苔厚腻、痰多的痰湿咳嗽之人，也不适合肠胃寒或脾虚的人服用。

❷ 西瓜

西瓜最早源于非洲的撒哈拉地区，想象一下，人在骄阳似火的非洲沙漠里唇焦口燥时，啃上一瓢甘甜多汁的西瓜，是件多么爽的事，这个时候任何为其解暑功效所作的文字注解都是苍白的。再想象一下，现代都市阁楼里的虚胖者，在空调下打着喷嚏，拉着不成形的稀便，这种人吞咽冰镇西瓜是多么滑稽而不明智的自虐。西瓜有"天然白虎汤"之雅号，而中医主要用白虎汤来治疗高热、口渴、全身大汗、脉快而有力等症状。所以西瓜较适合于热积、血热或阳气盛、阴虚体质之人食用。

很多人可能有过夏天发热或感冒的经历，这个时候会很难受。在冬天，我们出点儿汗透一下就好了；而暑天本来就已经热得出汗了，所以不可再用发汗药，另外，此时喝水多、食欲差，不可用太苦凉的药以免伤了脾胃。所以暑天热病汗出，中医采用的是让热邪从小便走的解暑利湿的办法，同时补气也不能太滋腻。我们可以看到，中医对人体自我愈合能力的保护、治疗手段的细腻，真是到了极致。在这方面，温病大家叶天士是把好手，他常常用西瓜表皮那层绿色的西瓜翠衣，加上竹叶、麦冬、石斛、西洋参等，来治疗暑病汗出伤了气阴而出现的乏力、发热等症状。

我们用来治咽喉干痛的西瓜霜，也主要利用了西瓜皮的清热作用，其实这个药是可以自己做的。6～7斤的西瓜，在瓜蒂处切开，挖去部分肉瓤，把1斤皮硝装入瓜内，然后将切下的瓜皮盖上，用竹签钉牢，悬挂于阴凉通风处。约10天后，瓜皮外面即会不断析出白霜，将霜陆续扫下装入瓷瓶内即可。西瓜霜可治咽痛、牙痛或口腔溃疡。

还有各类甜瓜，新疆的哈密瓜就属于甜瓜的一个品种。老百姓说的香瓜，其性味及功效与西瓜相似，但寒性比西瓜稍弱一点儿。

❸ 香蕉

很多人一说起香蕉的食疗价值，第一印象就是通便，可也有人会说，吃了香蕉一点儿作用也没有。实际上，香蕉治疗的是热结或阴亏型便秘，对其他类型的便秘无效甚至会起有害的作用。有一个简单的判断方法，就是看舌头的颜色——不是看舌苔的颜色，若舌头比较红（正常舌头是淡红色的），便可食用香蕉。如果你不会判断，可以找有经验的中医看一下。

香蕉的寒性比较强，有热毒的人可以适当吃一些香蕉。香蕉中含钾比较丰富，因为低钾时人的肢体会无力，同时香蕉内含去甲肾上腺素等，对体力活动有利，所以运动员吃的水果中最常见的便是香蕉。

❹ 柿子

柿子是一种非常特别的水果，味道特别涩，按中医理论来讲，涩味主收敛。秋天霜降后，秋高气爽的蓝天下，挂满枝头的红艳柿子也是一景。与其极涩的味道相比，柿子熟透后果肉甜如蜜，但甜而不腻。

柿子有润燥、清肺胃之热的功效。燥就是津液散发过多，用柿子的涩与甘寒来治正合适。比如肺结核的咳嗽、吐血，慢性呼吸系统疾病或流感后的咳嗽、咽喉干痛、嘴巴里长疮等，都可以用生吃柿子来治疗。

没有柿子的季节可以吃柿饼或柿霜，柿霜就是柿子晒干后表皮上的那一层白色粉末状物质，那是柿子的精华。柿霜清火热而不伤脾胃，特别适合老人、孩子等。以前江南有很多名医喜欢用柿霜，可惜现在好多药店都不备这个药。

由于柿子有收敛止血的作用，可以用于治疗大便干结所致痔疮出血，也可用于预防阳气旺的高血压和有中风脑出血倾向的患者。这说明柿子有降低血管脆性的作用。

也可以吃野柿子（学名"君迁子"），北方地区比较多，秋季到北京郊区爬山的话可以看到。野柿子熟后是黑色的，个头比柿子要小很多，跟枣差不多大，有的地方又叫"黑枣"或"软枣"。黑枣打烂加清水过滤后得到的液体叫柿漆，有很好的降血压作用，适用于舌头很红、面红、眼睛充血的高血压患者。

柿子还有个特别之处，就是含有丰富的碘，100 克柿子约含 50 毫克碘。所以缺碘之人或孕妇可以适当吃一些。按中医的说法是，产前宜凉，产后宜温。因为孕妇往往代谢水平较高，体质会暂时变得比较热性，此时吃一些凉性食物较好。

❺ 桑葚

桑树全身都是宝，桑枝、桑叶、桑树根皮、桑果均入中药。中国是种桑养蚕的发源地，成语中有沧海桑田、桑梓之地等便是明证。桑树的果实叫桑葚或桑果，呈黑色。而黑色之食物有补肝肾之阴和补血乌发的作用，因此桑果适合肝肾阴虚或肝血虚之人服用。所谓"肝肾阴虚"者就是形体偏瘦、舌头较红、头发白或干枯易落、耳鸣、眼睛干而模糊这类人，女性一般有月经量偏少、腰酸背痛、大便干或便秘等症状。需要常吃桑葚的人，可以取桑葚干与黑豆、芝麻、黑枸杞等一起研粉做成蜜丸吃，或者煮粥吃；还可以煎液弃渣后加入蜂蜜，熬至稠膏状，放冰箱，每日食用。舌苔厚腻或大便稀烂的人，不适合多吃桑葚。

❻ 猕猴桃

猕猴桃又叫奇异果，英文名是"kiwi fruit"，新西兰是出口猕猴桃的主要国家之一，现在很多人喜欢买进口的猕猴桃，但其实，中国才是猕猴桃的故乡，猕猴桃是由中国出口欧洲转而进入新西兰的。猕猴桃树是藤本的，果实有点儿像梨，故又叫"藤梨"。

猕猴桃的口感是酸甜的，这个酸与柿子的涩是很不同的。按照中医理论，青色和酸均入肝，所以这种水果对肝经有热、肝病黄疸等问题有辅助治疗作用。很多人知道猕猴桃的维生素 C 含量丰富，是"维 C 之王"，而维生素 C 又是治疗急慢性肝炎的常规辅助药物。对于胃热引起的口腔溃疡，猕猴桃也有很好的治疗作用，不严重的话，吃二至四个就会立竿见影。藤梨根有一定的增强免疫功能和抗癌作用，特别是对治疗消化道肿瘤很有效果，可用 50～100 克煎汤服用。

甘温的水果

❶ 桃子

桃子在历史的长河中被赋予了太多的人文与想象的内涵，这与桃树及桃花、桃子的外表有关。如同俊男美女，爱慕他们的人总会理所当然地美化、神化他们，艳丽的桃花最能体现严寒后春天的生机，"桃之夭夭""人面桃花"，正是人们对桃的生命力的赞美。上古时期，一切跟桃有关的东西都被认为具有驱邪除魅、保护生命的灵性，祝寿吃蟠桃和春节挂桃符就是这种民俗的痕迹遗留。历代中医典籍中，与桃有关的许多药方可以治精神类疾病、妇科的疑难病等可能也与此有关，不可完全当作事实，还要通过临床来验证。也有学者认为，桃木之所以被认为有辟邪的作用，可能与桃木燃烧时有种独特的气味，能让蛇虫等不敢靠近有关。

桃子成熟时色红，而红色入血脉，所以大家都知道桃有活血美容养颜的作用。从化学角度讲，桃子色红与其含铁量有关，是含铁量较高的几种水果之一。许多爱美的女性喜欢将桃花外用来美容，也是利用其活血化瘀的作用。

中医用得比较多的，是桃核，即桃仁。桃仁有化瘀通经止痛的作用，通常用来治疗妇科的痛经、月经不调、下腹的肿块等。桃与杏的种属关系很近，桃仁同样含有苦杏仁苷，有一定的毒性，不可多吃。

其实，用来活血化瘀比较安全的是桃胶，就是桃树自然流出来的树脂，那也是桃树的精华。桃胶有化瘀、止血、止痛的作用，可用于治疗尿路结石出血、肠道炎症所致瘀血、肚子痛等。现代研究发现，桃胶可降血脂、降血糖，是一种很有前途的保健食品。桃胶用水泡发后，与红枣、枸杞一起慢火炖，加少许蜂蜜或糖，口感也不错。

桃子虽然性温，但是属于微温，热性不强，所以寒体、热体之人都可以食用。

❷ 橘子

橘子属于芸香科柑橘属，同一科属的水果有很多，比如橙子、柚子、金橘、佛手、香橼、柠檬等，其作用都有相近之处。但非常有意思的是，橘子属温性，而其他的都偏凉，很多人都深有体会——橘子吃多了会上火，而橙子和柚子不会，目前还难以从化学或营养学的角度解释这种现象。

柑橘属水果还有第二个共同特点是，它们的皮一般都很芳香，含有较多挥发油。按中医的说法，这是辛，具有理气化痰利湿的作用。而橘子等柑橘类水果的果肉上，往往还带有皮上的一些络和气味，因此这类水果也有一定的化痰理气作用。这类水果比较适合调理气滞引起的各类胀痛，如胸闷胸胀、乳房胀、胃胀或腹胀等。从体质的角度来讲，郁滞体质、痰浊体质之人最适合吃这一类芳香的水果，尤其是佛手、金橘、柠檬等。

我解释一下"气滞"这个概念。我们身体的各种管道内和组织间隙有流动的液体和气体，液体包括血液和津液，血液运行不畅快就叫血瘀，津液不通畅就会形成痰、湿、饮；气不通畅就叫气滞。血瘀和痰湿在前文已经讲过，那么，哪些原因可以引起气的流动不通畅呢？通常情况下，液体是载着气流动的，所以痰湿或血瘀会导致气不畅。管道收缩和痉挛也会导致管道内的血液、津液或气体流动不畅，比如肝气郁结或生气。还有液体太稠或变成痰湿了，那么气也就走不动了，比如肺或气管内有痰，气就会不畅。还有饮食不当，肠道有食积也可以导致胃肠道气不通畅。

痰湿或血瘀日久，可引起肿块，比如乳房肿块、甲状腺肿、子宫肌瘤等，患有乳腺增生的人可以喝这种水果的皮泡的茶。我有个小方子，大家可以试一试，即以陈皮 12 克、天冬 10 克、麦冬 10 克代茶饮，也可以用橘叶代替陈皮。

先说说橘皮。橘皮经过蒸晒后，放置一段时间，多则几年，少则几月后，便称为"陈皮"。未成熟的青色橘皮叫青皮，青皮的理气作用更强。对于肝气郁结、肠胃气滞、痰湿阻滞之人，中医用陈皮、青皮、橘叶等调理，其作用大同小异，其理气作用主要来自皮中的挥发油。橘皮表面一层叫橘红，里面一层叫橘白，橘子果肉表面那层叫橘络。由于橘红含挥发油比较多，所以它的理气通气作用更强，当然也更温燥。如果想通气化痰，又怕上火伤津，就用温和一点儿的橘白来理气，它没有那么燥。

还有一种常用的中药叫枳实，就是枳的果实，有的地方叫枸橘李。中学课文中有一篇《橘逾淮为枳》，其实橘是橘，枳是枳，并不是因为地理因素所导致的差异，这是古人的认识错误。枳也是芸香科，但枳的果实甜度很低，味道苦、酸，其理气化痰湿作用更强，可作为陈皮的同类药来使用。

❸ 龙眼

龙眼又叫桂圆，性味甘温。中医认为龙眼补益心脾，就是既补心，又补脾。其中，补心主要是补心血，补脾主要是补脾气。也就是说，龙眼肉治心血虚兼有脾气虚比较合适，主心脾两虚。临床上我们经常看到好多患者兼有这两种或两种以上的病症，而且相互之间有联系。

心脾两虚的人首先肠胃不好，比如食欲差，多吃一些就会大便稀烂，或者胃不舒服，因而营养吸收比较差，血液中的营养成分偏低，或者有贫血，血压往往是偏低或在正常值下限的临界值。如果再加上平时体力上比较操劳，或者心事多、爱思虑，则更易消耗气血，常常会觉得疲乏。如果兼有血小板低，容易出血或者月经量特别多，那血虚症状会更加明显。因此这类人的面色会特别难看，常常是黄而没有光彩，萎黄，也就是土一样的颜色，这是脾虚所致。

另外，气血不足的人易出现失眠或睡眠浅等问题，因为主管精神、意识、思维的心脏，是要依赖于血和血中营养的，心神的物质基础就是气血。按照现代科学的理念来说，大脑神经系统功能的正常发挥，要依靠血液及其中的营养，如果气血不足，心主神就会失常，就会出现心悸、健忘、多梦等症状。龙眼肉就最适合这类人服用。中医经常加上补气血的黄芪、人参、当归、酸枣仁等让患者与龙眼肉一起服用，效果会更好一些。有一个中成药叫归脾丸，主要成分就是这些。同属于无患子科的荔枝，与龙眼肉作用近似，但荔枝温性更大一些。这两种水果，热毒重或便秘的人都应少吃。

❹ 榴梿

一说到榴梿，我们首先想到的便是它的气味，臭也好，香也罢，反正很奇特。榴梿的气味中主要含有烷、醇、硫化物和酯酸类。气味浓郁，按中医理论为辛，发散的味道都为辛，当然还有甘。此外，它太甜了，性能自然是热——硫化物含量高的，多半是热性的。甘温能补阳，辛温能发散、活血化瘀，因此榴梿适合寒性体质中的气营虚体质、气血虚体质之人。另外，榴梿可治寒性的痛经和关节痛。但热体和痰浊体质、湿热体质之人还是少碰榴梿为妙。

我常想，闻着某些气味是臭或是香，是不是也和体质不同有关？请读者朋友也观察总结一下。

著名的热带水果还有波罗蜜和杧果，古书记载其性平，但我觉得应该是微温，其热性明显不如榴梿。所以波罗蜜和杧果，热性体质之人虽然不能多吃，但可以少量尝一些。

❺ 山楂

"都说冰糖葫芦儿酸，酸里面它裹着甜……"酸甜的山楂以酸为主，甜为次，不裹上糖浆，可能多数人都不能直接将山楂作为水果来食用。山楂性微温，接近平性，所以寒性或热性体质之人均可以食用。

山楂为红色，入血脉，有活血化瘀止痛的作用，治疗外伤瘀血疼痛（如腰腿扭伤的疼痛），还有痛经时，比较常用。临床上，我多将山楂用于月经前，还有行经时月经不太通畅、小肚子痛或经血中夹有暗的血块等情况。山楂可以使月经来得更畅快，如果月经量比较多，可以用炒山楂。

山楂的第二个重要作用就是消肉食的食积，特别是肥肉。烧肉时，放几颗山楂就比较容易将肉烧烂。山楂的肉里有消化脂肪的脂肪酶，所以如果你吃油腻的东西多了，可以吃一串糖葫芦、嚼几片山楂片或喝山楂水。因为山楂有消脂肪的作用，所以可以用来治疗高脂血症和动脉硬化，现在好多中年人检查颈动脉斑块，如果有动脉硬化迹象，便可以吃点儿山楂作为预防——这种食疗方式最好能以三个月为一个疗程。山楂比较适合三高人群食用，热积、痰浊、湿热、血瘀体质之人也适合多食山楂。但胃酸过多的人则要避免食用山楂。

还有樱桃和葡萄，都有补气血和祛风湿的作用，气血虚或体弱的关节炎患者可以食用这两种水果。

甘平的水果

平性的水果有苹果、菠萝、椰子等，下面重点说一下苹果。

苹果在古代被称为"柰"，总的来说属于平性，但由于现代苹果品种繁多，一些品种的性能微寒。中医认为，苹果入心与脾，有补脾安神的作用，睡眠欠佳的人可以选用。熟透的苹果有止泻的作用，尤其是比较面的那种，比如黄香蕉苹果（又叫"黄元帅苹果"）。如果孩子、老人不愿意吃药，可以用煮过的苹果来食疗。

给大家总结一下：排排坐，吃果果，你一个，我一个。我阴虚，吃雪梨；你火旺，吃西瓜；咽干燥，含柿霜；头发少，桑是宝；口长疮，猕猴桃；每日柰，免病灾；皮肤好，选桃胶；油脂化，食山楂；要通气，橘子皮；常失眠，啖龙眼；痛与寒，爱榴梿。

12
吃什么就补什么吗

在民间习俗里，吃什么补什么的说法由来已久，中医的专业术语叫"以脏补脏"。这样的例子，可以说不胜枚举。腰酸背痛，吃羊腰子或猪腰子补肾；脚膝无力，吃炖牛筋；胃不好，炖个猪肚吃；消渴病，也就是糖尿病，煮猪的胰脏吃；睡眠不好、心神不养，吃黄花菜炒猪心；嗓子不好，那就喝"曲项向天歌"的鹅的血；食欲不好、不消化，吃鸡内金；皮肤干燥，吃猪皮或驴皮胶；眼睛不好，吃萤火虫；天天脸红脖子粗、肝火朝上，就吃一些沉入水底的贝类；身体热毒重或有胆囊疾病的人，就吃生命体内最苦寒的天然消毒杀菌剂，如蛇胆、猪胆、牛黄、马宝等；性能力、繁殖能力弱，吃蚕蛾；男性雄风不振、阳痿，吃狗的睾丸；精子不足，吃鱼白；女性月经量少、不孕，吃林蛙的卵巢及输卵管……那么，真的能吃什么就补什么吗？

这句话不能说全错或全对，必须理性分析，看怎么理解。

首先不要把补什么等同于治什么。以脏补脏当然是补虚损，但是很多内脏的病不见得就是虚损。比如腰痛，就有很多原因，急性腰扭伤或肾结石所致腰痛，吃羊肾、猪腰肯定没有效果，吃一百个也不见得有什么作用。只有对肾虚精亏所致的腰痛，羊肾才有辅助治疗作用。睡眠不好，同样有许多原因，心火、痰浊等原因都可以引起，但只有心血虚导致的失眠，吃猪心炒黄花菜才有一定的作用——所谓"补"，当然是针对其虚损不足而言。一些动物内脏或组织，由于其化学成分、内在的激素或递质相近，通过食用它们确实可以补充特定器官的营养成分或激素的损耗，这也是不可否认的事实，不能一概斥之为迷信或荒唐。还有的科学家提出了一些新的观点，即一些内脏器官的疾病与自身免疫性炎症有关，吃类似的内脏可以起到类似脱敏的作用，这个理论也有待于进一步研究证实。

下面我就选择几种代表性的食物，说说其食疗价值。

羊肉：在常见的食用家畜中，羊肉和鹿肉的温性最大，牛肉有健脾助消化的作用，猪肉偏寒，所以常吃牛羊肉的人好像阳气更旺一些。牛羊肉对于虚寒体质之人较为适宜，猪肉对于热体之人较为适宜。针对妇女产后因气血不足而出现怕冷、肚子痛或月经不调等症状，中医有一个名方——当归生姜羊肉汤，就是羊肉 500 克加生姜和当归各 25 克。虚寒体质的女性，也可用此汤滋补。

羊肾：虽然猪肾、牛肾都可补肾虚，但以羊肾为最好，可治疗肾虚所致腰酸背痛、耳鸣、听力下降、小便次数多、阳痿等症状。临床上常将羊肾捣烂后与其他中药一起做成丸药。羊肾对于肾阴虚、肾阳虚或肾精亏损的人皆有滋补功效。

羊髓：羊骨髓、牛骨髓、猪骨髓或脊髓等，有补髓填精的作用。中医虽然没有补脑一说，但有补髓填精的说法。脑子，中医叫"髓海"，髓海空虚的表现为记忆力明显减退或痴呆，肢体萎软，严重的可致下肢瘫痪，有神经系统或造血系统的疾病，比如脑萎缩、脱髓鞘病变、神经系统的结核等，霍金患的病就属于这种类型。这类疾病的治疗极其困难，无论中医还是西医，都没有特别好的办法。但如果在疾病发展的早期发现，用羊脊髓进行食疗，会有一定的效果。

还有就是因纵欲过度而肾精耗伤、虚火上炎的患者，同样可以用补髓填精的方法治疗。这类人往往面红油光，咽干、咳嗽、痰多，上面有火，下面却肾虚，腰酸腿软，小便次数多、尿中有白浊、尿道疼痛，脉快而无力。中医称之为"上实下虚"。

因为这种病需要长时间治疗，所以通常用髓与其他补肾的中药一起做成丸药来长期调理，有一定的效果。髓往往含油脂，肠胃不好的人吃后易腹泻，因此可以加健脾止泻的中药，如山药、莲子、芡实等。

猪胰：虽然古人不知道胰脏中有消化脂肪和蛋白质的酶，但他们很早就知道它有洗涤油腻的作用，所以拿来作洗涤用，称之为"猪胰子"，有的地方现在还管肥皂叫胰子。因此，胰腺是有健脾止泻和涤浊效用的。脂肪等黏的东西堵塞在局部，可以引起一些疾病，比如有些哺乳期妇女的乳汁少，就是由于乳管堵住了，而猪胰就能起到通乳管的作用。还有肺部的黏痰堵住气道，会引起咳嗽、气喘等，也可用猪胰治疗。

用胰来治疗糖尿病，是民间的做法，主要是将生的胰晒干后食用。我们现在已经知道糖尿病主要是胰岛的功能受损所致，胰岛有分泌胰岛素的功能，但是整个胰与胰岛素还是不一样的，胰里还有许多其他的激素。清末民初有位名中医张锡纯，他有个方子，是将猪胰与黄芪、山药、山萸肉等同用，对于糖尿病有比较好的疗效。有人说，煮了之后，胰岛素的活性都没了，怎么可能还有降糖作用呢？相似的还有麦芽里边的淀粉酶，按理说，水煎后淀粉酶已因高温失去了活性，不会再有效了，但从临床反馈来看，水煎后的麦芽仍有一定的助消化效果。这还有待严格的临床实验分析来验证。

猪心：猪心性味是甘咸平，有补心养神的作用。可以用来治疗失眠、健忘、心慌、害怕或精神失常等症状。有这些症状的患者，同时一般还会伴有心血虚或心阴虚的症状；心血虚的患者通常舌头、

273

嘴唇和面色都比较淡，心阴虚的患者通常这些部位都比较红。猪心可以和红枣、人参、当归同用，或与黄花菜一起炒，我有时建议失眠的患者晚餐吃猪心炒黄花菜，因为黄花菜也有安神的作用。

中医认为，家禽中鸡肉为温性，鸭、鹅为寒性。

鹅血：鹅血历来被认为有解毒化瘀的作用。民间主要用鹅血来治疗喉癌、食管癌、肝硬化和腹水。食用方法主要是把生的、温的鹅血，加少量黄酒，直接喝，一次约喝100毫升。

鸡内金：鸡内金是鸡肫的角质内膜。鸡肫的学名是"砂囊"，有的地方称为"鸡肫脯"，里边有一些小石子，用来帮助研磨食物以促消化。所以鸡内金的第一功能是健脾消食，帮助消化，是中医常用的助消化药。因此，如果有人吃多了，便可以将鸡内金打成粉吞服。名医张锡纯认为，鸡内金既然可以消化小石头，那么其消化力一定很厉害，可以化掉身体里的肿块和石头，所以鸡内金也可以治结石和肿瘤。如果是研磨吞服，那么一次二三克即可。

蛇肉：蛇是冷血动物，不是常见的食材，但现在也有养殖的蛇。蛇肉味道鲜美，具有祛风湿、通经络、清热毒的作用，主要用于治疗顽固性关节痛，如类风湿关节炎、中风后遗症等。蛇还有一个非常特别的作用，就是对治疗顽固性皮肤病有特效。我在临床上治疗皮肤病时很喜欢用这个药，对于一些顽固的皮肤病，我必用蛇类来治疗。比如银屑病（俗称"牛皮癣"）、白癜风、麻风病等。当然，我在此呼吁，要保护自然环境，禁止捕食野生蛇类。现在由于大量使用农药及灭鼠，使得蛇的主要食物蛙类及鼠类大量消失，因此蛇在一些地区几乎绝迹。

蛤蟆：蛤蟆学名"蟾蜍"，人们常戏称痴心妄想的人为"癞蛤蟆想吃天鹅肉"，其实天鹅肉可能还没有蛤蟆肉好吃。民间认为蛤蟆有解毒作用，如果孩子皮肤不好，容易长红斑或疖子，就可以食用它。其实，蛤蟆的解毒作用主要在其皮。我讲一下自己的亲身经历。高中毕业那年暑假，我下地干农活时，脚在水田里泡的时间太长，结果烂了后感染发炎了，拖了几天，后来腹股沟淋巴结大得像鸡蛋似的，去一个外科医生那儿检查后，他说要开刀。由于我很快要去上大学了，没法开刀，我母亲就找来几只蛤蟆，把剥下来的蛤蟆皮直接贴在我肿的地方，没几天，肿就消下去了——还没进大学校门，母亲就我给上了一课。现在我知道了，蟾蜍皮腺体中的蟾酥还有强心和抗癌的作用。

13

山珍海味真的能大补吗

现如今，山珍海味已被摆上寻常百姓家的餐桌，早就不是只有帝王与土豪才能享有的了。山珍主要指山里的野味，包括珍稀的山林菌类，如猴头菇、松露、松茸、竹荪等，当然我们平时吃的香菇、蘑菇、金针菇等也是山珍，只是珍而不贵；海味主是指水中的一些珍贵的鱼和贝类，如鱼翅、海参、鲍鱼等，当然我们不主张吃鱼翅，而且海参、鲍鱼及其他的贝类的功效也与之近似，可供大家选择。

说起人们喜欢山珍海味的原因，本质上是因为喜欢鲜，没有哪个国家的人能比中国人更讲究食品的鲜味了。我们通常对一道菜好坏的评价标准便是鲜不鲜，尤其是沿海地区的人。鲜的本质是氨基酸的盐类，味精便是谷氨酸与钠结合而产生的盐。氨基酸是组成蛋白质的基本成分，就像我们吃的淀粉要分解为葡萄糖才能被吸收一样，蛋白质也要分解为氨基酸才能被吸收。我们煮肉煮得久了，蛋白质就会分解，比如鸡汤里就有谷氨酸钠和其他氨基酸的盐类。可以说，对鲜的依赖是身体需要蛋白质的信号，但过度迷恋鲜也是追求感官的快感，如同嗜辣一样。

从中医的角度来看，不同的山珍海味有不同的特点。要注意的是，动物类山珍大多为国家保护动物，出于保护环境的目的，我在此也呼吁每一位读者都不要去捕杀野味。在这本书里我不会讲这些动物的功效，也希望今后永远不讲。但山珍中的一些菌类和海鲜，有不少已经人工培育成功，成为日常食品，所以本节我们只谈这些。

菌类

菌类不是植物，而是非常低等的生物，多生存于富含腐殖质的山林里或腐烂的树木上，它们仅从腐化的东西内吸收营养，并将其转化合成为大量蛋白质、维生素等营养物质，真正体现了化腐朽为神奇。这也说明了大自然的世界里没有垃圾。

由于食用菌与人类的亲缘关系非常远，因此，我们食用这些菌类对免疫功能会有很大的刺激性。什么意思呢？人的免疫系统对越是陌生的外来物，反应越激烈。这跟我们家里来了个人是一样的，如果是一个熟悉的人进来，你不会有惊异的反应，如果突然闯入一个素不相识的陌生人，你自然会有较大的反应。所以，**绝大多数菌类都有增强免疫功能的作用，按中医的说法，食用菌类大多有很好的补气作用，适用于体虚之人**。如蘑菇、香菇、金针菇等，均有这样的作用。

所以食用菌对于预防和治疗癌症是十分理想的选择，是天然的抗癌良药。我曾治疗过两例均为四十多岁的胃癌患者，病情和病理切片是类似的，术后我让她们每天喝薏米粥、吃些香菇等菌类。一位患者手术后一直服中药，并且坚持食疗，现在已经过去了二十多年，仍非常健康；另一位患者则根本不当回事，手术后一年多便开始忙于生意，到处跑，结果再一年多后就癌症复发，去世了。虽然这是个例，但病后的保养还是很重要的因素。茯苓、灵芝能够补气也是基于同样的原理。

食用菌所含成分多为蛋白质，干菌类所含成分中三分之一是蛋白质，脂肪和糖的含量极低，因此对消化器官的负担较小，有利于肝病患者，肝炎、肝癌、脂肪肝患者都适合吃。大多数食用菌性平，不寒不热，各类体质均适宜。菌类味道淡，质地滑而不黏，绝大多数都具有化痰利湿、帮助减肥的作用。从这方面来说，菌类适合痰湿、湿热或有积滞的人食用。有些人既追求味道好，又要健康、不长肉，想要三全其美，非菌类莫属了。当然各种菌类也有各自的特点，我现在挑几种谈一下。

蘑菇、香菇、平菇、松茸等都有补气开胃、理气化痰的作用。蘑菇性微凉。香菇，有的地方叫"香蕈"，香味浓一些，所以理气化痰的作用更强一些。菜市场最常见的是平菇，古时中医书上叫"侧耳"，性能略温，有通经络、散风寒的作用，对关节痛、腰腿痛有一定的作用。松茸，古时称为"松蕈"，也有类似通经络的作用。松茸比较名贵一些，一般人不必去追求，其营养价值和食疗价值不见得比普通的菌类高多少。

还有生于竹林或腐烂竹叶覆盖的土里的竹荪。由于竹子偏寒，因此竹荪较适用于偏热的体质。寒性体质之人如要食用，可加一些热性的调料，或与热性蔬菜同食。

黑木耳色黑而滑利，作用有些特殊，除了上述补气共性外，还有凉血化瘀、止血和通便的作用。所以对于便秘、痔疮出血及其他出血，如月经量多、外伤出血等，都有一定的止血作用。体内出血在正常情况下，是可以自己止血的，但如果有血块堵在某个地方，即中医所说的瘀血，那么血就会一直不停地流，止不住，必须把瘀血化掉后，才能止血。这就好像发洪水是因为河道有的地方堵住了，此时光筑堤坝不行，必须疏通河道才行——这就是化瘀止血。黑木耳就有这样的作用。现代研究证实，黑木耳能抗凝、抗血小板聚集和抑制血栓形成，有疏通体内的"河道"，也就是血管的作用，可以预防动脉硬化。陈立夫老先生寿至一百零一岁，他每天都要吃一碗煮烂的黑木耳山楂红枣汤，所以即使人到老年，血管还像年轻人一样健康。可以说，黑木耳就是蔬菜中的阿司匹林。但黑木耳性滑利，肠胃虚寒、大便稀之人不宜多吃，它比较适合体质偏热之人，体质偏寒之人如果要吃，可以在其中加入热性的调料后再食用。

银耳色白，又叫白木耳，按中医的说法，白入肺。银耳煮后可膨胀几十倍，因为它含有丰富的糖胺聚糖，可以吸水，进入人体后同样可以拉住水，中医管这叫"滋阴润燥"，特别是润肺阴，可以治疗肺阴虚的干咳少痰或痰中带血。《红楼梦》中的林妹妹因为有肺结核病，所以常吃冰糖银耳燕窝羹。银耳比较适合阴虚体质的人食用，痰湿或湿热体质之人尽量不要吃，因为它能助湿，湿就是水液的停滞。

贝类

贝类大多甘、咸，带腥味，味道鲜美。按中医理论来讲，咸入肾，腥的、有咸味的肉类可补精。《黄帝内经》有"精不足者，补之以味"的说法，就是说若一个人精不足，便需要有滋味的东西来滋补。所以贝类如牡蛎、河蚌、淡菜、鲍鱼等均有补精血的作用，另外，海参和虾类同样有补精血的作用。

什么是精血不足呢？前文"中医之肾：为何被称为人的根"那一节有详细讲解，此处我再简单说一下。一般这种人是先天不足，或纵欲过度，或女性因月经量、白带多而伤了精血，人比较干瘦，没有神采，常有头晕、脸上潮红、耳鸣、腰酸腿软、夜尿次数多、阳痿早泄等问题。很多人看见海参有治阳痿的作用，就以为它是壮阳药，这是错误的。导致阳痿的原因有很多，有的是因为"油"少了，"火"自然旺不起来，而贝类的作用大多是补精血，就相当于加

"油"，所以只对这种情况的阳萎有用。如果是其他原因引起的阳痿，吃贝类非但没有用，甚至还可能是有害的。过多食用海鲜可以诱发痛风，还指望它能壮阳吗？

中医常将这些贝类的壳入药，如牡蛎壳、石决明（鲍鱼的壳）、珍珠母（河蚌的壳）等，它们有潜阳的作用，就是让阳气往下沉，与阴交融，阴阳就会像夫妻一样相亲相爱。如果阴不足，拉不住阳了，属热的阳就会相对亢奋，往上蹿，此时人常有阵发性潮热、出汗、头晕，而且两颧处的皮肤多是红的，中医称之为"阴虚阳亢"，很多疾病如高血压病、结核病、更年期综合征等，都可见这类症状。这时就需要潜阳，这样的人下次吃鲍鱼时不妨留下壳，用壳煮水代茶饮。

不知道大家是否注意到，各国国宴的菜虽然有不同，但通常都会有菌类、贝类或深海鱼，不仅是由于其味道鲜美，更主要的是因为它们是健康食品。

我们在平时一定要吃适量的山珍海味，味美，身体就美，生活自然也美滋滋了。

14

茶、咖啡、牛奶、酒——
有益还是有害，要看谁喝

谈到饮食，从量和频率上讲，饮品一定比饭菜要大得多、高得多。当喝某种东西已经成为大众习惯时，可能大家就不太会去关注它的潜在危害了，比如茶、咖啡、牛奶等。这些我们长年累月，甚至一辈子饮用的东西，对健康的影响可以说是非同小可。下面我就来谈谈饮品的选择。

茶

敬茶是中国人待客的基本礼仪，茶与每个人的生活密不可分。然而，饮茶不当所致损害健康的情况可能还要超过茶对人的益处。尽管茶的历史悠久，但饮茶成为一种普遍的生活习俗，主要开始于唐朝。唐朝时出现了民族大融合的局面，各民族间相互影响，北方的游牧民族对汉人的生活习惯也产生了较大的影响。游牧民族以食牛羊肉、奶制品为主，他们体格壮实、肠胃厚实，餐后饮解油腻的茶，可爽口提神。饮茶的流行与这一历史大环境有很大关系，陆羽的《茶经》即成书于此时。了解了这一背景，对于哪些人适合饮茶、饮何种茶、何时饮茶等问题就比较容易理解了。

中国有绿茶、红茶、黑茶等多种茶叶，从中医的角度看，茶味苦、微甘，性寒，性能沉降往下。红茶和黑茶经过发酵后，苦寒性要弱一些。

茶叶有三大基本功能。一是苦寒能清火，尤其适合清头面之火，头面有热毒者可饮茶来缓解。中医治头痛的名方川芎茶调散，用的就是茶叶。二是能消解油腻、解酒毒，若吃得比较油腻，可以饮茶来解腻。长期饮浓茶的人往往脂肪吸收减少，人会消瘦。三是醒神利尿，一般人服用茶水后会神清气爽、小便通畅。

可以看出，肠胃厚实、舌偏红、体质属热之人较适合饮茶，如热积体质、湿热体质中热重于湿者，及表密体质之人等，过多食用酒肉者也可以在短时间内通过饮茶来化解。气营虚体质、气血虚体质、寒湿体质、肠胃虚弱者、易兴奋而睡眠欠佳者，均不宜饮茶。大便秘结者不宜喝浓茶，因为茶苦涩，能导致便秘。体质不适合饮茶者，即便饮茶也应挑选苦味不明显的。饮茶，自己的口感很重要，要记住苦能泻，甘能补。我比较喜爱口感略甜的茶，如绿茶中的白茶和发酵后口感较好的茶。

茶叶的主要成分是咖啡因、茶碱等碱类和鞣质。咖啡因有兴奋中枢的作用，茶碱有利尿、抗炎、抗氧化作用，鞣质有收敛作用。氧化是人体的基本功能，氧化过程中会产生一些对人体有害的物质，氧化损伤更是许多疾病的主要原因，好在人体自身有一整套抗氧化损伤的物质。外源补充抗氧化物质可以减少损伤，预防多种疾病，但过度抗氧化则可能抑制人体的基本机能。

长期不当饮用浓茶或苦寒性强的茶，易损伤脾胃阳气，导致脾胃虚寒，进而引发腹痛、腹泻或便秘。茶性利，能损耗元气，长期不当饮用，还可致关节痛或痰湿凝聚成肿瘤。我有一位亲戚，每次泡茶的茶叶量都超过杯子容积的二分之一，茶水味道极苦，一般人难以下咽，后来他因腹部肿瘤去世。虽然我目前还没有证据证明二者间有必然联系，但这样长期喝浓茶，伤身是无疑的。

一些茶叶制造商为了牟利，过度渲染茶叶的众多益处，把寻常的几片茶叶炒到天价，这无疑是荒唐的。我的哲学是：世间无神物，合即益，不合即害。

咖啡

咖啡是舶来品，传统中医典籍中并无记载。下面，我从咖啡的气味和人喝咖啡后的反应，尝试作初步的分析。

咖啡与茶相似的地方是均有苦味，都含有咖啡因，都有醒神、开胃、利尿的作用，但咖啡经过烘烤后有焦香味，按中医的说法是味辛、苦，性平或微温，没有茶的寒性。中医认为辛温芳香能理气，苦温能燥湿，所以咖啡有理气化湿的作用，更适合寒湿或湿重于热的体质，其辛香醒神的作用，也适合郁滞体质和气血不畅之人。由于咖啡饮品中常添加植物脂末（又称"奶精"）、牛奶和糖等，如果过量饮用咖啡，就必须考虑这对健康的不利影响。

牛奶

牛奶已经成为普通百姓很重要的日常饮品，但近年来有关牛奶对身体健康是好是坏的争议从未停止。捧牛奶的人说"每天一杯奶，强壮中国人"，认为牛奶是最理想的营养品；贬牛奶的人则认为牛奶是许多肿瘤疾病的罪魁祸首，特别是乳腺癌，而且牛奶也容易引发过敏类疾病。

在中医看来，孤立地谈某个食物或药物有害还是有益，是毫无意义的。红烧肉坏吗？对于缺少营养的体力劳动者来说，它就胜过任何补品。红烧肉好吗？对于高脂血症患者来说，它就是毒药。苹果有毒吗？没有人会这么说，但对糖尿病重症患者来说，苹果不啻毒药。

牛奶毫无疑问是营养十分丰富的佳品。按中医的说法，生牛奶性微寒，熟牛奶性平或微温，马奶和驴奶均属寒性，羊奶性温。总的来说，乳制品有滋阴和补益精血的作用，牛奶被称为白色的血液，是有几分道理的，因此奶适合阴虚和精血不足的人食用。古人的说法是适合虚赢之人。所谓"赢"，就是"亡""口"下面"月""羊""凡"，意思是病态的瘦弱。

由于孩子处于发育期，需要大量营养，又是热性的纯阳之体，所以停止哺乳后，可以给他喝奶；肠胃好的瘦弱老人，也可以饮用牛奶，补充营养；一些患有消耗性疾病的人，如果舌头偏红，就可以食用奶制品；如果肠胃寒又想加强营养，就可以饮用煮过的奶或酸奶。

牛奶味甘性微寒，富含脂质与蛋白质，属于凝滞之物，故消化力弱或寒体、湿体之人不宜喝生牛奶或冷的酸奶。寒湿之体、热积之体、湿热之体，如果没有明显的营养不良，就不宜将牛奶作为日常饮品饮用，否则有害无益。舌苔白腻或黄腻、大便黏滞或溏稀之人，均不适合奶制品。

酒

人类如果没有酒，历史必定改写。喜庆的场合没有酒，便没有喜庆的高潮；朋友聚会、洞房花烛、金榜题名、他乡遇故知时，如果没有酒，总觉得索然乏味，没有气氛。

酒更是一味重要的药，繁体的"醫"字下面便是一个"酉"字，意思就是酒。医与酒密不可分，酒可以作为溶媒，有助于溶解草药中的某些特殊成分；更重要的是酒本身有活血化瘀的作用，适量饮酒可起到疏通血脉的效果。中医名方炙甘草汤和瓜蒌薤白白酒汤都用到了酒，二方同是用来治疗心脏疾病的。此外，治疗血瘀头痛的通窍活血汤如果没有酒，效果便不显著。所谓适量饮酒有利健康，当以一小杯低度酒（如米酒）为宜。当然，每个人体质不同，饮酒量也略有差异。

饮酒是一件非常个体化的事，有人斗酒诗百篇，有人喝几口即醉。从中医角度讲，有些体质饮酒有利健康，有些体质则不适合饮酒。气营两虚体质、郁滞体质、气血虚体质之人，均适合少量饮酒以利活血养血；而湿热体质、阴虚血热体质、脾虚体质之人，不宜饮酒。另外，肝脏、肠胃不好的人都不宜饮酒。

很多人知道过量饮酒伤肝，可以导致肝硬化，其实过量饮酒不但伤肝，也能损害全身的各个器官组织，如脑、胃肠等，甚至会影响精子质量——当你知道借酒消愁的陶渊明的孩子都是痴呆儿时，便会对"悠然见南山"有另一种解读了。

过量饮酒者，最常见的症状便是大便稀或腹泻，这反映了肠胃吸收营养和水液的功能受损。在中医眼中，负责肠胃吸收营养和水液的脏器是脾胃，所以过量饮酒，伤的是脾胃的阳气。我治疗的许多饮酒致病的患者，舌苔水滑和舌色紫暗的居多，这也是阳气受损，水液和血液循环郁阻的表现。我常用干姜五苓散治疗此症，其中有干姜、苍白术、茯苓、猪苓、泽泻等，即用干姜代五苓散中的桂枝。如果有痰，可加半夏；有热象者，加黄连、葛根等。

15

癌症患者怎么吃

癌症是许多人的噩梦，大多数人谈癌色变。本来天不怕地不怕的人，在得知自己得了癌症后，生活方式会立刻改变，这也是人之常情，有些人只有在遭遇重大变故后才能痛定思痛，痛改前非。我在临床上最常被癌症患者问到的是："蒋医师，我要吃点儿什么补药或保健品吗？我要注意忌口吗？是不是发物不能吃啊？鸡能吃吗？虾能吃吗？吃灵芝可以提高免疫功能吗？吃虫草、海参对吗？"诸如此类问题。

癌症患者怎么吃，并没有统一的标准，也不可能有统一的标准。首先，"癌"是个笼统的总称，不同的癌症，病因、预后天差地别，如甲状腺癌、乳腺癌与胰腺癌，虽说都是癌，但恶性程度相差非常大。其次，即便名字是同一种，比如同样是肺癌，但病理也分为鳞癌、腺癌、小细胞癌等，还有肿块的位置、大小、是否有浸润转移等不同，再加上是否接受了手术及放化疗、放化疗后的反应，等等，这些都会影响饮食方案的选择。再次，即便得了同一种病理类型的肺癌，不同体质的患者，其预后及饮食结构也要有相应的调整。

因此，本节按什么癌、什么人、什么阶段，分别来谈谈饮食的不同方法。

肺癌患者的饮食法

肺癌是目前高发的肿瘤之一。中医分析，肺癌属于痰浊瘀毒，患者整体状况以气阴两虚居多，这是一个总的情况。因此饮食上当以化痰解毒、补气养阴类食物或中药为主。化痰的食物有梨、萝卜、芋头、慈姑、荸荠、海带、紫菜、柑橘类水果或果皮、冬瓜、杏仁、薏米、绿豆等；补气的食物可以选择菌类，如香菇、蘑菇、黑木耳等，还有小米、山药等；养阴的食物有银耳、百合、莲藕、梨、蜂蜜、甘蔗等。

那么，什么体质的人容易得肺癌呢？据我临床的观察，易得肺癌的体质有气阴两虚、郁滞体质、痰浊体质、热积体质这几种。

气阴虚体质的肺癌患者往往较瘦，肺活量偏低，年轻时可能得过肺结核或其他肺病。针对这类患者，中医常以黄芪、党参补气，麦冬、北沙参补阴，再加一些其他化痰解毒药。食疗方面宜选择上述养阴化痰补气类食物，如梨，可以吃冰糖炖梨。

郁滞体质的癌症患者对自己得了癌症会非常恐惧、担心，做好他们的思想工作尤为重要。这类人往往虚弱且气、血、津液不通畅，用药必须兼顾而细腻，量不可大。食物以补气血类和芳香类为主，如瘦肉，可以吃清炖牛肉汤，还可以喝莲子米仁粥，要注意，饮食不能过热过寒。这类患者对放化疗也很敏感，副反应较大，需随时根据情况调整用药及食物。

痰浊体质和热积体质的癌症患者易被滋补的保健品误事，尤其是热积体质的肺癌患者，大多需要通利化痰清热毒，一般不需要服用补品。饮食上，痰浊体质之人以化痰利湿为主，热积体质之人以通便化痰清热毒为主。

最后再说一下不同阶段的饮食原则：肺癌早期，饮食以化痰为主，兼顾体质；手术期，要适当以补气阴和补气血的食物为主，避免吃活血的中药和食物；化疗期，要以补气血、健脾利湿为主，不要以为化疗后人虚弱，就给患者吃大鱼大肉，应该以易消化的清淡饮食为主；癌症后期，食物要以富营养和易消化为原则。

乳腺癌患者的饮食法

在中医看来，乳腺癌的发病机理以肝气郁结、痰浊瘀毒和肾虚三者复合为多。西医认为，乳腺癌部分与遗传有关，与雌激素的过度刺激、不育、不哺乳、高脂饮食、情绪失畅等均有关联。因此，应以疏肝理气的芳香食物、消脂化痰通乳管的低脂饮食为主，阴虚者可加滋肾阴、清肝火的食物。

疏肝理气以柑橘类水果或果皮最宜，可泡陈皮、青皮茶喝，也可以用香橼、佛手、枳实泡茶喝，还可以用芳香、清肝火的花，如梅花、薄荷等。如果兼有阴虚，加天冬 15～25 克；如果血脂高，可以加山楂或红曲。

化痰可以用瓜蒌皮，也可以吃瓜蒌子当零食，每天 10～20 克。芋头也是很好的化痰食物。气阴虚的人可以吃川贝炖梨。

补肝肾之阴的食物，可选白芍、枸杞、桑葚、龟板、银耳、猪肝等。

我在临床上发现，乳腺癌患者以阴虚肝郁或肝火旺为多见，热积体质的人也有不少。这两类体质之人的饮食，可参考第四章"体质养生"的内容。接受西医内分泌治疗的乳腺癌患者，多有肝火旺伤阴的表现，饮食上尤其要避免热性、辛辣刺激的食物，可以用栀子花、菊花、薄荷等泡茶喝，或者加白芍、天冬、北沙参、地骨皮等。

肝癌患者的饮食法

肝癌的发病机理还是比较明确的，与乙肝病毒、肝硬化、过量饮酒及食物中含有的黄曲霉毒素等有关。肝脏是个生化工厂，人患上肝癌时，消化功能明显减退，蛋白质生成能力下降，所以饮食应以低脂易消化为总原则。

从中医的角度看，肝癌属于瘀毒，和脾虚关系最密切。中医的常规治疗是补气健脾利湿、助消化和清热解毒、化瘀合用。补气健脾的中药有黄芪、白术、茯苓、猪苓、鸡内金、麦芽等，补气利湿的食物也有很多，如菌类的蘑菇、香菇等，米面类的山药、莲子、薏米等，最适合肝癌患者的解毒类食物是蟾蜍，可以用蟾蜍炖汤喝。

这类癌症患者多伴有肝硬化，而甲鱼和乌龟均有软坚散结消肿块的作用，尤其适合舌红的患者。要注意甲鱼的选择，一些人工养殖的甲鱼质量较差，最好选择野生或在活水中养殖的。如果食欲差，可以喝龟甲汤或鳖甲汤。

如果患者后期出现腹水，可以多食用豆类熬煮的汤或粥，如炒扁豆粥、薏米粥、绿豆粥、赤豆鲤鱼汤等。

胃癌患者的饮食法

胃癌是消化道最常见的肿瘤，其发病与饮食不节制有很大的关系。从中医的角度分析，胃癌以痰浊或痰湿瘀结为基本病机，患者以痰浊体质、寒湿体质或湿热体质居多，少数也有气营两虚兼局部湿热。据我临床诊疗发现，以痰湿瘀结最为常见。

所以胃癌患者的饮食应以化痰、利湿、理气、化瘀为主，香砂六君子汤加四苓散是常规治疗。要避免油腻难消化的饮食，尽量以粥

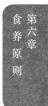

类为主，如小米粥、红薯粥、大米粥、南瓜粥、山药粥、莲子粥等。舌暗苔滑的患者，还要避免食用生冷瓜果及寒性蔬菜，若要食用，可以在烹饪时加一些温性的香料，如姜、苏叶、洋葱、陈皮、胡椒、肉桂等。

一些书上说胃癌患者要避免食用辛辣食物，这种说法是不正确的。胃癌患者，如果是舌质红伤阴的，应避免辛辣；但要是舌暗紫、舌苔滑或白腻，则完全不用避免辛辣，他们恰恰需要温通芳香的化湿、理气的食物。

如果湿热体质之人患上胃癌，可以多食薏米粥或薏米绿豆粥，薏米有很好的抗癌作用。

胃癌患者化疗后，如果胃肠道反应较重，面部暗黑，上吐下泻，此时一定要在健脾、益气、止呕基础上加利湿化湿的药物。我在临床上治疗过很多胃癌患者，他们大多化疗后反应很大，无法进行下去，而转用中药后则很快改善症状，中医治疗的基本思路就是健脾、化痰、利湿。

菝葜根和藤梨根都有很好的抗癌作用，尤其适用于治疗胃肠道肿瘤，可以各用20～30克，煎后代茶饮。如果胃癌患者有舌红、无苔等症状，就是伤了阴，可以用北沙参、麦冬各20克，代茶饮。

大肠癌患者的饮食法

中医认为，大肠癌早期的基本病理是湿热瘀滞，经过手术或放化疗以后，存在一些气血虚的问题。中医的治疗方法是补气血、健脾和清湿热兼通便的数种方法并用，效果理想。

大肠癌患者的饮食可参考胃癌的湿热体质之人，薏米、炒扁豆、木耳、蘑菇、藤梨根等，均可供选择。对于消化道肿瘤患者来说，保持大便通畅很重要，平时要多食用富含膳食纤维的食物来保持大便通畅。每天食用杏仁、桃仁、巴旦木（任选其一）15～25克，既可抗癌，也可通便。桃胶有化瘀止血的功效，也比较适合胃肠道肿瘤患者。

　　癌症患者的饮食与癌症的类型、患者的体质及当时的状态都有关系，本节只是谈了一些大的基本原则，具体食疗方案还要根据患者的情况灵活调整。

16

"三高"人群怎么吃

一次在与朋友聚餐时，一个六七岁的孩子突然对她父亲说："爸爸你'三高'，妈妈说你不能吃肥肉。"我问她："啥是'三高'啊？"她流利地回答："血压高、血糖高、血脂高。"逗得一桌人开心地大笑。

连幼童都知道什么是"三高"，这真不是一件令人高兴的事。据统计，我国"三高"的人已多达几亿。很多高血压患者吃完药，就乐滋滋地说："我血压正常了。"这给人一种错觉，以为他的病治好了，又可以怎么高兴怎么来了。可如果一种疾病需要一辈子服药才能控制，这能叫治好了吗？其实，很多科学家曾做过临床试验，对于早期的"三高"患者，通过低脂、富含果蔬的健康饮食等改变生活方式，比药物治疗更有效。

高血压病

高血压病是西医病名，血压指血管壁受到的压力。首先，人体的血管是一个管状网络，当这个管道内的液体太多时，血管壁受到的压力就会升高。血管内血液的总量被称为血容量，如果一个人吃得太咸，盐就会吸收更多水分，血容量就会上升，血压就会跟着升高，按中医的说法就是水湿导致的血压增高——这是高血压的原因之一。所以，减少盐的摄入量，用利尿剂、中医的利湿药，或者运动出汗等，都可以治疗高血压。

其次，如果血液太黏稠，那么当血液流经小血管和毛细血管时，其中的细胞就不容易通过，会堵在那里，而心脏为了推动血液往前走，就会升高压力强行推动。因此，血液中的有形成分增加，如血脂、血糖或其他各类成分增加时，血压也会升高。中医的说法是痰浊导致血瘀，进而引起血压升高。所以血糖高、血脂高，都可以引起高血压病。

再有，如果人经常处于压力状态下，很紧张，就会导致血管收缩，从而也会使血压上升。

从上述分析可以看出，"三高"主要是生活方式病。从中医的角度来看，体形偏胖的高血压病患者多半是痰湿体质，痰湿型高血压患者占总患者数的三分之一左右，其次是血瘀，再有就是热积体质，体形偏瘦的高血压病患者的健康问题大多是阴虚阳亢引起的。

因此，高血压患者饮食不宜过咸，也不宜过于油腻。荤菜以深海贝类或鱼类为宜，痰湿型高血压患者饮食不能过于寒凉，热积型及阴虚阳亢型高血压患者要避免吃过于热性和辛辣的食物，不宜饮浓茶、咖啡和酒。

痰湿型高血压患者平时可多吃利湿、化痰、化瘀的食物，如芥菜、枇杷、萝卜、扁豆、薏米、山楂等。平时可用车前子20～30克泡茶，车前子有利尿降压的作用。

对于阴虚阳亢的高血压病，偏热型的高血压病患者可以用石决明（鲍鱼的壳）100克，加2.5升左右的水，煮1小时，然后用这个水来泡茶喝。面部红的阳亢证型高血压病患者可以用这个水泡枸杞和菊花，效果较好。还有个名方叫雪羹汤，就是海蜇荸荠汤，用海蜇

30 克、荸荠 15 克切块，加清水和少量盐，煮十几分钟即成。另外也可以用 250 克芹菜煮一两分钟，压汁，加蜜后饮用。

高血糖（糖尿病）

糖尿病分为 1 型和 2 型，1 型糖尿病是先天性胰岛功能受损，必须注射胰岛素，2 型糖尿病虽然也与遗传有一定关系，但主要与饮食不节制、运动量少等有关。目前临床上的糖尿病绝大多数是 2 型，控制饮食与增加运动是治疗轻型糖尿病的第一选择。如果您或您的亲友患有高血糖，在诊断明确后，首先要做的是调整饮食与增加运动，而不是吃药。

我们国家有一项轰动世界的糖尿病预防研究，叫"大庆研究"，就是从大庆 11 万人中筛查出 577 位糖耐量受损患者。什么是糖耐量受损患者？就是查空腹血糖是正常值，还不能诊断为糖尿病，但如果给这些人喝糖水后，再检查他们的胰岛素水平和血糖变化，会发现其功能已受损，实际上就是糖尿病的前期患者，发展下去就会得 2 型糖尿病。科研人员将这些患者随机分为对照组和干预组进行研究，其中干预组又分为饮食干预、运动干预和饮食加运动干预三组。这项研究从 1986 年到 1992 年，持续了 6 年，结果非常震撼：通过改变生活方式，糖尿病的发生率降低了 30%～50%。6 年干预期结束后，又进行了 20 多年的随访研究，未进行生活方式干预的患者中，93% 的人患上了糖尿病，其中三分之一由于心脑血管疾病而去世，差不多一半的人都经历过一次心肌梗死或中风；而进行生活方式干预的患者中，发生糖尿病的风险减少了一半，心血管疾病导致的死亡率降低了 34%。可能很多人对这个数据没有什么感觉，如果我告诉你，许多药物的治疗有效率经常在百分之几到百分之十，你就知道管住嘴、迈开腿有多合算了。有许多管不住嘴和不爱锻炼的人总说一些怪论，他们认为长寿不在养生，这在铁一样的科学事实面前，完全是自欺欺人。

糖尿病古时被称为"消渴症"，这是因为古代没有血糖的概念，等到出现症状时，大都是糖尿病后期，患者消瘦、口渴、多饮、多食、多尿。由于消瘦和多尿伤了人的气阴，所以治疗多以滋阴补气为主。而现在大多数人在体检时发现血糖上升了，此时既不消瘦也不口渴，所以现在的绝大多数糖尿病患者称不上是消渴症。一些中医不加分析，认为糖尿病就是消渴症，看见糖尿病患者就用滋补的凉药，这是不正确的。现在的糖尿病患者早期多见肥胖，按中医理论来分析，大都存在肠胃积热和痰浊瘀结。

糖尿病患者的饮食原则首要便是限糖。限制甜食是很好理解的，这里我要强调的是，不只是甜的才算糖，淀粉类的米、面，经过分解也一样是糖。所以要减少诸如红薯、土豆、糕点等食物的摄入。中医认为山药可以补脾益气，因此可以食用。

糖尿病患者应该以麦类、豆类为主食，辅以蔬菜。关于是否可以吃水果的问题，我认为可以少量吃甜度不太高的水果，适度多吃一些酸的水果，因为中医认为酸能克甘，如山楂、乌梅等。另外，糖尿病患者也要限制油脂摄入，坚果及油脂虽然不是糖，但同样要限制，因为血脂高了会影响糖的燃烧，导致血糖不易下降。尽量不吃或少吃煎、炸、烤的食物。酒属于高能量的饮品，糖尿病患者也应当戒酒。

常见的有降糖作用的食物有苦瓜、猪胰、蚕茧、山药、南瓜、葛根等，高血糖的人可以选择食用。

高脂血症

我们常说的高血脂，教科书上一般叫"高脂血症"。血液里的血脂其实不是一种物质，而是两种不同的东西。

一个叫胆固醇，它是类脂，有三个主要作用，但并不包括提供能量。它的第一个作用是作为组成身体细胞膜的主要成分，让细胞膜可以变形，不然细胞就没法运动了；它的第二个作用是作为合成激素的原料；它的第三个作用是作为合成胆汁的原料，可以帮助脂肪变成小颗粒，有利于吸收。

另一个叫甘油三酯，就是我们平时说的脂肪，它的主要作用是储存和释放能量，如果身体是一部车的话，甘油三酯就是车子的备油库。

胆固醇和甘油三酯本身并不是坏东西，只是体内太多了才会引起疾病。胆固醇和甘油三酯用不完了，就会堆积在血管壁上，时间久了，就变成血管的疤了，也就是动脉硬化了，以致血管越来越窄。而且，如果血液里的油越来越多，血液就会变稠，容易堵塞血管，这样就会带来冠心病和中风等一系列问题。

按中医的理论，黏糊糊的油与水混在一起，就是痰或湿浊，所以高脂血症患者以痰浊或湿热体质为多见。这类患者，饮食应当以低脂、低糖、清淡为主，少吃肥肉、油炸食物、高糖食物、咸菜、腌肉等。高胆固醇患者要少吃动物内脏及鸡蛋黄。

饮食上，要以米面和豆类为主，如玉米、红薯、大豆、绿豆、扁豆、小米、薏米等，这类食物都有利湿浊的作用。食用油尽量用玉米油和橄榄油，意大利和希腊人虽然主要是高脂饮食，但大部分人的胆固醇并不高，这与其长期食用橄榄油有关。蔬菜可选择芹菜、大蒜、香菇、黑木耳、茄子、洋葱、海带、萝卜等。水果可选择苹果、橘子、山楂等。肠胃厚实的人可适当饮茶。红曲就是天然的降胆固醇食物，可以每天用3～5克当茶饮，也可与山楂一起煮水喝，还可每天用10个山楂加糖煮烂，当茶饮。

17

爱长痘痘的人怎么吃

　　我们经常看到这样的场景：街上，满脸痘痘的小青年，啃着洒满香辣调料的羊肉串、嚼着香辣鸡翅或薯条；学校的食堂内，长痘痘的孩子大口吃着麻辣烫……我不知道他们是不知道，还是知道但是做不到，因为这类辛辣、油腻的东西会加重痤疮。

　　爱美之心，人皆有之。皮肤上生小疖子，虽说不是什么危及生命的大病，但实际上，因皮肤小病而求诊的概率要大于因内脏不适而求诊的。

　　青春痘是这种病症的俗名，它的学名为"痤疮"，古时也称之为"粉刺"。痤疮多见于青春期，故又称"青春痘"。西医认为，痤疮的基本病理是雌雄激素的比例异常，即雄激素水平偏高，进而刺激皮脂腺（皮肤分泌脂肪的腺体，这个腺体分泌的油脂过多就会堵塞毛囊），毛囊被堵后，毛囊里的细菌就会繁殖，引起局部化脓、发炎。为什么油脂会堵住毛囊呢？研究认为是毛囊过度角质化，所谓"过度角质化"，就是角质细胞过度增加。角质细胞就是表皮的一些老皮细胞。过度角质化与人体缺乏维生素 A 有关，西医目前最常用的治疗方法就是用维 A 酸。

　　中医对痤疮成因的基本看法是相火旺。我先解释一下什么是相火。中医认为心脏是君主，主管全身，心脏的阳气便被称为"君

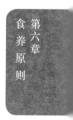

火"，而辅助心脏的脏器则被称为"相"。这里的相主要指肝肾，肝肾阴虚，阳气就相对亢奋，即为相火旺，中医的"相火旺"与西医的"雄激素偏高"有相通之处。中医还认为，肠胃有湿热，便会循着经络上行到肺，而肺与皮毛相关联，因此会引起皮肤问题，如痤疮，这与西医说的与皮脂代谢紊乱有关也是一致的。中医的治疗原则就是清相火，主用药物是黄柏，而补肾阴的主要药物是地黄；其次就是清肠胃的湿热，主要药物是黄连。

根据上面分析的成因，痤疮患者应该避免过多摄入高脂高糖的食物，如肥肉、羊肉、狗肉、奶油蛋糕、牛奶、冰激凌、油炸食品、巧克力、坚果（如瓜子、花生）等。另外也要避免食用过于辛辣及刺激性的食物，如辣椒、姜、蒜等。要多吃蔬菜及富含膳食纤维的食物，以保持大便通畅。以上是总的原则，事实上，不同体质之人，其饮食也要不同对待。

在这里我要说一下病与体质的关系，此处说的"病"，定义是身体某一两个生理指标或局部的异常变化，是西医对"病"的定义，如高血压病就是血压的异常增高，痤疮就是雄激素变化导致毛囊感染发炎。而体质则是全身性的多系统、多指标的状况，是一种恒定的整体状态。我在"体质养生"一章说过，体质是多种疾病的共同土壤，痤疮作为病来说，本身是个热毒性疾病，如果患者体质也是热性的，那么治疗起来就相对简单。容易误事的是患者体质是虚弱或虚寒的，但局部的病却是热毒的，这时就要照顾全身状况，如果一味地治病，用寒凉的清热解毒药，反而容易损害全身，最终不但病没有治好，治疗也无法进行下去，人的身体也被搞坏了。临床上这样的案例非常多。

痤疮在各种体质均可见，最常见于血热及湿热体质，症状往往也最重；表密体质、热积体质等也可见；气营虚体质和气血虚体质则比较少见一些。

热性体质（血热、湿热、表密、热积）之人的痤疮，往往有充血表现，常有较多脓疱，面部皮肤较红、较油，舌头也较红，女性往往月经量比较多或提前。这类人要多吃寒性瓜果或香蕉、梨、枇杷、金银花、野菊花、栀子花等，还要多吃一些苦味解毒的蔬菜，如苦瓜、苦菜、茄子、丝瓜、冬瓜、荠菜、蒲公英、穿心莲等，主食可以选择薏米绿豆粥等，动物类食物可以适当选择一些贝类及动物的肝脏。

痤疮的药物治疗，血热体质之人可以用连翘败毒丸，湿热体质之人可以用黄连加三仁汤，表密体质之人可以用防风通圣丸，热积体质之人可以用大柴胡汤加清热解毒类药物。如果分不清体质，可以用知柏地黄丸。这些药建议在早上服。

下面，我对每种体质的痤疮都介绍一个具体的食疗方法。

血热体质之人用银花连翘菊花茶：银花、连翘、菊花、甘草各5克，代茶饮，上下午各一杯。

湿热体质之人，用薏米、冬瓜子、绿豆各25克，加入100克大米或小米一起煮，代早餐或晚餐。

热积体质之人用决明子荷叶菊花茶：炒决明子10克，荷叶、菊花各5克，代茶饮。

气营虚、气血虚体质之人的痤疮往往表现为局部暗，局部痤疮的疱不易成熟化脓，易变成慢性结节。这类人治疗时不要吃太猛的苦寒类药物，否则容易损伤肠胃。对于局部炎症，早期清热后易消退，中后期需化脓溃破后才能收口愈合，如果身体阳气不足，则不易化脓。这类人的饮食原则，与热性体质之人相同的是不要太过油腻和过甜，不同的是不必回避辛辣的食物，不要太过即可，而且这类人平时要吃温补类的食物，不要吃太苦寒的食物。

　　针对气营虚体质之人的痤疮，药物治疗可以用桂枝汤加忍冬藤，气血不足的可以用温经汤。还可以饮用食疗茶，用桂皮 12 克、白芍 10 克、甘草 10 克、干姜 5 克、金银花 5 克，代茶饮，上下午各一次。气血虚体质之人，可以在此方基础上加生黄芪 15 克、当归 5 克。

　　出现皮肤的疖子容易形成结节或囊肿，不易消散的情况，往往是因为痰浊瘀结。可以用生山楂 50 克、薏米 50 克，煎后取汁加适量糖饮用，每天一次。

　　痤疮患者的皮肤清洁很重要，最好的办法就是最自然的办法——用温水洗脸，每天三次。不要用冷水，冷水会使皮肤收缩，不利于皮肤的排泄；太烫的水也不行，易伤害皮肤，破坏皮肤的保护层。另外，不要长时间用化妆品，那会堵住毛孔，易加重炎症。

18

月经不规律的人怎么吃

月经不规律是个很常见的症状，我经常见到一些年轻女性为了追求理想的身材，节食减肥、过度运动，结果导致月经不来了。还有一些女性经期出血量很大，明明是血热火旺，可还是经常深更半夜不睡觉，麻辣烫、烧烤不断，内心又很挣扎，心火亢奋，然后还以为月经不正常是宫寒所致，胡乱吃温热的补品，或者艾灸，结果越弄越糟⋯⋯

月经是女性健康的晴雨表，通过了解月经不规律的产生原因，便可进一步了解自己的体质，从而可以采取适合自己的饮食方法。下面我按出血性和闭止性两大类月经不规律来讲一下这个问题。

出血性月经不规律

所谓"出血性月经不规律"，就是月经提前来，正常的经期一般是二十八天左右，这种人可能只有二十天出头，有的人甚至一个月来两次；也可能是出血量比较大，血色鲜红；还有可能是行经时间比较长，正常情况是三四天后量比较少，这种人可能会拖一周或长达十几天。这三种情况都属于出血性月经不规律。

这类人大多数为血热型，就是身体的阳气太旺，产热多，比较容

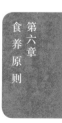

易兴奋，往往入睡慢。这类人舌头或嘴唇比较红。如果病情拖得时间较久，则可能伴有阴虚。

这类人食疗的第一选择是莲藕，莲藕有很好的凉血、止血作用。曾经有一位女孩的月经量特别多，几成崩漏，家里带着她到处看病，看了几年，始终没有好。后来我有位亲戚推荐她喝藕汤，结果没过多久她就好了。藕可以用压汁、蒸熟或煮汤等方法食用。

如果还伴有阴虚症状，我推荐用桑葚加槐花蜜泡水喝，槐花有凉血、止血的作用，花还可以当作菜食用。如果皮肤有热毒，还可以用金银花加甘草泡水喝。

蔬菜中的茄子、木耳、苦瓜、苦菜、冬瓜、丝瓜、豆腐、西红柿等，都比较适合这类人；肉类以鸭肉为宜；水果中的西瓜、香蕉、梨等，也都比较适合。这类人要避免吃辛辣热性的食物。

月经提前还可见于气血亏体质，特别是气虚体质，实际上这是气虚不能固涩止血所致。这种情况的月经不规律，有经间期出血（以排卵期周期性出现子宫少量出血为主要表现的疾病）、行经期延长、经血比较淡、小腹有空坠感等症状。这类人往往脸色比较苍白，舌头和嘴唇颜色比较淡。她们的脉比较弱，血压往往偏低。人很容易疲劳，说话声音低。

这类人由于气血比较弱，因此饮食的首要原则就是不能吃得太素，应多吃一些肉类以补气血，牛肉、猪肝、猪蹄、乌鸡、兔肉、鹌鹑等比较合适。牛肉是温性的，也可以健脾胃；猪肝补血，且肝脏中有凝血的成分；猪蹄中的胶质有利于弥合创口以止血；乌鸡有补血、健脾、调经的作用。煮肉时可以放入一些补气血的中药，如三七、黄芪、党参、仙鹤草等，特别是三七，既能补气血又能止血，最适合这类人调理用。黄芪、党参、仙鹤草的量要大一些，一般要30～50克才有效。另外，花生也比较适合这类人食用，吃花生时必须带着花生衣，因为花生衣有增加血小板数量的作用。有个药叫血宁糖浆，原料就是花生衣，是专门用来治疗出血的。水果中的红枣很适合这类人食用，生吃效果更好，还有龙眼、荔枝、葡萄等。

有的女性由于有一些急、慢性妇科炎症，导致局部血脉不通畅而出现血瘀，也可以引起月经提前或者错后，并且月经来得不畅快，通俗地说就是哩哩啦啦，还会有黑的瘀血块，同时伴有小肚子痛。有些天生血瘀体质的女性，面色一般比较黑而暗。

有血瘀问题的人，最好服用化瘀的食物，这类食物不是太多，最合适这类人的是山楂，特别是在经前四五天开始服用，月经净后停用。有化瘀作用的食物还有茄子、油菜、桃仁、黑木耳、洋葱等。吃菜时可以适当地加一些醋，醋也有化瘀的作用。中药我特别喜欢用马鞭草、炒蒲黄、五灵脂等化瘀，效果很好。

闭止性月经不规律

闭止性月经不规律，指月经量很少，严重的人只在经期第一天使用护垫，第二三天就只有一些似有似无的淡咖啡色液体；或月经延后，轻则延后一周，重则四十多天或两个月，甚至更长时间来一次，经期也比较短。

❶ 阴血亏损型

月经延后或量少，最常见的原因是阴血亏损。这种类型的患者有不少是由血热发展而来的，由于长期出血量多导致耗伤血液，才会出现上述情况。当然也有的人是由于阳盛血热，暗耗血液而导致月经量少、迟来或不来月经，就好似火烧干了，古代形象地称其为"血枯经闭"。阴血亏损的患者往往体形比较瘦，肌肤比较干燥，舌和嘴唇比较红，大便偏干，脉比较细，血压偏低，乳房往往不太丰满，如果哺乳的话，乳汁比较少，子宫内膜也往往偏薄。

这类人月经少或迟来，就像池塘里的水被蒸发了——液体少了或者干枯了。这时强行通经、活血、化瘀是没有用的，只会加重阴血亏损。有些女性服用了激素，勉强来了月经，可一旦停用，月经还是不来。其实，这种情况必须滋阴，就像用雨露来灌溉干涸的池塘，如此一来，即使停药，身体也会自己恢复正常的行经。

《黄帝内经》有一首非常有名的方子叫"四乌鲗骨一芦茹丸"，方中还用了雀卵和鲍鱼。此方可以治疗血枯经闭，方中的乌贼骨（即乌鲗骨）和茜草（又叫"芦茹"）都是止血药，茜草是很常见的野草，可以买几斤熬成膏，再加上蜂蜜服用。我曾治疗过一位患者，她的月经始终延后两三个月，有时甚至半年才来一次。我给她开了许多凉血止血的药，方中就有这两味药，患者服用一段时间后月经正常了，就问我："蒋医师，我明明是月经不来，为什么用了止血药反而来了呢？"我刚学这个方子时也有过这样的困惑。

其实，月经不来或推迟，有多种原因，比如血热的人，血管易扩张，体液易丢失，早期甚至易出血，经凉血治疗后，血液不易渗出血管外，这样等于间接补血，自然慢慢就正常了。

这类血枯经少或经闭的人，要服用滋阴补血的食物。一是蛋类，如前文提到的雀卵——麻雀蛋不太好找，鹌鹑蛋或其他蛋也可以；二是贝类，贝类也能补精血，如淡菜、鲍鱼、海参、蛤蜊等，每周吃三四次；此外，还可以用甲鱼、乌龟炖汤，也可以从药店买胶类的东西，如龟板胶、鳖甲胶、阿胶等。还可以把黑芝麻、黑豆打浆当作早餐。

❷ 营血亏损型

闭止性月经不规律还可见于营血亏损。阴血虚与营血亏的区别是，前者有热象，而后者有气虚的表现。营血虚主要是失血多、营养摄入少、脾胃功能差等几方面原因所致，消化吸收能力弱，血液的生成自然不足。我听老一辈人讲，饥荒时有许多成年女性一年半载都不来月经，就是这种情况。现代人虽然没有这样严重的营养不良情况，但有些年轻女性为了减肥，过分节食和运动，也会造成月经不来或量很少。这类人除了月经量少、经期延后、经血色淡且质稀外，症状与前文提到的气血虚有相似之处，但她们血虚的症状更加突出，所以要在饮食上加强补血。

这类人主食要多吃深色或黑色的补血食物，如黑米、黑豆等；不宜吃得太素，要多吃蛋、奶、牛羊肉、动物内脏及禽类的血；蔬菜可以选择色红或黑的，如黄花菜、菠菜、苋菜、胡萝卜、黑木耳等；还可选择荔枝、龙眼、桑葚、葡萄、樱桃等温补气血的水果。

还有一些人月经不来或量很少，但体形壮硕或身材肥胖，常有多囊卵巢综合征。这类人除了要增加运动量，控制高脂、高糖饮食外，还必须结合药物治疗，单靠食疗难以取效，这部分内容会在下册"妇科保健"一章中专门介绍。

19

壮阳食物有哪些，管用吗

虽然说性生活在文明社会早已不是什么讳莫如深的话题，但对于男性来说，性功能不佳似乎是一件令人抬不起头的事。许多男性会偷偷去买一些壮阳的药来服，什么狗鞭、鹿鞭、海马、虫草等等。几千年来，壮阳药是经久不衰的药物之一，从让无数人葬送性命的丹药，到媒体上铺天盖地宣传的各类补肾中药，还有全球年销售一百多亿人民币的"伟哥"，就知道有多少人为这个问题所困扰了。但是，这其中有相当多的人并不明白该吃什么，胡乱吃出问题的大有人在。我曾遇到一位男性因吃鹿茸出现流鼻血、牙龈红肿、疼痛等问题。所以本节就来谈谈"壮阳"那点事，希望对大家有所帮助，不要误入歧途。

为什么会阳痿

男士要使阴茎勃起并持续一段时间，首先大脑要有性欲和冲动，然后神经系统就发信号给生殖系统的血管——阴茎中有软的海绵体，海绵体里主要是血管——当海绵体里的血管里面充满了血液，阴茎就会变硬、勃起。

所以，要获得有质量的性生活，必须保证以下几条。

第一个重要因素是有"性趣",这是激活中枢的基本前提。如果有夫妻关系不好、太紧张、压力大、情绪抑郁等问题或有其他精神问题,都会影响性欲,中枢总司令不发信号,阴茎自然不会充满血液而勃起。有一部分性功能不佳的人,就是因为心理因素导致中枢不能发信号,我称之为不"点火"。雄激素的重要功能之一也是提高中枢的性欲,如果男性的雄激素过低,性欲就比较低下。雄激素的产生,受下丘脑及大脑的激素还有神经递质的调控。

第二个重要因素是要身体健康。如果阴茎的血管硬化或堵了,血液就过不来;或者心脏不好,不能将血液输送过来;或者静脉关不住,过来的血漏了;等等情况,都会导致阴茎不能持续勃起。所以许多全身性疾病,如糖尿病、高血压病、高脂血症、动脉硬化、肥胖等,都可以导致阴茎的血管出现问题,而不能完成令人满意的性生活。这一原因可能要占中老年阳痿原因的一半以上,是最主要的原因。

我把上面的过程总结为三个方面,一个是加油,一个是点火,一个是发射。一个人身体的底子就是产油;情感、心理、情绪等是点火,雄激素也是重要的点火物资;而阴茎的充血就是发射,发射时血脉不畅就会失败。

市面上的壮阳药,一是补充雄激素的,二是"伟哥"这类,主要作用是扩张阴茎的血管。显而易见,由于情感、心理、情绪等引起的问题,比如夫妻吵架、对配偶没有感觉等,光靠雄激素点火是不行的,依赖"伟哥"这样的扩血管药也是没有用的。而对这些血管淤堵的人,单纯使用雄激素或"伟哥"并没有针对病因施治,只有治疗原发病才能解决问题。

从中医的角度来说,阴茎血管与海绵体属于筋,筋的收缩与舒张由肝主管,所以一些心理情感引起的阳痿,中医常用疏肝的办法来治疗。雄激素虽然属阳，但按中医的理论，阳是阴化生的，而雄激素和其他有关性功能的激素及精子的合成，都需要脂肪、蛋白质、微量元素，这些就是阴。也就是说，油足了，火才能旺。

高血糖、高血脂等导致的血管硬化或由于其他疾病引起血管淤堵的，大多是血瘀、痰浊等导致的。这类人的阴茎局部常有胀痛，颜色比较暗紫，如果此时再"加油"，只会越来越堵。当然，不少人是混合性的，各种病因都有一些。

只有发病原因明确了，采取相应的饮食疗法才会有针对性。下面就从加油、点火与通脉这三方面讲解以下壮阳的食物。

加油——滋阴填精类食物

这类食物主要包括贝类、豆类、蛋、奶，还有一些坚果的种子，主要适用于性生活过度，耗伤了肾中阴精之人。这种情况下，身体出于自身的保护，就会进入一个不应期。这个时候，治疗方法不应该用点火的壮阳食物进一步刺激，而应该补充精血的原料。

这些食物绝对不是壮阳药，如果一定要说壮阳，那也是通过滋阴的方式壮阳，是间接的壮阳。

贝类有牡蛎、淡菜、鲍鱼等，豆类有大豆、黑豆等，蛋类有麻雀蛋、鹌鹑蛋、鸡蛋、鸭蛋等，其他有类似作用的食物还有海参、核桃、枸杞子等。而像热性的肉类，如狗肉、羊肉等，在补充精血，也就是加油的同时，还稍微带有一些点火的作用。

中成药六味地黄丸的主要作用也是滋阴填精，并没有任何壮阳的成分，仅适合肾阴虚或肾精亏损的人。

点火——壮阳食物

民间所谓"壮阳食物"，主要是雄性动物的阴茎和睾丸，即外生殖器官。大多数被称为"鞭"或"肾"，如狗鞭、狗肾，鹿鞭、鹿肾，以及牛鞭、海狗肾等。这些食物主要是因为含有性激素，特别是雄激素，所以适合肾阳不足者。肾阳不足者大多有腰酸、尿频、怕冷、大便溏稀、舌质淡或暗紫、脉无力等症状。也可以去医院查一下有无雄激素水平低下的表现，这是简单的办法。如果不是激素水平低下，或者没有肾阳虚的表现，就不必吃这类食物。

还有一个类似的壮阳药就是鹿茸，鹿茸也有一定的补充雄激素的作用，但鹿茸性味比较热，如果没有明显的寒象，也不能轻易食用。

还有一类壮阳食物是某些昆虫，如雄蚕蛾、蜻蜓、蜘蛛等，它们含有昆虫类激素，作用类似雄激素。有的草药如淫羊藿，也有类似作用。

蔬菜类壮阳食物有韭菜子，韭菜子从某种程度上讲，是一种扩张阴茎血管，能起到类似疏肝作用的食物。

市面上有很多壮阳的中成药往往是把滋阴药和壮阳药配在一起，甚至有些还加了西药，因此一定要搞清楚成分后再去选用。最简单的办法是去医院找医生开一些雄激素来进行补充。

通脉——化瘀化痰利湿的食物

血管淤堵是导致阳痿的最主要原因，那么，对于这类痰浊瘀滞的人，可参考前文所讲的"三高"患者的饮食方案。

通过利湿增加性功能的药物中，比较常用的是车前子。

通过化瘀通络增加性功能的食物不多，药物有水蛭和蜈蚣。

这类人的病虽然是吃引起的，但治疗不能完全靠饮食——吃出来的疾病还真吃不回去。必须通过限食、运动等方式综合调理，才能改善。

人之初，性本善。性相近，习相远。爱之道，情当先。脉不通，做爱难。油不足，莫补阳。

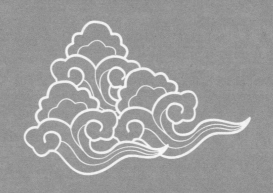

北大蒋文跃的中医养生课

蒋文跃 / 著

海南出版社

·海口·

第七章

儿童保健

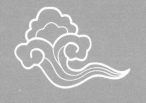

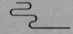

　　实际上，孩子出现问题，无论是生理上的还是心理上的，多半不是他自身的问题，而是大人的问题。我认为，只有不懂事的家长，没有不懂事的孩子。孩子是棵幼苗，想让幼苗长得好，必须了解幼苗的特性和生长规律。任何技能都需要学习，想要当称职的父母，就更要加强学习。所以，人们在当父母之前要先自我学习、提高。

01

希望孩子健康成长，家长要有合理的育儿观

"来，乖，再吃一口。""宝宝，不许闹，听话。""给孩子多穿点儿，别冻着！"……

我们经常会在有孩子的家庭里听到这些话，但一些传统的育儿理念与当下流行的育儿理念其实不尽相同。比如：传统理念强调孩子要听话、要懂事、要顺从长辈、要少玩多读书等，而近年来流行的一些如"赢在起跑线上""穷养富养"等话题，让家长在传统与流行的选择中挣扎。

实际上，孩子出现问题，无论是生理上的还是心理上的，多半不是他自身的问题，而是大人的问题。我认为，只有不懂事的家长，没有不懂事的孩子。孩子是棵幼苗，想让幼苗长得好，必须了解幼苗的特性和生长规律。任何技能都需要学习，想要当称职的父母，就更要加强学习。所以，人们在当父母之前要先自我学习、提高。

教育孩子要顺从其天性

家长要知道，教育孩子，首先要顺从他的天性，不要逆着他的天性来，虽然孩子是你生的，但他不是你的私有财产。一些家长经常

313

说"我把你生出来，还不能管你了"这样的话，这是不正确的。我们不要以大人的思维或习惯来判断孩子的行为是否合理，或者要求他的行为"合理"。孩子精神脆弱，神经系统发育不全，强行命令他按大人的意志去做，容易使他受到刺激、惊吓，导致神经系统受损，诱发精神心理疾病和内脏功能紊乱。当然，顺从天性并不等于纵容孩子的不良行为。

从中医的角度来讲，小儿的生理天性有如下特点：生机勃发、代谢旺盛，称为"纯阳之体"；脏腑发育不全，称为"稚阴稚阳"；容易情绪化，喜欢以哭闹表达诉求和生理上的不适，称为"肝常有余"。

从心理学的角度来讲，孩子大多有好奇心，喜欢探索玩耍、模仿大人，但耐心有限，对父母多有依赖性。

孩子的天性还有很多，只有了解了他们的天性，家长才能因势利导。如果孩子喜欢玩，不爱学习，那就在玩中教他知识，带他认识自然；如果孩子依赖家长，那就多带他去结识陌生人……以往大家不太注意儿童心理问题，但其实孩子的心理和精神出现问题的情况还是蛮普遍的。我在临床上看到过一些心理异常的孩子，他们的母亲或父亲往往强势能干，喜欢以命令的方式管教孩子。其实，爱孩子，就要以孩子能接受的方式来爱他——爱是恒久忍耐。

有一位母亲带着不满周岁的癫痫患儿来看病，病的起因是孩子刚出生几个月时就被带去游泳池，他是极不愿意的，哇哇大哭，抓着大人的手不松开，可是家长还是逼着孩子下水，而且几天后又带孩子去游泳池……结果，第三次游泳回来后，孩子就发癫痫了。医生让孩子服抗癫痫的药，想想看，孩子这么小就开始服抑制神经的药，神经发育自然会严重受损，基本上就成了发育残疾的孩子，非常可惜。家长对自己的行为后悔莫及、痛心疾首，但为时已晚。

现在孩子出现斑秃的也不少见，我就遇到过一些孩子头发一块一块地掉，家长只好带他们来医院求诊。有一次，一位家长带着一个四周岁多一点儿的孩子来看病，起因是孩子不愿意去幼儿园，每次去都哭得很凶，到了幼儿园就喜欢闹别扭，还多动，幼儿园老师自然要批评他并告诉家长，而这位家长也不从孩子的心理角度去处理问题，回到家就批评他……没过多久，孩子就出现斑秃。这是因为斑秃的一个重要原因是心理紧张，这会导致头皮上毛囊处的毛细血管收缩痉挛，从而引起脱发。

还要尽量避免让孩子受到惊吓。曾有家长带八岁的孩子去电影院看电影，里面有许多恐怖的场景，结果孩子回来就腹泻，晚上说梦话，白天精神恍惚。

了解孩子的性格和体质：天性有差异

教育孩子，家长要耐心观察、分析孩子的天性与心理活动，因材施教。

如果你在妇产科待过，就会发现，孩子从出生那一刻起便是不一样的：有的头发乌黑茂密，有的头发稀疏；有的哭声震天响，有的哭声似有似无；有的孩子总是在动，有的孩子安安静静……等孩子稍微大一点儿，你更是会发现他们的性格与体质上的差异：有的胆大、不怕生，有的胆小、害羞；有的食量大，有的食量小……

所以，家长首先要学会判断自己孩子的体质与性格。从中医的角度来说，女孩的体质与父亲近似一些，男孩的体质与母亲近似一些，当然也有父母体质兼有的。具体来说，血热阳气旺的孩子，除了少吃热性食物和注意人身安全外，家长不要过分地约束他，如果强行抑制，阳气得不到散发，孩子就非常容易出现肝火旺的症状，如发怒、多动，严重的甚至会打人、砸东西或躁狂，如果家长以为对不听话的孩子就得打骂，那就进入了恶性循环；对于害羞内向的孩子，要循序渐进地让他融入集体，不要强迫孩子立即改变，更不能奚落他；对郁滞敏感的孩子，家长尤其要注意讲话方式；气血弱或气营虚的孩子要适度运动，饮食要以米面为主，过分高脂、高蛋白的饮食会损害脾胃；表密体质的孩子容易得鼻炎、湿疹、哮喘等，要鼓励他们多运动、多出汗。

哺乳期妈妈的饮食与情绪会影响奶水质量

母乳喂养的好处被越来越多的人熟知，但一些母亲不太清楚自己的身体状况与乳汁的质量是有关系的。

孙思邈在《千金要方》中说："母怒以乳儿，令喜惊发气疝，又令上气癫狂；母新吐下以乳儿，令虚羸；母醉以乳儿，令身热腹满。"意思是：如果母亲的情绪不好，生气后喂奶，就容易使小儿受惊、腹部有气窜胀疼，严重的还会有气攻上部，导致孩子神志改变；如果母亲有肠胃道疾病，如呕吐、腹泻等，奶水往往质量不好，给孩子喝这样的奶水，容易让他身体虚弱；如果母亲喝醉酒后喂奶，小儿容易出现发热、肚子满胀等情况。

通过对不少地区的哺乳期女性的饮食调查发现，由于受传统观念的影响，我国女性在哺乳期往往吃鸡、鸭、鱼等肉类多，吃蔬菜、水果少，导致乳汁营养不均衡，奶水中维生素含量太少，脂肪、蛋白质含量偏高，这同样不利于孩子的健康。过高的脂肪与蛋白质不但会给母亲的肝脏与消化系统带来压力和其他不良影响，也会让乳汁质量下降。有的母亲吃得过油，还会使婴幼儿出现不消化导致的腹泻、湿疹等过敏性疾病。

我们都知道，产妇的饮食宜清淡、易消化，并要有足够的营养和水分。新产妇可食小米粥、软米饭、炖蛋和瘦肉汤等，此后，凡蛋、奶、肉、骨头汤、豆制品、粗粮、蔬菜等，均可食用。

让孩子饥饱适宜，勿强食

现在让孩子挨饿或连孩子的饮食都负担不起的家庭毕竟很少了，更多的问题是家长怕孩子营养不够，给他吃得过多。有些一两岁的孩子的家长，只要孩子一哭闹，就给他吃；有的孩子不愿意吃，家长还强迫他吃，这样很容易导致孩子积食或消化不良，适得其反。

实际上，人体有自然调节机制，孩子不想吃，可能是他不饿，或者上一次吃了还没有消化，或者这个食物不适合他吃——他的味觉会告诉他这个不适合，孩子身体的智慧要高于大人的主观判断。

还有的家长喜欢买一些味道特别浓或口味很重的零食给孩子吃，这样他就不爱吃日常的粗茶淡饭了。其实，如果家长自己不爱吃零食，是不会经常买这类东西给孩子吃的，所以问题还是出在家长身上。

给孩子穿衣不可过暖

中医认为，三岁以内的孩子是纯阳之体，意思是他们的发育、代谢快，产热量也比较高。关于小儿穿衣，家长最容易犯的错误是以自己的感觉代替孩子的感觉，尤其是一些爷爷、奶奶、外公、外婆，因为老年人比年轻人怕冷，所以当他们自己穿很多衣服时，就认为孩子也要穿很多衣服。

有一年初夏，我曾在公交车上看到一位母亲抱着一个一周岁左右的孩子，孩子满头大汗，拼命地哭，可是这位母亲还是用冬衣把孩子包得严严实实，而我们那时都已经穿上夏天的衣服了。我看不下去，就跟她说："你给孩子穿得太多了。"可她却说孩子感冒发热了，所以要多穿些。这样糊涂的家长并不少见。

实际上孩子的代谢快于成年人，所以要适当比大人穿得少一些或薄一些。孩子穿得多了容易出汗，皮肤毛孔开着，反而更容易伤风感冒。如果孩子出汗后家长给他减少衣服了，他又吹着风而感冒发热了，那么有的家长就会错误地认为孩子是因少穿而着凉、感冒的，其实不是这样的。实际上，孩子是否穿得少或过暖，很好判断，摸一下他身上是否有汗就可以了，孩子适当地冻一下并无大碍。抵抗力差的孩子，最要不得的就是出大汗后吹风或直接进入空调房。

"时见风日"，亲近自然

只有经历过风霜雨雪的人，才能适应风霜雨雪，这是一个很浅显的道理。人是自然的产物，每一项功能都是在适应自然的过程中强大起来的。人类在与各类微生物的接触中，在免疫器官受刺激的过程中，身体逐渐成熟。如果一个人从小一直生活在无菌环境中，那么他在自然环境中根本无法生存。人类的心、肺、肌肉、骨骼等，只有在活动中才能逐渐成长。

儿童的各种器官正处于生长发育阶段，所以必须鼓励孩子多与自然亲近，多呼吸新鲜空气，在风和日暖的天气下多晒阳光。现代科学已经证实，阳光有利于皮肤中的化学物质形成维生素D，这正是骨骼成长所必需的。因此，晒太阳有利于骨骼的发育和激素的生成。

现在的孩子从很小的时候起就开始参加各种兴趣学习班，在室外活动的时间太少了，这是不利于他们健康成长的，也是长大后吃任何保健品、药物都无法弥补的。

02

如何避免孩子反复感冒发热

　　孩子感冒发热是很常见的，但是如果一两个月就有一次发热，那就不正常了。有的家长为了给孩子看病，三天两头往医院跑，弄得焦头烂额、身心疲惫。尤其是一两岁的孩子，往往不会说哪儿不舒服，所以中医也管儿科叫"哑科"。家长看到孩子反反复复发热、咳嗽、不吃东西，会非常焦急，生怕孩子得了什么大病，或者因高热伤到大脑了。一些医院的儿科医生偏少，家长带孩子去医院挂号、检查、打针，都感觉挺着急上火的。治疗时，如果孩子不配合，对很多家长来说，连喂药都是件挠头的事。而且看病和陪护孩子难免要请假，正在事业起步期的年轻父母，谁都不想影响工作。

　　怎样让孩子尽量少感冒或不感冒，怎样防止孩子呼吸道感染反复发作，是很多年轻父母十分关心的事，本节我就来详细讲讲。

脾虚肝旺、气阴两虚的孩子经常发热，怎么办

　　如果孩子经常发热、反复呼吸道感染，家长首先要知道他是什么体质，只有明确了孩子的体质，才能有针对性地调理。这类孩子最常见的体质是脾虚肝旺或气阴两虚，其次是内有伏邪的实热。

　　孩子脾虚有什么表现呢？这种孩子以体形偏瘦的居多，而且食欲

差，稍微多吃点儿，就大便不正常——不是便秘，就是大便稀。

中医认为，脾脏主管运化——运输、转化，能将吃进去的食物转化为身体的营养物。如果脾的功能不好，运化功能就弱，吸收营养的能力就差，身体也就会比较瘦，如果孩子经常说自己累，就可能是脾虚。

孩子肝旺会有什么表现呢？这种孩子容易烦躁，性格偏急，舌头的颜色偏红，晚上易惊或易出汗（中医称之为"盗汗"），有的孩子还会有面部潮红的情况。

中医认为，易怒是因为肝气旺，而形瘦、盗汗、面部潮红、舌红等，是阴虚的表现。

从西医的角度来看，肝旺反映了交感系统偏于亢奋，容易抑制肠胃的消化机能。所以，对这种脾虚肝旺的孩子，首先要注意饮食，要给他们吃易消化的食物，比如小米粥，小米色黄，入脾，有补脾的作用；山药也非常好，既可补气也可补阴，正好针对这类孩子的气阴两虚，且山药色白，入肺，也可清肺热，是非常理想的食疗之物。千万不要小瞧这些寻常之物，日久见功夫，一定要坚持食用一定时间。

在饮食上，家长不能迁就孩子，不能任由他们吃那些口味很重、纯粹用调料刺激食欲的油炸食物，还要避免他们吃过油、过甜、不好消化的食物。这些东西由于口感好，容易吃过量，再加上孩子脾虚消化能力弱，容易积食，而积食化热后，就会诱发感冒发热。我们在临床上经常发现，许多孩子是先有积食，之后很快就会发热。

如果是母乳喂养，那么妈妈同样要注意自己的饮食，不要吃上述食物。

如果孩子食欲差，可以给他喝些麦芽茶，麦芽中含有消化淀粉的酶。也可以给他服用帮助消化的西药，比如酵母片、乳酶生、多酶片等。

如果孩子容易口干口渴，可以炖冰糖银耳百合羹给他吃，银耳不要买纯白色的，纯白色的往往是用化学品处理过的，银耳应该是微黄色的，还可以加些红枣、莲子搭配银耳使用。

这类孩子气虚，免疫功能差，抵抗力弱，那么哪些中药可以补气、提高抵抗力呢?

我推荐一个方子：生黄芪、麦冬、地骨皮、炒麦芽。剂量按年龄增减，以下表为例：

补气、提高抵抗力的中药及剂量

年龄	生黄芪	麦冬	地骨皮	炒麦芽
3 岁以下	6～12 克	3～9 克	3～10 克	5～10 克
3～5 岁	10～15 克	6～12 克	6～12 克	10～15 克
5 岁以上	15～20 克	10～15 克	10～15 克	15～20 克

方中的生黄芪色黄入脾，也可补肺，而且味道甜而清香，口感很好。由于这类孩子还有阴虚内热的问题，所以还要配合一些养阴清热的药，方中的麦冬和地骨皮基本不苦，孩子可以接受，但要注意，地骨皮比较适合有晚上出汗或面部潮红等症状的孩子。

如果孩子有慢性扁桃体炎，还可以在方中加1～3克焦栀子来清火，不过这味药有些苦。

这个方子可以煎后代茶饮，一般以水浸药材一小时后，煎四十分钟左右便可饮用，连服三个月为一疗程，吃上三四天偶尔停一两天也可以。

还可以用中药的泻白散来治疗脾虚肝旺、气阴两虚导致的反复发热。

内有实热的孩子经常发热，怎么办

孩子反复呼吸道感染的第二种常见体质是内有实热，用大白话来说就是内火重。可以回顾一下第二章讲阴阳的内容，"阴阳理论对养生有什么意义"一节中就讲了"人分阴阳"。那么，内有实热的孩子有什么表现呢？

这种孩子往往体格偏健壮，喜欢吃肉，食欲旺盛，好躁动，睡不踏实，易长口腔溃疡，有的还会有口气，大多有明显的扁桃体肿大、发炎症状，严重的甚至会化脓，大便干或气味重。这种孩子一旦发热，常常是39℃以上高热。比较直观的判断方法是观察孩子舌头的颜色，这种孩子的舌头比较红。

实际上，反复发热与慢性扁桃体炎有很大关系。这类孩子的扁桃体就像煤球或木炭似的，虽然表面上看火熄了，但是里边还红着，还在发炎，病毒、细菌的残余分子还潜伏在里面，伺机兴风作浪。中医称之为"伏邪"，这个"邪"指的就是病毒、细菌。

对于这类内火重的孩子，平时要多鼓励其适当运动出汗，衣服不要穿得太厚，这样有利于内热的宣泄。也少让孩子在有空调冷气的环境里待着，冷气会让他们的毛孔闭合——夏天要让他们出汗排毒。

中成药可以选择小儿肺热咳喘口服液，加上泻白散则效果更好。

饮食上，这类孩子要不吃或少吃易上火的温热食物，如牛羊肉、龙眼、荔枝、榴梿、波罗蜜等，尽量不碰烧烤、油炸、辛辣食物。多数新鲜蔬菜、水果都有清热作用，要适当多吃。平时要让孩子多吃一些苦的东西——中医认为苦能败火，苦瓜、苦菜、穿心莲、荠菜、马兰、板蓝根、蒲公英等野菜，都有清热解毒作用。春天野菜很多，可以随手买些新鲜的，用水一焯，凉拌即可。如果孩子嫌苦，不爱吃，家长可以变着花样做，比如加些猪肉、蛋包成饺子、馄饨，或榨汁后兑槐花蜜喝。

家长还有一个经常纠结的问题：孩子的扁桃体肿大，是否要摘除？

如果孩子的扁桃体比较大，已经是二度或三度肿大，影响了睡眠，通过口服中西药物也未能改善，那只能手术切除。如果坚持不摘除，有些医院会采取在扁桃体上挑刺放血或烙的方法，也有很好的效果，家长可参考选择。

气虚痰湿体质的孩子经常发热，怎么办

孩子反复感冒发热，最常见的体质就是上述两种，约占 50% 以上。此外，还有占比重较小的一些体质，如气虚痰湿体质。这类孩子一般虚胖——人虽胖，但面色白，肌肉松软，汗多，舌苔厚，舌头胖大，感冒后痰多，喜甜食，大便溏稀。

这类孩子平时应该多运动、多晒太阳，让湿气排走，饮食要避免过甜、过油，不要吃生冷，应多吃一些化痰的食物，比如蘑菇、萝卜、紫菜、海带等。有一个中成药很适合这类孩子平时调补体质，那就是玉屏风丸（或玉屏风口服液），方中生黄芪补气，白术健脾利湿，防风祛风化湿。

过敏体质的孩子经常发热，怎么办

还有一种特殊类型，就是易过敏体质，这种体质在第四章"体质养生"讲郁滞体质时有详细阐述，此处再简单介绍一下。这类孩子多见易打喷嚏、鼻塞的症状，常有皮肤过敏或哮喘问题，形体多瘦削，脸型瘦尖，眼睛小，性格内向，敏感。

这类孩子既有虚的一面，又有气血不畅的一面。所以平时要鼓励

他们多参加集体活动和文娱活动，这有利于气血的疏通。饮食应以芳香温通类食物为主，详细内容可以参考"体质养生"一章。

总的来说，小儿发育成长快，各种机能还在不断完善中，代谢旺盛，所以中医称孩子是"纯阳之体"。可以看出，孩子所穿保暖衣物应当要比成人略少，但总有一些家长担心孩子着凉，给孩子穿的多于成年人，这样孩子易出汗，出汗后被风一吹，反而更易着凉感冒，这似乎更加深了孩子应该加强保暖的错觉，这是最需要家长注意的。

另外，中医有个理论叫"同气相求"，也就是说，体内有热易招外邪，若孩子胃中积食化热，便容易诱发感染。从这个角度来说，俗话说的"若要小儿安，须带三分饥与寒"，是有一定道理的，至少家长应该注意，不要让孩子穿得过暖和吃得过多。

03

孩子长得矮，中医有办法吗

英国作家乔纳森·斯威夫特有部讽刺小说《格列佛游记》，里面有一个情节是格列佛到了小人国，读书时我们可能觉得小人国很好玩，可如果自己家的孩子身材矮小，恐怕就不会觉得好玩了。

据统计，中国有七八百万身材矮小症患者。身材矮小给人的社交、求学、恋爱、工作都会带来某些困难——身材很矮小的人往往有些自卑，不爱交友，容易导致性格内向、自闭，严重的甚至会引发社会问题。最重要的是，身材矮小不只是形象问题，一些身材矮小症患者往往同时伴有发育异常和内分泌疾病。很多家长并不知道，如果早些治疗，很多身材矮小症患儿是可以达到正常身高的。我在临床上用纯中药治疗过一些偏矮的孩子，效果还是比较理想的。

如果你认为自己的孩子比别的孩子矮，首先要量一下他的身高，看看是否符合身材矮小症的标准。国际上有一个通行的标准：低于同种族、同性别、同一年龄段小儿平均身高 2 个标准差就属于身材矮小症，大家可以对照各年龄组男女儿童、青少年身高标准表（2005 年全国九城市调查表）看一下。

各年龄组男女儿童、青少年身高标准表（2005 年全国九城市调查表）

年龄 （岁）	男孩（厘米）			女孩（厘米）		
	均值	偏矮	矮小	均值	偏矮	矮小
3	96.8	93	89.3	95.6	91.8	88.2
4	104.1	100.2	96.3	103.1	99.2	95.4
5	111.3	107	102.8	110.2	106	101.8
6	117.7	113.1	108.6	116.6	112	107.6
7	124	119	114	122.5	117.6	112.7
8	130	124.6	119.3	128.5	123.1	117.9
9	135.4	129.6	123.9	134.1	128.3	122.6
10	140.2	134	127.9	140.1	133.8	127.6
11	145.3	138.7	132.1	146.6	140	133.4
12	151.9	144.6	137.2	152.4	145.9	139.5
13	159.5	151.8	144	156.3	150.3	144.2
14	165.9	158.7	151.5	158.6	152.9	147.2

比如 14 周岁的男孩身高不到 151.5 厘米，或者女孩不到 147.2 厘米，就属于身材矮小症了。实际上，家长认为的孩子身材矮小，多数并不符合身材矮小症的标准，只是家长感觉孩子的身高不理想而已。

身材矮小症的分类与原因

总的来说，身材矮小症的病因分为出生前和出生后两种。出生前的影响因素有遗传基因或染色体问题，胎儿期的营养问题，或者母体分娩时大脑缺血、缺氧等，这些因素都可以导致孩子出生后生长缓慢；出生后的影响因素有营养、运动、心理，以及其他疾病如肝病或肾病等，这些因素也都可能影响孩子的身高。

我们平时说一个人长得矮小，其实是一种通俗的说法，并不是医学名称。事实上，身材矮小症根据不同的病因有不同的名称。

根据西医分析，身材矮小症最常见的病因是内分泌异常，这当中占一多半的情况是生长激素分泌减少。生长激素顾名思义就是促使人生长发育的，它是大脑垂体分泌的一种激素，生长激素缺乏就会导致儿童发育迟缓。内分泌异常还有一种情况是甲状腺功能低下。

如果检查各项指标正常，生长激素也正常，但孩子身高偏矮，医学上称为"特发性身材矮小症"，实际上许多医生治疗特发性身材矮小症同样会使用生长激素。

第二种情况是发育慢，也就是俗话说的"慢长"。这样的孩子在出生时各项指标与其他孩子差不多，但到了13～15岁的发育期，其他孩子出现变声、女孩乳房发育、男孩生胡须等第二性征时，这些慢长的孩子却没有出现第二性征，这种情况的医学术语是"青春期发育迟缓"。这种孩子是不是真的慢长，还要去做骨龄测试，看一下骨头的软骨骨化程度——正常软骨呈半透明状，如果软骨完全骨化了，孩子就长不高了。

人的实际年龄与骨龄不一定对等：如果一个孩子已经11岁，可他的骨龄只有7岁，那他还有长个儿的潜力；如果他的骨龄已经是10岁或11岁，那长高的潜力就明显小于前者了。测骨龄很方便，去医院拍一张手部X光片就可以。如果家长觉得孩子比较矮，一般建议在孩子5周岁以后去查一下骨龄。

还有一类是家族性身材矮小症，遗传因素占60%～70%。但这并不是说父母矮，子女就一定矮，这只是一个大概的百分比，决定身高的还有占百分之三四十的营养、运动、情绪、心理等因素。学术上有一种预测方法叫"靶身高"，即父母身高的平均值加上6.5厘米，是男孩的靶身高；父母身高的平均值减掉6厘米，是女孩的靶身高。当然，这只是一个参考数字。

身材矮小症病因的中医分析

中医认为，影响孩子生长发育的决定性因素是肾中的精气，肾中精气充足，发育就完善。孩子的肾精来自父母的肾精，如果父母的肾精不足，就可能导致小儿先天肾精不足。所以中医主要通过补肾来治疗儿童身材矮小，需要注意的是，肾虚还分肾精虚、肾阴虚和肾阳虚。如果孩子发育不太好，身材偏瘦、舌头偏红、大便偏干、夜间盗汗、容易有口腔溃疡等，大都属于肾阴虚，按中医理论来讲，性早熟的孩子也是肾阴虚导致的虚火旺；如果孩子怕冷、大便稀、面色淡白、舌头淡，有的还可能有甲状腺功能低下的症状，这种情况大多是肾阳虚；如果没有寒象或热象，则大都是肾精亏虚。

同时，孩子身材是否矮小也与母亲的血液充足与否有关，因为胎儿的生长需要母亲血液的滋养。

孩子的正常发育离不开营养，中医理论认为，营养的吸收主要与脾的运化有关。临床上一大半矮小的孩子都有不良饮食伤脾的经历，如饮食不规律、偏食、挑食、暴饮暴食……这些孩子的家长往往自己的饮食也不规律，给小孩做了个坏榜样。有的孩子只吃肉不吃菜，有的孩子只吃菜不吃肉，有的孩子天天喝含糖饮料、碳酸饮料，还有的孩子吃油炸食品、西式快餐，有的孩子甚至还吃补品，这些都会导致孩子性早熟，也是导致孩子身高不达标的重要原因。

另外，激素的分泌受情绪的影响很大，生长激素的分泌同样受情绪的影响。一些家长经常埋怨、数落、恐吓，甚至体罚孩子，导致孩子出现心理问题，如抑郁、焦虑等，按中医的说法，这是肝气郁结。

中医如何治疗身材矮小症

现代西医治疗生长激素缺乏所致身材矮小症和特发性身材矮小症的主要方法是补充生长激素，如果能在发病早期（一般指5～10岁）治疗，效果是明显的。但这个方法也有缺点，一是要每天打针，二是价格比较昂贵，三是有些家长担心长期注射激素会有副作用。

中医的补肾法虽然没有补充生长激素起效那么快，但中药能起到整体调节的作用，且有副作用小的优点。

我在临床上治疗身材矮小症主要用的有三味中药：一是紫河车，即胎盘；二是鹿茸或鹿角；三是地黄。同时还会配一些健脾助消化的药，各药的用量要根据患儿是肾阴虚、肾阳虚还是肾精亏虚来决定。据我观察，临床上还是肾阴虚的情况多见一些。由于治疗身材矮小症要长期服药，故一般不采取汤药，以丸药为宜，这需要家长自己做。

我主张对不是患有特别明显的身材矮小症而仅仅是身材偏矮的孩子，在其发育前期（大概十一二岁）服中药助推一把。一些地方有给小孩吃三七炖鸡的习惯，这种搭配偏热性，仅适合脾气虚的孩子。但我认为，单纯依靠吃三七炖鸡帮孩子增高，效果不会太理想。

矮小儿童的运动、睡眠与饮食

多运动可以刺激孩子骨骼的发育，弹跳和伸展运动有利于增高，如跳绳、摸高跳、引体向上、球类运动等，宜上午、下午各运动半小时。孩子运动前要先做准备活动，以免造成运动损伤。

　　家长不要给学龄期孩子安排太多课业，要给他留出空余时间来做运动。学龄期孩子最好在晚上 9～10 点上床睡觉，以保证充足的自然睡眠时间。孩子的生长时间主要是在晚上，生长激素分泌高峰也是在晚上，所以睡眠对长高也有重要意义。

　　饮食上要合理，要做到营养均衡，不要因为孩子矮小就拼命给他吃大鱼大肉，造成积食。要是孩子挑食，也不能听之任之，如果他食欲差，可以找中医开一些调理脾胃的药给他吃。

04

孩子厌食、便秘，中医怎么调养

孩子厌食怎么办

孩子不爱吃饭的情况在城市里非常普遍，厌食会导致孩子营养摄入不足，影响其生长发育。一些家长为了孩子的吃饭问题可以说是操碎了心，但又无能为力，十分无奈。实际上，要解决孩子的厌食问题，还是要从分析其产生的原因入手。

❶ 孩子厌食的原因

第一个原因是缺少运动。

现在的孩子大多在四五岁便上了幼儿园或小学，平时活动量小，与大自然的接触也少，而消耗少就会导致食欲差，不想吃饭。所以，家长一有机会就要鼓励孩子多运动、多接触大自然。

城市里许多幼儿园、小学或住宅附近缺少公园、绿地，也缺少花、鸟、虫、鱼等动植物，室外活动乏味，很难培养孩子亲近和探索自然的兴致，这是大环境导致的。

还有一些家长盲目地让孩子参加过多的课外兴趣班，这让孩子既精神紧张又缺乏锻炼。

第二个原因是喂养不当。

孩子的肠胃问题有 60% 以上都与喂养不当有关。有的家长老是担心孩子营养不够，便给孩子吃一些高蛋白、高脂肪、高糖的食物或营养品；有的家长溺爱孩子，放纵孩子吃煎炸、黏腻的食品，如薯片、糖果、巧克力等，或者过多地给孩子吃冷饮、酸奶、水果等；有的家长自己生活作息无规律或经常应酬，下馆子时甚至还带着孩子，这很容易导致孩子饥饱失常；还有，由于孩子在幼儿园吃的饭是定量的，有的孩子食量小，吃不下，但老师说要吃完，孩子怕挨批评，只能勉强吃完，这样也容易因积食而厌食。

第三个原因是情绪、病后及先天原因等。

有一些孩子的厌食是情绪问题所致，比如受惊或情绪压抑等。

孩子生病后呼吸道感染，如患流感发热后或服药后，也会导致食欲差。此时，家长要注意饭菜是否可口，不能强迫孩子吃，否则会损伤他们的脾胃。

此外，有的孩子先天脾胃弱，或缺乏微量元素，比如锌，都可能导致食欲不佳。

❷ 孩子厌食的类型

孩子厌食的类型，从中医的角度来说可以大致分为脾胃气虚与脾胃阴亏两类。

虽然这两种类型的孩子都有厌食，食量小，脸上没有血色或面黄不好看，体力差，易疲劳、感冒，大便偏溏等症状，但脾胃阴亏的孩子大多晚上出汗，口干，舌苔少或舌苔花剥，舌头或舌尖偏红，手脚心偏烫，大便偏干或时干时稀，有的孩子颧骨附近的皮肤还会一阵阵泛红。

脾胃气虚型还可以根据症状的不同分为两种情况，一是积食，二是肝旺。积食的脾胃气虚常有嗳气、恶心、腹胀腹痛、大便臭或口臭等症状；肝旺的脾胃气虚有脾气急躁、爱生气、多动、晚上惊哭或叫喊、睡觉磨牙等症状。

❸ 孩子厌食要如何调养

孩子厌食的调养，要根据病因采取针对性措施，比如多运动、调整饮食结构、少吃零食及冷饮等。我要强调的一点是，米面就有很好的健脾作用，喝米汤、小米粥、山药莲子粥、面汤等，就是很好的食疗方式，家长千万不要忽视这些最常见的食物。也不要担心孩子营养不够，若吃了太多油腻、高脂肪、高蛋白的食物伤了脾胃后，孩子吸收营养的能力反而更差。

下面我介绍一个食疗的方子：

山药 200 克、炒白扁豆 150 克、生谷芽 150 克、生麦芽 150 克、莲子 100 克、粳米 100 克、山楂 70 克、鸡内金 150 克、砂仁 50 克、甘草 50 克、薏米 100 克。

将上述药材及米炒至发黄，再将其打成米粉，并视孩子年龄取适量米粉，用开水冲成米糊食用。这个食疗方子比较适合脾虚的孩子。

如果孩子脾胃阴亏，可以加石斛 100 克、麦冬 60 克；如果孩子大便偏干或便秘，可以加莱菔子（萝卜子）60 克；如果孩子肝旺，可以加炒白芍 50 克。

这个方子也可取十分之一的量煎汤服用。

还可以用外治法来调理，如四缝穴针刺放血或推拿按摩法。

四缝穴分别在左、右手的第二、第三、第四、第五指掌面，第一、第二指节横纹中点。

操作方法：让孩子伸手，仰掌，双手共取穴八个。皮肤局部消毒后，用三棱针点刺穴位，深约 0.5 毫米，刺后用手挤出少许淡黄色或透明黏液，或少许血液，用消毒干棉球拭干，按压片刻即可。每周

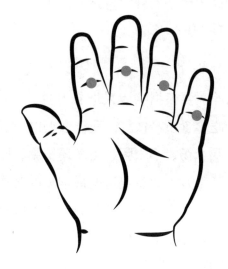

按摩四缝穴

治疗一次，四次为一疗程，共需治疗一个疗程。

还可以用捏脊疗法，疗效是明确的，家长可以学一下。

下面我再讲讲调养孩子厌食的常用中成药。脾虚的孩子可以吃健脾糕片或健脾八珍糕，其实这类糕点家长可以自己做，比较适合脾虚兼大便偏溏的孩子；如果兼有积食，可服用保和丸或健胃消食片，也可用西药的助消化药，如多酶片、食母生片等，还可以让孩子适当地饿一下；如果是脾胃阴亏的孩子，可服用龙牡壮骨颗粒、健儿消食口服液等。

孩子便秘怎么办

便秘是小儿胃肠功能紊乱的常见症状，分为器质性与功能性两类。器质性便秘如大肠冗长或巨结肠，这类先天性器官畸形的患儿，单纯依赖简单的调理方法，一般很难取效。下面我主要说一下功能性便秘。

❶ 调理孩子功能性便秘的食疗方法

如果孩子出现便秘，家长首先应该反思的是小儿的饮食结构与排便习惯是否合理，而不是想着该给孩子吃什么药。

饮食不合理包括吃的食物太精细，高蛋白食物太多，富含膳食纤维的食物（如粗粮、新鲜蔬菜）太少。可以给孩子喝麦片粥、玉米粥、红薯粥、南瓜粥等；还可以加一些中药，如生白术，把药材用干净的布包好，放在粥里一起煮，一次用30克左右，煮完把药材包取出，给孩子喝粥。这个方法适合脾虚的孩子，粥里还可以放一些蜂蜜。

要给孩子吃蔬菜，各类带梗的蔬菜都可以，比如菠菜、白菜、韭菜、芹菜等，如果孩子不爱吃菜，可以将其切细后放在粥内，或者加进肉汤或鱼汤中。

水果中的香蕉、梨、甜瓜、西瓜等，都有通便的作用，但这类瓜果只适合偏热体质或阴虚体质的孩子吃。

如果是积食的孩子，可以用莱菔子给他调理，3岁以下的孩子每次用5克左右，3～8岁的孩子可以用10克，8岁以上的孩子可以用15～20克。莱菔子主要用来煮水喝，如果放在粥里煮着吃，可以量大一些。最好将莱菔子炒熟后打成粉，再加一些蜂蜜冲服，也可以调在牛奶、米糊、粥里。

❷ 给功能性便秘的孩子进行排便习惯的训练

婴儿到了4个月大的时候就可以开始进行排便习惯的训练，此时以家长把便为主，时间宜选在早上喂奶后。注意，尽量不要随意改动婴儿的排便时间。刚开始的排便时间可以定为1～2分钟，如果大便偏硬，也可以3～10分钟，持续两三周后，婴儿即可养成按时排便的习惯。

婴幼儿能坐以后，就可以开始训练蹲坐便盆，便盆的高度要适宜，应使膝盖高于臀部；同时要让婴幼儿学会呼气后屏气，以增加腹压排便。训练过程中，要让婴幼儿放松，不要让他有紧张感。

对于顽固性便秘，大约训练 3 个月到半年，就可以帮孩子养成定时排便的习惯。

还可以教孩子在排便的时候揉肚脐眼，每回揉 100 次。

绝大多数功能性便秘的孩子通过调整饮食结构、食疗和排便训练，都可以恢复正常排便。

05
哮喘儿童该如何保养

哮喘是儿童常见的一种慢性病，一些家长由于没有正确的医学知识，往往延误了哮喘儿童的治疗，使孩子的生长发育与正常学习受到影响。而且，哮喘患儿伴有湿疹或鼻炎的比例也相当高，中医治疗这种疾病有很多优势，尤其是在预防方面。

哮喘的成因

患哮喘有遗传的因素，若孩子的父母患有哮喘或过敏性疾病，如鼻炎、湿疹等，孩子患病的可能性就比较高，尤其与母亲的关系更大。但是有遗传因素也不一定就会得病，得病与否还与环境因素有关，如对所处环境中某些物质过敏（过敏原包括花粉、病毒、支原体、螨虫、霉菌、油烟等）则较易得病。

从中医的角度来看，哮喘的核心病因是痰浊阻于肺及气道，那么这个痰浊是从哪里来的呢？一是感冒或呼吸道感染后引发炎症产生的分泌物，中医认为这是外邪引发津液失于宣发。二是饮食过于肥甘厚味，比如经常吃肥肉、糖果、巧克力、奶油蛋糕、油炸煎烤食品之类的高糖、高油食物，这都可以引发黏性痰浊。当然，也有可能是因为孩子的消化能力弱，正常的饮食他消化不了，就形成了痰浊。

痰浊停在肺内，身体自然要排出它，而要排出它自然就要收缩、蠕动气道，因而会出现咳嗽、气喘等症状。所以在治疗时，化痰浊是一个很核心的治疗手段，只要把痰清干净了，孩子就不会再咳喘了。

哮喘的中医体质分析

根据我的临床经验，哮喘儿童以表密体质为主，这类人通常毛发比较密，头发、眉毛、汗毛都比普通人密而粗长。有的孩子满头浓密乌黑的粗发；有的孩子皮肤比一般人粗糙且黑，特别是颈部，严重的还会有黑棘皮病（就是皮肤有黑色素沉着，并且粗糙，有小的乳头状突起，当然这种情况比较少见）；有的孩子同时还伴有湿疹或过敏性鼻炎。这类体质的孩子往往出汗少。

从中医的角度分析，皮肤和毛发与肺有关联，中医称为"肺合皮毛"。肺通过皮毛布散津液、气等，也通过皮毛排泄浊气、汗液、热毒等。如果人的毛发浓密、皮肤粗厚、腠理致密，往往排汗、排热毒、排浊气就比较少。前文曾讲过，人体有自调节能力，湿气、热毒排出减少，它一定会寻找替代的出路以自我保护，如果从呼吸道寻找出口，就会有鼻炎、扁桃体肿大、腺样体肥大、哮喘、咳嗽等症状；如果从皮肤寻找出口，就会有湿疹。

有的孩子只要一运动，出了汗，湿疹、鼻炎、哮喘等问题就会好转；而天气一冷或在空调房一待，则马上症状加重。这是因为运动时毛孔打开，湿气、热毒可以排走；而在冷的环境下毛孔闭合，湿气、热毒就无法排出。另外，我用宣肺发表透毛孔的中药治疗时，大多数患者的湿疹、鼻炎和哮喘会同时好转，这些都证明这个思路是合理的。

这种表密体质的孩子还可以根据其他症状再进行分类：身体比较

壮，舌头红，咽部充血，扁桃体肿大，大便偏干，如有湿疹，往往皮疹比较红的，那么就是表密兼有血热；身体壮实，经常便秘，胸背厚，颈粗短的，可能属于表密兼热积；身材肥胖，舌苔比较腻，舌头胖、颜色不红，痰比较多，如有湿疹，皮疹比较潮湿，渗出比较多，如有鼻炎，流清水特别多的，就属于表密兼痰湿。

当然，还有一部分孩子的哮喘是先天肺肾不足所致。

哮喘的预防和日常保养

❶ 适当运动

有的家长因为孩子有哮喘，一运动就胸闷、气喘，便不让他参加体育活动，这是错误的。适当运动可以使毛孔打开，有利于湿气、热毒的排泄，从而减少痰的产生。同时，体育锻炼也可以提高孩子的肺活量和抵抗力。

❷ 减少与过敏原的接触

家长一定要尽量减少患有哮喘的孩子与过敏原的接触，比如多开窗，这样可以减少家里空气中过敏原的浓度，如螨虫、霉菌、病毒等。多晒被褥、衣物，也可以杀死霉菌和螨虫。如果孩子对宠物的毛过敏，那只能忍痛割爱，等治好孩子的哮喘后再养。再有，家人最好不要抽烟。

❸ 饮食调养

许多患有哮喘、过敏性鼻炎、湿疹的孩子一做过敏检查，会查到对许多食物过敏，如鸡蛋、牛奶和某些水果。那他能不能吃这些食物呢？

首先，如果是孩子平时吃的食物，且没有症状加重的情况或没有感觉病情与吃的食物有太大关系的话，那之前怎么吃就还怎么吃。

其次，有些并不引起过敏但是对哮喘不利的食物，在中医看来，恰恰是应该远离的。

前文讲了，痰湿是引发哮喘的重要原因，那么哪些食物是助痰湿的呢？一是高糖的食物，也就是甜度太高的食物，不是说不能吃甜的，而是不能吃太甜的食物，或者不要一次吃太多甜食，如糖果、糕点、巧克力，以及含糖量太高的水果；二是很油的食物，如油煎或油炸食物、奶油、肥肉等；三是中医讲的一些生痰湿的食物，如带鱼、虾、鸡等，特别是同时还伴有湿疹的孩子，尽量不要吃这些。

有哮喘的孩子可以适当地多吃一些化痰的食物，如萝卜、梨、海带、蘑菇、荸荠等。

❹ 用三伏贴预防哮喘

近几年很多中医机构都开设了三伏贴治疗项目，所谓"三伏贴"，就是在三伏天把一些中药粉末放在胶布内，贴在穴位上，以达到防治疾病的目的——主要是预防，而不是治疗。三伏贴比较适合虚寒性的哮喘患者，对小儿哮喘的预防有明显的效果。这种疗法经济方便、简单安全、副作用小，深受家长喜爱。

具体来讲，三伏天就是一年中最热的一段时间，有的地方叫大伏天，一般是 30～40 天。很多人都相信三伏天要用中药调理一下，一是此时又热又湿，可以用中药祛湿开胃；二是此时为一年中身体阳气最旺的时候，调理易起效。

哪天算是三伏天的开始呢？实际上日期不是固定的，算起来有点儿复杂，我国古代流行"干支纪日法"，就是用甲、乙、丙、丁、戊、己、庚、辛、壬、癸和子、丑、寅、卯、辰、巳、午、未、申、酉、戌、亥组合配对计时，每逢有"庚"字的日子叫庚日，夏至后第三个庚日算头伏第一天，立秋后第一个庚日为末伏。现在我们查一下日历就可以知道了，很方便。

治疗哮喘的贴药配方基本是固定的，有生白芥子、延胡索、甘遂、细辛、肉桂，其比例为4：4：2：2：1。现在很多中药店也有售，家长完全可以在家里给孩子治疗。

贴的穴位主要是大椎穴、治喘穴、肺俞穴、天突穴。大椎穴在第十一章"经络穴位养生"中会有详细讲解；治喘穴在第7颈椎棘突下凹陷处，稍微旁开0.5寸的地方；再往下数3个棘突，旁开1.5寸就是肺俞穴；天突穴很好找，就在颈部胸锁乳突肌之间凹陷处的中间点。实际上这些穴位都是离气管和肺比较近的地方，如果能在背部多贴一些穴位，效果更好。

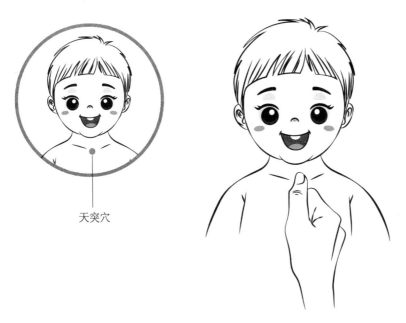

天突穴

可调理哮喘的天突穴

三伏贴一般在每年头伏第一天开始贴，贴上 2～6 小时后揭掉，时长主要根据个人的反应来决定。贴敷后，少数患者会出现明显烧灼、瘙痒或疼痛感，那么便可提前取下，保持局部洁净即可。如果贴敷处皮肤起泡或溃烂，可等创面长好后再贴。如果有局部皮肤严重红肿、起泡、溃烂、疼痛等问题，应避免抓挠，可外涂曲咪新乳膏、绿药膏、百多邦莫匹罗星软膏、红霉素软膏等减少刺激。实际上，从临床经验看，有起泡等严重反应的，效果要明显好于反应小的。若出现全身性皮肤过敏症状，应立即停药。每两次贴敷之间隔 3～10 天，一个疗程共贴 6～10 次，可以连续贴敷 3 年。

❺ 哮喘儿童的中药治疗

中药治疗哮喘，我的经验是以宣肺与化痰为主要手段。宣肺的主药便是麻黄和杏仁，化痰止咳的主要药物有竹沥水、地龙、僵蚕、川贝、苏子、半夏等。麻黄热性较大，有中枢兴奋性，会影响睡眠，下午的药尽量不要让孩子晚于 17 点服。当然，一般还会配清热的石膏压制它的热性和兴奋性。如果孩子体质偏于表密内热，兼有扁桃体肿大，还可以加牛蒡子、黄芩、赤芍等。具体剂量与服法，最好找有经验的中医大夫指导。

06

小儿多动、易怒，中医有没有办法解决

有一个成语叫"将心比心"，意思是设身处地站在对方的立场上理解对方。在现实生活中要做到这一点并不容易，你以为你懂对方，其实并不懂，因为还有一句话，叫"如人饮水，冷暖自知"。

一位做了心脏支架手术的患者对一位心内科专家说，他手术后有个奇怪的症状，就是总能听到心脏位置有个声音，这让他很难受。但是专家认为这不可能，即使那儿有声音，人的耳朵也听不见。可是当专家自己也装了心脏支架后，碰巧也有这样的感觉，他晚上睡觉时非常难受、恐慌，这回他终于理解和同情那位患者了。

铺垫了这么多，接下来进入本节主题——多动症。有的家长很困惑，孩子怎么就是不听话，不能坐下来安静一会儿呢？老师讲课的时候让他不要讲话、不要开小差，他为什么不听呢？有的家长形容孩子身上像有几百只跳蚤或蚂蚁似的，可是很少有家长问问孩子究竟有怎样的感受。国外有一个多动症的孩子画了一幅自己内心感受的画，他觉得自己的脑子就像被五颜六色的龙卷风包围着一样。如果你的脑子里有这样一团如火一般的东西撩拨着你，你能安静下来吗？很多家长并不知道多动症是一种神经系统疾病。下面我来讲一下这方面的常识。

孩子爱玩、调皮、多动，就是多动症吗

有的家长认为孩子调皮捣蛋、活泼好动是天性，是性格问题，用不着去看医生；而有的老师不了解，还以为学生不守纪律、多动、欺负别的孩子等行为是因为家长对孩子缺乏管教造成的，于是就批评孩子。

其实，多动症在医学上是有严格的诊断标准的，医学的专业名称是"注意缺陷多动障碍"，所以说并不是孩子多动就是多动症。家长要知道，多动症患者的多动和注意力缺陷是不分场所的，如果孩子在家里一刻不停地闹或"人来疯"，特别是看见父母，就高兴地安静不下来，可是到了学校就能安静下来，或者看动画片就能安静下来，这就不能算多动症；如果孩子在家里停不下来，在学校或其他地方同样一刻也停不下来，不能集中注意力，这就真的是多动症。

那么多长时间不能集中注意力才算多动症呢？这个标准对于不同年龄的孩子是不一样的，学龄前的孩子，集中注意力的时间最多也就 10 分钟，小学生能达到 10 多分钟，中学生可能有 20 多分钟，成人一般可达半小时以上。如果多动、不能集中注意力的症状持续了半年以上，就可以诊断是多动症了。

多动症仅仅是多动吗

患有多动症的孩子不只是多动，还有注意力不集中、没有耐心、易冲动、易烦躁、易怒、表达诉求和与人交流困难等问题。比如：老师在讲课，他起身站着或去骚扰旁边的同学；老师提问，他喜欢插话，或举手后又回答不上来；跟同学交往，由于沟通不畅，爱着急、爱发脾气，甚至会打骂别的同学……

下面列出了 18 个注意力不集中和多动症的常见表现，家长可以对照一下自己孩子的表现：

1. 无法注意细节，经常因粗心在做作业过程中或其他任务中犯错。

2. 很难在任务或游戏活动中保持注意力。

3. 似乎经常不理会他人反应而直接发言。

4. 经常不遵从指示，无法完成作业、家务或值日。

5. 组织任务或活动常有困难。

6. 在需要持续投入精力的任务中常表现出逃避、厌倦或不情愿。

7. 经常丢失活动所必需的物品（如玩具、作业、书或笔等）。

8. 经常因受外界影响而分心。

9. 经常忘记日常活动。

10. 经常坐立不安、摆弄手脚或在座位上扭动。

11. 经常在课堂或其他需要静坐的场合离开座位。

12. 经常在不适当的场合跑跳。

13. 经常难以进行安静的休闲活动或玩耍。

14. 经常忙个不停，像上了发条似的。

15. 经常说很多话。

16. 经常在未听完问题时就回答。

17. 经常表现出排队等候困难。

18. 经常中断或打扰别人的活动（例如在对话或游戏中插嘴）。

为什么孩子会得多动症

多动症患儿做出某些违反规则的事，并不是因为他的品性不好，而是因为他的生理上确实出现了问题，他的大脑在发育时出现了异常。现在一般认为可能是由于遗传因素，或者是分娩时给孩子的大脑造成了轻微的损伤，导致大脑的一些神经递质（如多巴胺或 5－ 羟色胺）减少，因此大脑皮层对行为的控制能力减弱。所以西医在治疗多动症时，会用一些兴奋大脑皮层的药，如利他林。有的家长会问："我家孩子这么兴奋，为什么还要给他用兴奋大脑的药？"其实，这好比是司令官太软弱，下面的士兵就不听话，合作起来不协调。

实际上，人为什么会得这个病，目前西医也没有明确的说法。虽然这个病与家庭的环境、父母和学校老师的教育方法有一定的关系，但那也只是影响因素，并不是这个病产生的直接原因。

那么中医是怎么看待小儿多动症的呢？多动症其实在临床上并不少见，儿童的发病率大约是每二十个孩子里就会有一个，平均起来差不多每个班有一两个孩子有多动症。我看到的患有多动症的孩子绝大多数的舌头很红，按中医的说法，舌红表示有热象，这种孩子就是阳气太旺，也可以说是血热。有的医生说是心肝火旺，因为按中医理论，肝藏血、心主血，血中的阳气太旺就会导致血热。中医讲肝有调节情绪的作用，多怒属肝火旺；心主神，故心烦不宁属于心火旺。

总之，中医理论认为这个病是心肝火旺，有多余的阳气。我的理解是，这个病是因为小血管的充血刺激了大脑，就像有一团火灼烧着，人当然静不下来。

除了心肝火旺，部分孩子还兼有痰浊，比如舌苔腻、大便黏、头晕、恶心、胆子小等；有的孩子还有食欲不好、大便稀的症状，中医称之为"脾虚"；还有的孩子比较瘦、晚上易出汗、舌苔少，可能兼有阴虚。但其核心病因仍是血中热毒太重。

中医怎么治疗多动症

理解了这个病的中医理论分析，我们自然可以得出针对性的治疗方法，那就是清热。

虽然西医对这个病有比较成熟的治法，主要是用利他林，效果是不错的，但是有的家长害怕有副作用——其实，在一定剂量范围内用药还是比较安全的。

但中药清肝火、清心火的方法，除了服用方式麻烦一点儿之外，相对来讲，对孩子的整体调节效果还是比较理想的。此外，中医的穴位疗法和食疗法都有一定的辅助作用。如果家里有孩子得了多动症，可以找有经验的中医调理一下。下面附上一张我经常用的方子，适合心肝火旺的类型，可以作为治疗参考。

5～8岁孩子用药参考方剂剂量：炒栀子3克、龙胆草3克、丹皮10克、黄连3克、菊花10克、钩藤10克、竹叶10克、煅牡蛎15克。这个药比较苦寒，肠胃不好的孩子慎服。如果孩子阴虚，可以加生地15克、石斛10克；如果孩子脾虚，可以加麦芽15克、砂仁3克、甘草3克；如果孩子有痰，可以加二陈汤。也可以用栀子花、菊花、莲心、苦丁茶等代茶饮。

另外，还可以采用穴位按摩疗法，取穴是百会穴、涌泉穴、太冲穴。

饮食上，这样的孩子要尽量避免热性食物与饮料，如牛羊肉、虾、辛辣食物、油炸食物、龙眼、荔枝、榴梿、咖啡等。平时可以饮用绿茶。

爱是一剂良药

从中医的角度来看，此病的根源是有肝火，因此对此类孩子不要压抑或否定他的想法和行为，尽量多鼓励、肯定，多表扬他的成绩与优点，哪怕是一点点微不足道的小优点，这有利于培养他的自信心。家长也要与学校的老师和同学做好交流工作，让老师理解这是与其他疾病一样的一种疾病，并不是孩子故意捣蛋。

"妈妈，你爱我吗？"

"傻孩子，妈妈当然爱你啦，为什么这么问呢？"

"你爱我，可是为什么你老说我、骂我呢？"

"你为什么老乱动，不听话，不好好学习呢？"

"我也不知道啊，可我就是这样啊！"

……

这是一段令人心酸和反思的对话，希望家长能多多理解孩子。

第八章

妇科保健

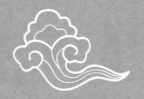

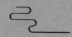

　　可能很多看过中医的女性都知道，即使你去看的是胃病或者感冒、咳嗽，医生也会问你月经的情况，这与西医有很大的不同。

　　中医认为，月经是成年女性身体状况的"显示器"，月经的周期、行经时间、经血量及经期身体伴随症状均是体内精、气、血生成和运行状态的反映，不同的月经特点反映着不同的体质类型。因此，了解成年女性的月经情况有助于医生判断其身体整体状况。

01

面部色斑不只影响美观，还可能预示健康出了问题

爱美之心，人皆有之，女性更是特别关心自己的皮肤状态。其实，皮肤不仅仅关乎容颜美丽与否，更是身体健康的一面镜子，中医有句话叫"有诸内者形诸外"，意思是身体内在的生理和病理变化都会反映到身体外部。

面部是五脏六腑的经脉汇聚的地方，面部出现色斑，并不仅仅是皮肤本身的问题，而是全身状况出了问题。面部有黄褐斑、雀斑、老年斑、痤疮遗留印痕的人，大多会用一些面霜或面膜等，这是一种局部治疗方法。但如果通过局部治疗，色斑消退了，就以为万事大吉了，可不见得是好事，因为这让你忽视了身体内在的问题，反而把该治疗的疾病给遮掩起来了。比如面部有黄褐斑的女性中约有50%的人月经不正常，还有相当多的人有慢性妇科炎症。因此，对待面部色斑，内治与外治相结合才能真正有利于身体健康与容颜改善。

西医对黄褐斑病因的分析

先说说黄褐斑。黄褐斑常见于皮肤的暴露部位，如颧骨附近、鼻

部附近、面颊部等，通常为淡棕灰色或棕黑色片状色素斑，有的分布在鼻两侧如蝴蝶状，所以又叫"蝴蝶斑"。黄褐斑表面无鳞屑，发展缓慢，多数人没有皮肤不舒服的症状。还有一些女性怀孕或产后出现色斑，因此又称为"妊娠斑"。

为什么会产生黄褐斑呢？很多教材上说这与内分泌有关。具体地讲，就是因为怀孕时雌激素、孕激素分泌增加，刺激皮肤产生了更多黑色素。有的人吃了避孕药也会长黄褐斑，这是因为避孕药中大多含有孕激素，这就说明内分泌确实跟黄褐斑的产生有关系。

有人可能要问："为什么同样是怀孕，同样是雌激素和孕激素分泌增加，有的人就不长黄褐斑呢？"此外，经紫外线照射后，也只有部分人会出现黄褐斑，这又是为什么呢？一般教材上会说这是遗传因素导致的，但这个答案并不能让我满意，究竟是什么遗传因素会导致这两种截然不同的结果呢？实际上，中医理论可以给我们一些启发。

肾阴虚与黄褐斑的关系

中医认为，生黄褐斑主要是因为肾阴虚。阴虚则火旺，当然这个火是虚火。从某种程度上说，按照中医理论，孕激素是促生长的、属阳性的激素，由于它有促生长的作用，所以会使氧化代谢增强；而太阳光照射同样会导致皮肤局部温度升高，氧化反应增强。

那么我们再看看肾阴虚火旺的人。他们本身就是热体，再被孕激素或太阳光刺激，局部的氧化燃烧就更旺盛，也就是虚火更旺。正常情况下，人体无时无刻不处在氧化中，在这个"燃烧"的过程中，这把"火"总会产生一些有害的物质灼伤人体，这些物质的医学术语是"自由基"。好在人体还有一整套抗自由基的机制，如维生素、抗氧化自由基的酶（谷胱甘肽、超氧化物歧化酶）等，如果这套抗自由基机制失灵，那么氧化产生的有害物质就会堆积，从而引起黑色素的增加。肾阴虚体质之人，一方面氧化能力在增强，另一方面这种抗氧化和清除氧化产物的能力下降，因此更容易生黄褐斑。

有人可能要问："为什么我会肾阴虚？"首先，有些肾阴虚是遗传的，比如父母肾精不足，就可能导致后代肾阴不足；其次是因为性生活过度；第三，生育时劳伤、流产、刮宫等都会损伤肾阴；第四，妇科的慢性炎症，如附件炎、盆腔炎、阴道炎等长期不愈，也会耗伤肾阴；此外，熬夜等不良作息习惯也对肾阴有一定影响。

血瘀与黄褐斑的关系

光照后皮肤的黑色素增加，是人体的一种自我保护——黑色素可以减轻紫外线对人体深层组织的伤害。当我们一段时间不晒太阳后，皮肤又会变白，这说明人体有一套清除黑色素的机制。也就是说，即使皮肤上长了色斑，体内的细胞也是可以把它吞噬掉的，吞噬以后再通过血液循环将其排走，那么皮肤就会变白了。如果人体血液循环不畅，局部的小血管是堵塞的，就无法清除这些黑色素或氧化代谢的废物，色斑就会长久不退。

临床上发现，郁闷、易怒、痛经、月经有血块、舌头有瘀斑的人比较容易长色斑。还有的人是因为血压偏低，血液循环慢，中医称之为"气虚血瘀"，也可能长黄褐斑。

从中医的角度来说，肾阴虚和血瘀是引起黄褐斑的主因。实际上，这也是导致雀斑和其他色斑的主要原因。

黄褐斑的中医治疗方法

针对肾阴虚所致黄褐斑的治疗思路自然是补肾阴，最主要的药物便是地黄。如果大便偏干、舌头偏红，可以用生地黄，一般人可以用25～30克；而肠胃不好的人可以用熟地。可以用它煮汤喝，也可以用纱布把它包好放在米中煮粥，煮完将药包扔掉，吃粥即可。也可以用枸杞子，一般用15～20克。如果阴虚火旺症状明显，可以用女贞子和墨旱莲。中成药可以用六味地黄丸或四物汤，四物汤里既有补肝肾之阴的地黄和白芍，也有活血的当归和川芎。这些调理方法，一般以3个月为一个疗程。

针对血瘀所致黄褐斑的治疗思路是活血化瘀，常用的药物是丹参、赤芍、红花、当归、白芍等。丹参一般用15～30克，可以根据体重和病情轻重来确定剂量。赤芍或白芍一般用15克左右。如果情绪不好、易怒，可以用中成药逍遥丸；如果大便偏干，可以把逍遥丸和六味地黄丸合用，有些人吃3个月，斑就可以完全消退。有严重血瘀，如痛经、舌头瘀斑的人，可以用猛一点儿的化瘀药——水蛭，把水蛭打成粉后，装在胶囊里，每天饭后服一至两粒即可。我曾治疗过几位从小时候起就满脸雀斑的男性，用补肾的药加上水蛭打成粉后，服了1年多，雀斑居然全部消失，这说明雀斑也并非不可逆转。

血压偏低、易疲劳的气血虚体质之人，可以服用黄芪、当归、党参、三七等药物。还可以根据情况，服用补中益气丸、归脾丸等补气血的药物。也可以用黄芪20克、当归10克，代茶饮。

脸色较黄暗，湿气重的人，可以用冬瓜子、茯苓、白芷等利湿和化湿的药物。

有妇科炎症或月经不调、痛经的人，必须找医生治疗原发病。

我再介绍一个外用祛斑的中药方：白芨 250 克、白芷 120 克、白僵蚕 120 克，将这三味药打成细粉，每次取适量的药粉，加少许水和蜂蜜，调成糊状。每天晚上将这个糊涂在面部，2 小时后洗去。1个月为一疗程，一般要两三个疗程才会见效。

还可以把柿子叶晾干后打成细粉，调入凡士林，外涂即可。

我要强调一下，不要轻易使用那些成分不明的美白产品，它们大多含有汞、过氧化氢（双氧水）等，长期使用汞制剂会严重伤害肝肾功能，请不要被"快速美白"这种不科学的宣传所迷惑。

黄褐斑人群的日常养护

容易长色斑的人要避免日光照射，一定要有防晒意识；还要注意节制房事；生活要规律、不熬夜；饮食上可以适当吃一些养阴、补气、化瘀的食物。

光敏性食物可以促进色斑增长，要避免过多食用，最好不吃，因为这些食物中的光敏物质容易与太阳光起反应，使皮肤出现炎症和色素沉着。常见的光敏性食物有灰菜、苋菜、荠菜、萝卜叶、菠菜、紫云英、雪菜、莴苣、茴香、芥菜等。还有一些西药，如四环素、避孕药、磺胺等，也要避免使用。

02

不同原因的胖，要用不同的减肥方法

杨玉环、鲁智深、董卓，谁是真胖

一说到肥胖，自然是要减肥。很多人以为减肥无非是管住嘴、迈开腿，但对于不同体质的胖人，用同样的减肥方法还真不一定都管用。

如果让杨玉环、鲁智深、董卓一起管住嘴，用饥饿疗法来减肥，那杨玉环会头晕无力，倒拔杨柳的鲁智深会整天喊"嘴里淡出鸟来"，而董卓可能饿几天也没事。为什么这么说呢？因为娇弱无力、肤如凝脂的杨玉环，在中医的眼里就是阳气虚的脂人，这个"脂"就是脂肪的"脂"；身长八尺、面阔耳大、膀大腰圆的鲁智深，根本不是肥，而是壮，是一身横肉的肉人；纵情酒色的董卓，被刺死后膏流满地，被人在脐中点灯，居然能燃烧几天，这种肥胖满是油膏，自然与杨玉环和鲁智深不同，当属于膏人，也就是民脂民膏的"膏"。

上述三个典型，就是传统中医所说的"脂人""肉人"与"膏人"。那么他们分别有什么特征呢？本节我将结合现代科学与传统中医理论来对此进行分析。

在我看来，这种脂人、肉人与膏人的说法，过于简单理想化。体重超标的原因，一是体内脂肪过多，二是体内水湿过多，三是肌肉骨骼结实厚重。因此，对于体重超标的人，必须从这三方面来考虑，才能采取有针对性的减肥方法。当然，这三种情况比较容易兼具。

脂人（虚胖的湿体）的特征及减肥方法

先来说说虚胖的脂人。这类人除了脂肪增加以外，还兼有水分增加，中医称之为"痰湿"，实际上是湿与脂肪的混合体质，可以称为"湿人"。他们往往是气虚或气营虚体质之人，是由于营养过度、过于安逸而形成的。

这类人往往全身的肌肉特别松软，松松垮垮，像棉花似的。胸、腰、腹部有很多下垂的赘肉，双下巴或眼袋比较明显，其实这也是水液积聚、肌肉松软的表现。这类人的皮肤通常黄黄的，由于肌肉、皮肤的水湿较多，所以汗总是比别人多，稍微一动就会出汗，甚至满头大汗。还有些人会以出荨麻疹的形式表现出来。我曾诊治过一位五十多岁的中年女性患者，她求诊的问题一是膝盖肿痛，行动受限，西医诊断是膝关节有积水；二是有严重的荨麻疹，皮肤痒，这个痒就是水湿在肌肤；三是头晕，头晕也是水湿在头部。虚胖的人因为水湿重，所以舌头很胖，舌苔是滑苔，大便通常是稀烂的溏便。还有不少人有高血压病或糖尿病。这类人通常会感觉乏力，一动就喊累。

针对这类人的减肥思路，主要是补气利湿。西药有利尿的减肥药，中医也有利湿的药，性质是相近的。我一般会给这类人开黄芪五苓散，成人的剂量是黄芪40克、白术25克、茯苓50克、猪苓20克、肉桂10克、泽泻30克。

这类人减肥宜采取渐进的方法，不宜猛地加大运动量，以免耗伤气，平时可适当吃一些利湿温阳的食物。

这类人减肥，最容易在短期内见效，因为他们是虚胖，一运动，脂肪燃烧，水湿也可通过出汗而很快减少，肌肉会变结实，体重自然会下降。

肉人的特征及减肥方法

再来说说肉人。这类人以热积体质居多，身材结实、胸背宽厚、脖子粗短、喜爱肉食、能忍受大运动量而不疲劳。这类人是结实的"肉墩儿"，如果伸手摸摸他们的肩膀、手臂等，会发现他们的肌肉很结实。当然这并不表示这类人不会因脂肪沉积而超重，肉人食量大，爱吃肉，但当运动量急剧下降时，他们体内的脂肪同样会增加，随即变成肉人与膏人的混合体形。

这类人容易便秘，易患心脑血管、消化系统及肝胆疾病。

肉人减肥必须遵循几个原则：一是保持大运动量；二是适当减少肉类摄入；三是多食富含纤维素的蔬菜等，以保持大便的通畅。这种人适当地服用一些泻药是可以的，简单一点儿的泻药可以用番泻叶、决明子、芦荟、莱菔子等。如果便秘较重，可以用大柴胡汤。

这类人不必过于追求低体重，因为他们可能很难达到理想的体重。通过锻炼能把脂肪减下去，但肌肉反而会越练越结实，体重也会越练越重。

膏人的特征及减肥方法

第三类人是全身性、匀称性肥胖，他们皮下脂肪比较多，也就是中医所说的"膏人"。这类人以痰浊体质或湿热体质为多见，其实这类人就是油太多，因而可能会有脂肪肝、血脂高、血液黏稠度高等问题，容易发生动脉粥样硬化、脑血栓等疾病。痰浊体质之人容易晕车、晕机、恐高、头晕、心悸、多梦。这些症状的出现，多半是由脂肪及黏性分泌物附着在局部所引发的；湿热体质之人往往皮肤油腻，容易有化脓性感染，黏膜容易发炎，脚汗多而臭，舌苔腻。

膏人平时爱吃肥肉及甜食，针对他们的减肥方法，管住嘴仅仅是一方面，更重要的是改变饮食结构，减少过甜、过油的食物的摄入，少吃甜食、含油量高的食物，如奶油、蛋糕、肥肉等，多吃清淡、利湿化痰、高蛋白、低热量的食物，如萝卜、冬瓜、海带、薏米、绿豆、山楂等。中药配方的思路是同时化痰与利湿，可用半夏、陈皮、茯苓、胆星、竹茹、泽泻这类药。

膏人即使靠运动减肥也不能采取慢跑或小运动量的方式，必须进行有氧运动，所谓有氧运动就是在一定强度下进行运动，心率要达到 120 次 / 分钟以上，持续半小时左右，也就是说，要燃烧脂肪才能达到减肥的效果。当然，每个人要结合自己的体质循序渐进。

这三种常见的肥胖类型都属于单纯性肥胖。实际上，单纯性肥胖并不单纯，除了饮食过量、缺少运动等不良生活习惯因素外，还存在着不同程度的内分泌异常等因素。

病理性肥胖

除此之外，还有内分泌紊乱引起的病理性肥胖，包括肾上腺皮质醇分泌异常增加，这种异常可致食欲增加，出现满月脸及向心性肥胖（也就是胸腰部肥胖），同时还伴有血糖或血脂异常。这类疾病可能是由垂体瘤或肾上腺瘤引起的。

治疗某些自身免疫疾病时服用的泼尼松（强的松）类激素，同样会导致肥胖，中医称这种肥胖为火旺导致的"食欲亢进"。

垂体问题引起的生长激素分泌过亢也会导致肥胖，这种肥胖不只是胖，而且肥大，人的整个内脏、骨骼、肌肉等系统都会增生，也就是巨人症。

甲状腺功能低下时，由于甲状腺素水平低，氧化燃烧减少，水液潴留，会出现黏液水肿与肥胖，这在前文讲甲状腺疾病时谈到过，按中医的说法是"肾阳虚"。

如果男性的雄激素水平偏低，可见腹部肥胖及性功能低下；女性的雄激素水平偏高、雌激素水平偏低，可见多囊卵巢的闭经和肥胖。

这些人光减肥是不行的，还必须从治疗原发病上着手控制体重。

03
甲状腺疾病是因为"闷烧"吗

几年前我遇到过一位不到四十岁的男性患者，他说自己浑身难受，全身的肌肉是绷紧的，情绪极其低落，还有失眠的问题。我问他有什么心事，他告诉我，他是个私营企业主，这几年厂子不赚钱，还亏钱，本来就十分郁闷，想在期货市场里把钱捞回来，结果爆仓了，这下子心情坏到极点，就一个人出去旅游解闷，结果发现心根本静不下来，人越来越难受。去医院查了一下血，发现甲状腺的抗体特别高，西医诊断为"桥本甲状腺炎"。

他问我："这个病是因为什么产生的？"我说："这是因为你的心自己在跟自己打仗，你的肉体自然也是自己在杀自己。"他说："蒋医生，你说得太对了，我就是这个样子，心里扭不过来。"

正常情况下，我们身体里的免疫细胞只针对外来的细菌、病毒等，但当甲状腺出现异常时，免疫细胞错把自己人当作敌人，便会针对自己的组织产生抗体，这就是敌我不分了。

虽然这位患者是男性，但其实这个病在女性群体中更常见，尤其是白领群体。

甲状腺的作用

甲状腺在颈部气管前面，一边一叶。这个组织有什么用呢？它的主要作用是控制氧化燃烧，我称它为"点火器"，也就是通过释放甲状腺素来控制身体的氧化燃烧。我们的身体之所以能维持37℃左右的体温，是因为体内的糖、脂肪在氧化燃烧，就好似以文火的形式每天在燃烧着。

如果甲状腺素合成及释放增加，产热、糖脂等能量消耗增加，人处于兴奋的状态，就会怕热、出汗、心慌、消瘦、易怒、失眠等，这时可能是甲亢或甲状腺炎；如果甲状腺素合成及释放减少，产热、糖脂等能量消耗下降，人就会怕冷、无精打采、乏力、嗜睡、心率减慢、食欲下降、性功能低下、闭经、水液潴留、肥胖等，这时可能是甲状腺功能低下。

曾经有位同事介绍一位患者找我看病，那时是四月末，这位患者居然穿着羽绒服、戴着围巾。当时我正好在给留学生讲课，我跟学生说这是位阳虚患者，一问果然是甲减患者。

制造甲状腺激素需要一种原料，那就是碘。碘在甲状腺中与一种蛋白质相结合，就成为甲状腺素。我们通常是通过吃海产品来人为地补碘。碘过多或过少，都会影响甲状腺的功能。

甲状腺疾病还有个常见的症状是甲状腺肿大或者甲状腺里长结节、肿块。甲状腺肿大的原因有缺碘、甲状腺炎症、甲状腺功能亢进等。

上面说的是西医中关于甲状腺的一些常识。

"郁火"的中医解释及治疗

下面我从中医的角度来分析一下甲状腺疾病的变化。甲状腺疾病由炎症到甲亢，再到甲减，特别适合用中医的阴阳理论来分析。

我先来打个比方：我们给一口锅加热，但这口锅没有出口用来散热，锅内的温度便会越来越高，高到一定程度时，就会烧坏这口锅。这种情况与人的情绪，比如愤怒发泄不出去、精神紧张又不知如何是好、心情极度郁闷等是类似的。临床上我发现，许多桥本甲状腺炎、甲亢、甲状腺结节患者大多有郁怒的情况，或是工作压力很大。

这种情况中医称之为"郁火"或"肝经郁火"，因为中医认为肝有调节情绪、疏通气血的作用，如果肝疏通气血的功能不利，气血阻滞——气就是血液内流动的热能——就会成为郁火，成为自己跟自己斗的炎症，这也是一种自身免疫性疾病。西医检查时，会发现甲状腺的抗体增加。

此时的中医治疗，既要清热，也要疏肝。中医的清热药也有讲究，不是清热了就会见效的，要轻清流动的，不能太苦寒冰伏——一团很旺的火，你泼一盆冰水上去，表面上火是灭了，还结了一层冰，可中间的炭火还在，中医形象地将这种情况称为"苦寒冰伏"。中医会用一些花类的清热药，既能清热，又能透达，如银花、连翘、栀子、菊花等，同时还要配疏通气血的药，如陈皮、青皮、枳实、佛手等。

清朝名医王旭高特别擅长治肝病，他治疗这类疾病的用药非常细腻，值得后世效仿。中医所说的肝病，不一定是肝脏的疾病，这类甲状腺疾病，中医也认为多半是肝经郁火所致。

甲亢的表现及治疗

如果炎症得不到治疗，不受控制，就会不断刺激甲状腺素的合成和释放，从而导致产热增加、心率加快、消耗增加等甲亢的表现，郁火便会演变成熊熊大火。此时，中医会诊断为"肝火"，而不叫郁火了，肝火很旺，旺得热血沸腾了，此时检查可见患者的舌头是很红的，也就是常说的"血脉偾张"。

治疗办法就是用清肝火、凉血的药物，如龙胆草、白芍、丹皮等。此时不是泼点儿凉水、开开透气孔就可以了，而是要用瓢泼大雨了。

甲亢为什么又变成甲减了

火大了以后再加上火旺了太久，身体的油就消耗得多了，中医把这个"油"称为"阴液"，把"油"少了称为"阴虚"——这是个笼统的说法，"油"可能包括激素、糖、脂肪、水液、维生素等。

阴虚患者有什么表现呢？具体表现为舌苔少、口咽干燥、晚上出汗、潮热、大便干、消瘦、手脚心发烫等。中医此时会加一些养阴（滋阴）的药，如生地、麦冬、石斛、北沙参、地骨皮、枸杞子等，滋阴药多凉，因此可以适当地配一些助消化护胃的药，如麦芽、砂仁等。

如果火旺或阴虚得不到及时、有效的治疗，又因为发炎而导致甲状腺细胞功能受损，那么它合成和释放甲状腺素的能力就会慢慢下降，此时甲状腺功能亢进就演变为甲状腺功能低下了。按中医的说法，就是火旺消耗了过多的油，油少了再点火，火就旺不起来了。从中医病理的角度来说，这个时候是由阴虚发展成为阴阳两虚了，症状就是前面讲的甲减的那些症状。因此后期中医治疗此类病症，会加巴戟天、仙灵脾、蜂房等。

我们再来看一下这个病的发展，一开始是郁火，然后是肝火血热，再然后是兼有阴虚，再后来是阴阳两虚，表现出阳虚的症状。

甲状腺结节要不要手术

再来说说甲状腺结节，结节泛指甲状腺的肿块，包括甲状腺的良性增生、腺瘤，以及甲状腺癌。很多人担心甲状腺结节癌变，就盲目地做手术切除结节，但其实甲状腺结节恶变的可能性非常低，即便真的恶变成癌，也不要过度恐慌，因为甲状腺癌生长得很慢，早期切除的话，与切除甲状腺结节的情况是差不多的。因此，大多数甲状腺结节不需要做特别处理。

甲状腺结节可通过 B 超来基本判断是良性还是恶性，结合血液的甲状腺类相关激素水平，就可以确定是否要用药。按中医的说法，结节多数属于痰浊瘀结，可以用一些化痰散结的药，如浙贝母、牡蛎、玄参、夏枯草等。平时也可吃一些慈姑、芋头之类的食物。

如果人们平时经常吃海产品，如海鱼、海带、紫菜等，就不需要补碘，也不用特意选择补碘盐。尤其是患有甲亢或甲状腺炎的人，甲状腺素水平是偏高的，更要避免补碘及吃海产品。如果是甲状腺素低的缺碘性甲状腺肿或孕期缺碘，则应适当补充碘。

有一句俗话是"脸红脖子粗"，脸红如果是肝火所致，那粗的就不是脖子，而是甲状腺——甲状腺疾病患者尤其要注意调节情绪。人体的炉火要慢火、文火才能持久，郁火不好，火太旺也不好，太旺会消耗人体的元气。中医有句行话叫"少火生气，壮火食气"，意思是小火供应能量，大火耗损能量。

04
乳腺疾病真的与生闷气有关吗

　　我们先来看一位女士的故事。这位女士从小在父母的教育下，乖巧懂事、认真学习，后来如愿考上一所名牌大学，毕业后成为外企白领，再后来结婚、生子，她也同样严格要求丈夫和儿子。起初大家让着她，但时间一久，家里人都烦她，家庭关系十分紧张。她来找我看病时，我发现她衣着得体，头发一丝不乱，拿出来的病历资料也是按时间分门别类，看得出，她在生活中一定十分自律。我问她是否特别爱整洁，一旁的丈夫说："我们家比五星级宾馆还整洁。"我对她说："在别人眼里你的家简直完美，可是你生活得并不快乐。"不知这句话是否触动了她内心最伤感的地方，她瞬间流下了眼泪。

　　其实，这样的女性并不少见，她们把人生过得像竞赛一样，"发条"是时刻上紧的。

　　其实，这位女士是来看乳腺癌的。当然，从现代医学的角度来说，遗传基因、内分泌激素水平、高脂饮食等都是病因。可如果我们站在更长的时间维度上来审视，她从"赢在起跑线上"那一刻起，就已经种下了"输的基因"。

　　下面我就重点谈一谈情绪与乳腺疾病的关系。

气顺百病消

有人说发怒是用别人的错误惩罚自己，其实对女性来说，发怒惩罚的是自己的乳房。

众所周知，中医治病强调整体，重视调理，而调理的核心便是恢复气机的通畅。通俗地说，身体的各个部位是由管道连接的，管道让身体成为一个整体。

首先，每一个活的组织都需要氧气、营养物，这就需要血管和淋巴管等；其次，活的组织也需要神经信号和激素的调控，这也需要管道；第三，活的组织的代谢产物，也就是体内的垃圾要排走，也需要血管及淋巴管等。这就是所谓"整体"的本质。

按照中医的说法，气、血、津液等正常流通，便是气机通畅。

乳房与肝经的关系

身体中调控这些管道收缩与舒张的，便是肝脏，更准确地说是肝气，中医把这种管道系统称为"经脉"。肝气旺，经脉就处于收缩状态。当人处于紧张、愤怒状态时，肝气就会旺，俗称"肝火"，经脉系统就会处于收缩状态。中医认为，肝脏的经脉行走于人体的侧面，如颈部、乳房、外阴等。乳房组织柔软，内有大量的导管，连接着乳腺的小叶，小叶主要由大量的腺泡组成，腺泡及导管主要是为分泌乳汁哺育后代服务的。腺泡分泌乳汁及导管输送乳汁，在中医的理论中都是受肝气调控的。

成年女性每个月都有一个生理的周期性变化，乳房状态同样也有周期性波动，这是乳房随时在为哺乳做好准备、为未来的宝宝备好粮食的基础工作。月经前由于激素的刺激，腺泡上皮细胞会增多、增大，内含的分泌液也会增加，因此许多女性来月经前会感觉乳房胀，甚至会痛。这个时候去做检查，会发现有乳房小叶增生等，但其实这并不一定是病理性的表现。

当乳腺小叶腺泡及导管的上皮细胞增生、分泌液增加时，如果人的情绪处于紧张、愤怒、抑郁状态，乳房中的小血管、乳腺导管、淋巴管就会剧烈收缩，这个时候局部就会处于不畅状态，其中的内容物就会发生变性，严重的甚至会坏死，瘀滞，而这些损坏的内容物又会反过来刺激局部组织的增生，引发各类乳腺结节。如果原本有遗传基因的不利因素，就有可能导致乳腺癌的发生。

乳腺上皮细胞增生及腺泡分泌乳汁，是为受孕宝宝准备的，如果受孕后不哺乳或每月虽不断地刺激乳腺，但从不受孕，如一些不结婚或不生小孩的女性，乳腺及导管内容物瘀滞的可能性就会增加。因此，不哺乳、不生育的女性的乳腺疾病发病率比其他女性要高。

什么体质的人容易患乳腺疾病

临床上我发现，乳腺癌患者以阴虚体质或气阴两虚体质两类人群最为常见，这两种体质往往同时兼有肝旺，也就是说阴虚肝旺的人最容易患乳腺疾病。

可以给这种体质的人画个像：一般体形偏瘦，皮肤偏白，脸又易潮红；性格多急躁，易不耐烦，语速偏快，走路偏快，办事麻利干脆；平时精神抖擞，安静下来又会喊累，不易入睡；眼睛多炯炯有神或略显凶悍，中医认为肝主目，眼神很容易显露这类人的体质类型；舌质颜色偏红，血压偏低，脉多为细数或弦细数；月经多见提前或推迟，或有痛经，或出血量多，年龄稍大后出血量又见少，月经前后乳房易胀痛；平时大便偏干或便秘，若饮食不慎则易腹泻。

乳腺增生患者以郁滞体质和阳虚体质为多见，这类体质我在"体质养生"一章有详细说明，此处不再重复。

在乳腺纤维瘤或囊性疾病患者中，多见痰浊体质之人。

乳腺疾病与痰浊、血瘀、肾虚的关系

乳腺的主要功能是分泌乳汁，若乳腺及其附近的血液中含有较高浓度的脂肪，且患者本人又喜欢吃高脂肪的食物，就会使乳腺内的小血管、淋巴管及乳腺导管内的液体的黏稠度增加，从而导致局部瘀滞，再加上肝旺或情绪郁结，便会使乳腺局部产生中医所说的痰浊、血瘀，时间久了，就变成结节或者肿块。此外，高脂饮食易引起雌激素的分泌增加，雌激素水平过高又会刺激乳腺组织，从而产生乳腺增生。

中医认为，乳房与冲脉相连，冲脉起于胞宫，即子宫，所以子宫的周期性变化也会影响乳房。冲脉又与肾精紧密相关，从临床来看，乳腺疾病患者往往是肾阴虚或肾阴阳两虚。

乳腺癌患者往往以肾阴虚多见，乳腺增生、乳腺纤维瘤或结节患者则以肾阳虚多见。这是因为肾脏阳气不足，乳房间的经脉容易被痰浊瘀滞堵塞。温肾阳可以化痰瘀，是治疗此症的一种思路。

乳腺癌的常用中药治疗方法

从前面的分析可以看出，乳腺疾病虽然有乳腺小叶增生、乳腺纤维瘤、乳腺良性结节、乳腺癌等，但对于良性的乳腺疾病来说，只要注意改善饮食结构、调节情绪即可，无须过度干预。下面我详细说一下乳腺癌的常用中药治疗方法。

乳腺癌患者的体质以气阴虚夹痰瘀为主，因此，治疗要以补气、养阴、化痰、化瘀、疏肝为主。

补气药主要是黄芪，我会在第十章"中药养生"中专门讲一下。

养阴的药主要是天门冬、麦门冬（简称天冬、麦冬）、枸杞子。这几味药既可以补肝阴，也可以补肾阴，且补而不腻。此外，据现代医学研究，天冬本身就有抗乳腺癌的作用。

化痰的药主要是瓜蒌。瓜蒌是古代治疗乳腺疾病最重要的药物之一，它可以化痰瘀。化痰兼理气的药有陈皮、青皮，青皮的作用更强一些，这味药对治疗乳房胀痛有很好的效果。

化瘀活血的主药是丹参，也可以在月经前后食用山楂。

疏肝柔肝的药主要是白芍和枳实。

注意，吃这些药会影响消化，大便容易变稀，因此可以再加一些麦芽。

如果想简单方便，可以用这些药代茶饮（每天一次）：黄芪 20克、天冬 10 克、麦冬 10 克、瓜蒌皮 10 克、陈皮 10 克、丹参 15克、麦芽 20 克。

针对肾阳虚的乳腺疾病，中医常用鹿角、鹿茸、蜂房等来治疗。但鹿茸或鹿角易使人上火，最好配白芍、天冬、麦冬等药物辅助治疗。

05
月经能反映体质类型，看看你是哪种

可能很多看过中医的女性都知道，即使你去看的是胃病或者感冒、咳嗽，医生也会问你月经的情况，这与西医有很大的不同。

中医认为，月经是成年女性身体状况的"显示器"，月经的周期、行经时间、经血量及经期身体伴随症状均是体内精、气、血生成和运行状态的反映，不同的月经特点反映着不同的体质类型。因此，了解成年女性的月经情况有助于医生判断其身体整体状况。

月经异常既可以是某些疾病的反应，也可以导致其他疾病。

月经与肾、肝、脾的关系

中医认为，经血主要是肾中精气化生，按西医的说法就是受内分泌激素的调控。肾中精气不足，易致月经量少、延后甚至闭经。肾气有固涩的作用，肾虚也可以导致月经出血量大或崩漏。

肝有疏泄作用，所谓"疏泄"就是疏通、排泄，所以如果肝脏阳气太旺，有肝火，就容易导致月经提前或出血量大，且血色多鲜红；如果肝气郁结，肝不能正常疏泄，就容易导致气滞血瘀，会出现月经不调、经期延后、痛经、行经时血块多、乳房胀、易怒等问题。

此外，血液的生成依靠胃肠道营养物的消化吸收，这一功能中医称为"脾主运化"。脾气旺，气血就足，经血量也足；脾气虚，营血不足，就会导致月经量少或延迟。此外，脾还有固涩血液的作用，所谓"固涩"就是控制血液正常地在血管内流通。脾虚不固可导致月经提前、经间期出血、经血量大、经期时间久的经漏，据西医检查常有血小板数量偏少的情况。

正常月经周期为 28 天左右，行经时间为 3～7 天，一般头两三天量多一些，行经时应该没有明显的疼痛或身体不适。月经异常包括月经周期不准，如提前、推后，或者闭经，以及月经量异常，如过少或过多，还有痛经等。月经量怎样才算正常呢？正常的月经量是 20～60 毫升，少于 5 毫升就是月经量过少，大于 80 毫升则是月经量过多，如果接近这两个数值就算偏少或偏多。当然，这个数据也比较难衡量，大家可以自己感觉。比如：出了一点儿血就没有了，连护垫、卫生巾都不用，这就是月经量过少了；而明显有血块，两三个小时就要换卫生巾甚至内裤，或者有贫血症状，可能就是月经量过多了。

月经提前，出血量大：血热（肝旺）体质、气虚体质

月经提前，一般指提前 7 天以上，且连续 3 个月都出现类似情况。

月经提前、出血量大的人，最常见的是血热体质，也就是阳气太旺的体质，有的人还伴有脾气急躁、易怒，也可以称之为"肝火旺"（肝旺）——肝脏阳气太旺，疏泄太过，导致肝不藏血。这种体质的人会月经提前，且经血往往是鲜红色的，通常嘴唇和舌头也是鲜红色的，大便偏干，脉比较有力。中医用药基本以清热凉血为主，如马鞭草、黄芩、白芍、茜草、旱莲草、藕节、仙鹤草等。

如果这类血热体质的人行经时伴有痛经，而且有比较多的黑色血块，子宫内膜比较厚，或有妇科炎症，白带有气味、色黄、量比

较多，或外阴瘙痒，那么她们往往兼有瘀血。既有瘀，又有热，中医称之为"瘀热"或"郁热"。临床上，月经提前或经血量大的患者以这种情况最为常见。我们通常会在清热的药中再加一些化瘀的药，如益母草、蒲黄、五灵脂等。

如果月经提前、出血量大，但舌头色淡而不红，也没有内热的迹象，脉比较弱，血压偏低，有的人还可能有经间期出血、便秘、消化功能弱等问题，这样的人基本属于气虚体质，由于气不能固涩血液而导致出血。而出血量多的人，当然也存在血虚的情况，因此是气血两虚。

中药治疗主要是用大剂量补气药，如黄芪、党参、三七等，同时配伍止血药，如仙鹤草、茜草等。

月经提前，出血量少：阴血虚体质

月经提前、出血量少的人，可能一两天就干净了。这种人通常形体偏瘦，大便干，睡眠差，易早醒，舌头虽然红，但舌体通常瘦小而薄，肌肤比较干燥，有些年纪大的人阴道也比较干，甚至反感同房，手脚心比较热和烫。这种体质也可能是从血热体质发展过来的，因为长期出血量多，血液耗伤后就变得少了。一般这样的人做妇科检查会发现子宫内膜偏薄。

这类患者通常要在清热药的基础上加滋阴止血的药，如地黄、阿胶、地骨皮等。

月经延后，形体胖壮：表密体质、热积体质、痰浊体质

一般月经延后7天以上，也就是周期大约为35天以上，且连续

3 个月如此，才可以诊断为月经延后，因为月经受内分泌的影响较大，偶尔的延后不能认为就是出问题了。

月经延后的核心原因是肾精不足。如果月经延后、形体胖壮、有痤疮，这类人子宫内膜偏厚的居多，西医多半会将其诊断为多囊卵巢综合征。这种情况的人，若毛发比较厚密，则大多属于表密体质，兼有痰湿或者湿热瘀滞；若有便秘问题，则属于热积体质。

这个病的治疗较为复杂，我在下一节会专门讲一讲这种情况。

月经延后，出血量少，形体瘦小：阴虚体质、气营虚体质

月经延后，经血量少，形体瘦小，舌头偏红者，大多为阴虚体质，本质上是肾阴虚，还可兼有阴虚体质的其他症状，年轻时可能是血热体质。这类体质的人可以用归芍地黄汤，就是六味地黄加上当归和白芍，具体要请有经验的中医根据症状进行加减。

月经延后，形体瘦小，面色淡白或暗（人总体上看起来比较瘦弱白嫩），嘴唇或舌头偏暗，怕冷，食量小，血压比较低或接近正常血压的下限的人，多半是肾精不足兼有气营虚体质。她们的月经延后是营养摄入不足所致。

还有些人长期肠胃不好，大便稀，食欲差，但外形并不是白嫩瘦弱类型的，中医一般称之为"脾气虚"。这类人也可见月经延后，出血量少。从本质上讲，这类人也属于气营虚体质。

还有一类人，是由于过度节食减肥或吃得特别少而导致营养不足，进而使月经延后。这类人本身并不是气营虚体质，其月经延后是人为地限制饮食所致。

月经延后，出血量多，有血块，痛经：血瘀

如果月经延后，经血量多，并且有很多紫黑的血块，来月经时感觉不通畅，多数是因为子宫内膜脱落出现了异常，因此中医多认为月经延后的人有血瘀。这类人有的会痛经，说明子宫内膜偏厚；有的人还有腺肌症、子宫肌瘤、子宫息肉等症状。

很多原因都可以导致血瘀，比如肝气郁结的郁滞体质、有炎症或刮宫流产史、内置节育环、慢性妇科炎症等。也有的人是因为体质为阳虚或气营虚，血液循环慢所致。

闭经：先天不足、阴血虚、痰湿体质、表密体质、热积体质等

连续 3 个月以上不来月经，称为"闭经"，在下一节会有详细讲解。总的来说，闭经跟前文列出的这几种月经延后情况有相似之处。

还有的女性行经时腹痛腰酸，严重的会影响工作和学习，产生这种情况的主要原因是血瘀。

本节内容只是讲解了一些与各种月经特点相对应的常见体质类型。至于各种体质如何调养，在"体质养生"一章都已谈过，大家可以翻看前面的内容复习一下。

06

"大姨妈"为什么不来了

月经，俗称"大姨妈"。连续 3 个月以上不来月经，即为闭经。如果年龄在 48～55 岁之间的人不来月经了，那是正常的更年期到了，不是闭经，而是绝经。闭经是临床常见症状，导致月经不来的原因有很多，比较复杂，也比较难治。中医治疗这方面病症有一些优势，本节就谈谈闭经的常见原因和中医的认识。

月经的生理基础常识

首先我们看一下月经的形成原理。前一节讲了中医对月经的认识，本节讲一下西医关于月经形成的基本常识。

月经是子宫内膜的血管和腺体的周期性增生及脱落出血的过程，这个过程主要是在为孕育后代做准备。具体来讲，这个过程受大脑下丘脑—垂体系统、卵巢和子宫三个方面的影响，同时也受生理状态的影响。成熟卵子是由卵巢内的卵泡逐渐发育而来，卵泡发育过程中，雌激素的分泌会逐渐增加，而雌激素又会刺激子宫内膜，使其增厚。卵泡分泌后会变成黄体，可分泌雌激素和孕激素（孕酮）。如果没有受孕，则黄体萎缩退化，雌激素和孕激素分泌下降，子宫内膜萎缩、脱落、出血，最终形成月经。

如果卵巢功能低下，雌激素水平低，子宫内膜不增生或很薄，月经当然不会来，即便来了，也是出血量很少。雌激素和孕激素，特别是孕激素的浓度急剧下降时，就如同一把刀，会把子宫内膜割下来。如果不排卵，不形成黄体，没有孕酮增长和下降的过程，就不会让子宫膜脱落下来，而内膜不脱落，月经也不会来，这样自然会导致闭经。

此外，卵巢分泌雌激素和卵泡发育过程受大脑下丘脑及垂体这个指挥系统的调节，如果指挥系统出了问题，不发信号或乱发信号，也会导致不来月经，从而引起闭经。

根据以上分析，我们可以看出，闭经可以由子宫或生殖道引起，如子宫发育不全、阴道闭锁，也可以由卵巢引起，还可以由中枢大脑下丘脑和垂体引起。

下面，我选出临床上常见的原因一一介绍，并解析中医的看法和疗法。

多囊卵巢综合征引起的闭经

病名后缀"综合征"，多半是因为确切的病因还不清楚。现在多囊卵巢综合征发病率很高，而它又是导致闭经的常见原因，其问题主要是卵巢不排卵。卵巢内有许多不成熟的小卵泡以及一个一个小囊泡，因此叫"多囊卵巢"。不排卵当然没有孕激素引发的子宫内膜脱落出血，所以就不来月经——这类人通常子宫内膜偏厚。为什么她们不排卵呢？目前西医还没有查出明确原因，仍有待进一步研究。

不过，中医有一句话揭示了此病的重要原因，那就是元代名医朱丹溪说的"躯脂满溢，闭塞子宫"。意思是体内的脂肪太多了，就会堵塞子宫。虽然脂肪本身并不会堵塞子宫，但确实会对卵巢的排卵有影响，让卵巢内的卵泡排不出来，这可能就是不排卵的重要原因。多囊卵巢综合征患者往往体形肥胖，有的人还有高血糖。许多患者通过锻炼身体把体重降下来后，即使没有吃药，月经也恢复正常了。

多囊卵巢综合征患者往往雄激素偏高，雄激素可以刺激毛发的生长和皮脂的分泌，容易引起痤疮。从中医的角度来说，多毛、易生痤疮，属于表密体质。所以这种体质的人要多运动，因为运动有利于毛孔的开放、湿气热毒的排泄。临床上，我用麻黄来治疗此病，取得了较好的效果，因为麻黄可以开表发汗，消耗脂肪，同时也可以促使卵巢排卵。

这类人通常体形偏胖、脂肪多、血糖高，而高脂、高糖的黏的东西，我们称之为"痰浊"，所以多囊卵巢综合征患者多见表密兼痰浊体质。对这类人用药时，要同时使用化痰、消脂的药物，如名方苍附导痰汤，主要就是针对这个病的。此外，山楂、莱菔子、白芥子等，都可以用。

卵巢早衰引起的闭经

卵巢功能衰退引起的闭经主要是卵巢功能下降、衰退导致雌激素分泌明显低下，而雌激素水平低就不能刺激子宫内膜生长，所以就不来月经。西医的定义是 40 岁以前，如果连续 4 个月不来月经，检查结果又符合诊断标准，如血液中的卵泡刺激素较高，那么就是卵巢早衰。其实这些都是人为的定义，如果有的女性 42 岁就不来月经了呢？她肯定觉得太早了。从某种程度上讲，这也是偏于早衰。

为什么有些人的卵巢功能会提前衰退呢？目前西医尚未完全确定此病的原因，有遗传的原因，也可能是妇科手术损伤了卵巢所致，还有可能是附近组织的炎症影响了卵巢，或者是对其他疾病进行化疗所致。也有人发现，年轻时得过腮腺炎也可能会影响卵巢……

从中医的角度来说，卵巢功能衰退，主要问题是肾精不足。导致肾精不足的原因有很多，有先天的遗传因素，也有后天的房事过度耗伤肾阴，还有刮宫次数过多所致。同时，这个病多伴有肝气郁结。因此从中医的角度来说，治疗这个病主要以补肾疏肝为主。

常用的补肾精和气血的核心药物是紫河车，另外还有熟地黄、山茱萸、枸杞子、菟丝子、覆盆子等，当然也可以吃一些豆类来补肾；疏肝活血的药主要有柴胡、当归、白芍、益母草等。如果患者怕冷，舌头比较淡或暗，还可以加补肾阳的药物。

精神性闭经

前文讲了卵巢分泌激素受大脑皮层、下丘脑、垂体等中枢调控，如果中枢不干活了，不刺激下面的卵巢分泌雌激素了，自然也不会来月经，这是很多青少年女性不来月经的一个很重要的原因。比如突然的精神刺激、过度焦虑、忧郁、恐惧、压力大等，都可以导致精神性的闭经。

中医讲肝主疏泄，所谓"疏泄"就是疏通气、血、津液的流通。如果肝气不舒，气、血、津液就郁滞不通，月经自然不会来。

治疗这类病，中医通常用疏肝理气活血的药物。中医妇科名家姚寓晨有一首方子，叫"三紫调心汤"，专治这类病，效果还是很不错的，可以在中医的指导下参考使用。方中药材为紫石英15克、紫丹参15克、紫参15克、琥珀末5克、淮小麦30克、合欢花10克、柏子仁12克、郁金12克、卷柏12克。

同时，患者也要自我调节，解除思想上的压力，保持平和的心态，这对月经恢复正常有很重要的作用。

高泌乳素血症引起的闭经

既然卵巢排卵及分泌激素是受脑内垂体调控的，如果垂体出现肿瘤或其他疾病，不能刺激卵巢排卵，就会导致闭经。垂体腺瘤可引起高泌乳素血症（泌乳素是一种多肽激素，是脑垂体分泌的激素之一），所以有的女性尽管不在哺乳期，甚至没生过孩子，乳房也会有溢乳情况。

从中医的角度分析，这类患者以肝郁为主，少数兼有肾虚，故治疗方法主要是疏肝。常用的疏肝药是加味逍遥丸，或者四逆散加香橼皮、麦芽、牛膝等。麦芽有退乳作用，可以每天用 100 克煎汤喝；如果有肾虚的情况，可以加枸杞子、菟丝子等。

营养不良、气血不足引起的闭经

引起闭经的原因还有过分地节食减肥。过分地节食减肥会导致体重急剧下降，严重的甚至会出现神经性厌食，以至于不想吃饭，看见吃的就想吐，此时营养不足，当然不可能来月经。饥荒时期，许多女性经常一年半载不来月经，就是气血不足所致。这种原因导致的闭经，一旦营养跟上去了，体重上来了，大多会恢复正常。

导致闭经的常见原因主要有以上这些，我来总结一下：太胖会不来，太瘦会不来，太紧张会不来，卵子少了会不来。

07

子宫肌瘤在什么情况下不用开刀

随着现代医学技术的进步和体检的普及，很多人发现自己身上要么长了结节，要么长了瘤，尤其是四五十岁以上的人，可能十之七八会有或大或小的瘤，有的生在甲状腺，有的生在乳房，有的生在肝脏或肺脏……

子宫肌瘤是一种常见的妇科肿瘤，育龄女性差不多每三人中就有一人患此病，四五十岁的女性中约有一半患有子宫肌瘤，可以说这是妇科最常见的肿瘤。有的人得知自己生了瘤就很害怕："呀，会不会变成癌症？要不要手术啊？"没有怀孕的人会问："会不会影响怀孕啊？"害怕手术的人会问："吃药能消掉吗？要吃多长时间啊？""开了刀，还会再长吗？为什么会长子宫肌瘤？"……

本节我就谈谈子宫肌瘤的常见问题，特别是中医对子宫肌瘤的分析和防治。

为什么会得子宫肌瘤

首先要明确一点，子宫肌瘤是一种良性肿瘤，并不是癌症，因此不必过于担心，它只是一种长在子宫肌纤维上的增生性纤维肌瘤，一般情况下不会癌变。

那么，什么原因会导致子宫肌瘤呢？目前为止，西医尚未明确子宫肌瘤的发病原因，只能推测其与内分泌有关，说得更直接一点就是与雌激素关系较大——雌激素会刺激肌瘤长大，所以一些人在孕期会因为雌激素水平增高而导致肌瘤长大。但那也仅仅是刺激它长大，并不能证明雌激素能导致子宫肌瘤，就好比阳光、肥料能让一棵树长大，但并不能说肥料、阳光可以让一棵树凭空出现。

子宫肌瘤病因的中医解读

在子宫肌瘤的发病原因这方面，中医的病因学给了我们一些启发。古代没有科学仪器等检查手段，当然就没有"子宫肌瘤"这个病名，但是中医有"癥积"这个词，意思是肿块。肿块囊括的范围比较广，肌瘤属于其中之一。中医认为，妇科的肿块，主要病机是血瘀、痰浊和邪毒凝结，也就是说，子宫那里血脉不通，才会有肿块产生。

❶ 邪毒

我们先来看看邪毒，这就相当于现代所说的病毒、细菌等致病微生物。中医认为，这是因为女性经期或产后，子宫的创面有些没有完全愈合，中医称之为"胞脉空虚"，这时如果有性生活或抵抗力差，就会导致局部发炎。中医所说的"邪毒"，就是局部炎症或小的血栓，再加上炎性产物或精液中的一些成分。邪毒凝结在子宫的血管内或肌肉间，就是种下了一粒"肌瘤"的小种子，炎症越来越严重，并在激素的刺激下，这粒种子就会慢慢长大成为肌瘤。

现代研究发现，患子宫肌瘤的女性大多有一些慢性妇科炎症，但有时一些小的慢性炎症往往会被忽视。有些女性在做完人流后，子宫内膜上容易留下创面，进而导致炎症的发生，这是一个很重要的因素。子宫由于受月经、生产、流产等影响，创面很容易被细菌、病毒侵袭，从而产生慢性炎症。如果在余血尚未干净之时进行性生活，则更容易引发炎症。

❷ 血瘀、痰浊

那么，什么会导致血瘀呢？最常见的原因是，月经期或产后，身体要激发凝血系统以止血。

从中医的角度讲，导致血瘀的常见情况有三种：

一是肝郁气滞，情绪不畅，导致体内小血管收缩，引发血瘀。

二是阳虚，中医称之为"寒凝血瘀"。如果一些人阳气不足，循环慢，也会导致血瘀。

三是痰浊。血管内的脂肪、糖多了，血黏度高了，血液流通得慢了，就会出现血瘀。科学研究发现，身材较胖的女性血黏度高，更容易产生子宫肌瘤。

因此，中医认为，气营虚（阳虚）体质、郁滞体质、痰浊体质、湿热体质之人容易患子宫肌瘤。

❸ 败精

下面我再重点说一下败精。中医认为，男性的精液进入女性阴道内，如果子宫颈的口是开着的，特别是在月经期或者产后子宫还没有完全复原的时候，通常是不会受孕的。那么，精子就会在一两天内失活，也就是死了，中医称之为"败精"。

精液是黏性的，按中医理论来讲属于痰浊。如果这时子宫的黏膜表面还没有完全修复，精液就会通过这个创口凝结在子宫的肌间血管内，再加上其他成分，如病毒、细菌或一些炎性成分的刺激，就会成为诱发子宫肌瘤的因素之一。

因此，女性产后一定要在已经恢复月经周期且经期结束后才可以同房。

患了子宫肌瘤需要开刀吗

其实，许多子宫肌瘤患者并没有明显的症状，不需要治疗。

子宫肌瘤要不要开刀，取决于这四个因素：

一是有没有明显的症状。子宫肌瘤引发的症状主要是月经提前、出血量增加、出血时间延长等，如果发现这些症状严重，那可能需要手术。

二是其生长的部位。子宫肌瘤可以长在子宫肌肉层、肌壁间，也可以长在子宫腔内的黏膜下，或者长在子宫肌肉的外浆膜下，但大多长在肌壁间。如果是长在子宫腔内的黏膜下，通常需要手术，因为这种情况容易引起月经提前、出血量大，甚至会导致不孕。这个手术很简单，通过从阴道进入的宫腔镜就能摘除肌瘤。

三是子宫肌瘤的大小。如果肌瘤很大，已压迫到旁边的膀胱、大肠等，或导致子宫内腔面扩大，引起出血量明显增加，就必须手术。

四是患者年龄。虽然肌瘤较大，出血也有点儿多，但并没有引起贫血等问题时，如果患者年龄接近更年期，就可以暂时不用手术。因为绝经以后患者卵巢功能下降，没有了激素的刺激，这个肌瘤就会萎缩，自然也就不必手术了。

子宫肌瘤的中医治疗

我并不赞成用中药来治疗特别大的肌瘤，因为仅靠药物来消掉一个很大的肌瘤，要花很长时间，且不能保证彻底消掉。这些药物通常是活血化瘀的，一年半载地吃这类药物，对胃肠也有一定的伤害。现在妇科摘瘤手术基本都是微创手术，在肚子上打几个小洞，很快就可以解决，不会对身体有大的伤害。

但这并不是说中医对子宫肌瘤无用武之地，我主张，中医更应该把注意力放在调整子宫肌瘤患者的体质状况上，也就是说改良产生肌瘤的"土壤"。如果这个"土壤"改良了，血瘀痰浊消失了，那么一些小的肌瘤就可能会消失，一些大的肌瘤则会停止生长，同时也可防止这类女性患其他妇科疾病。调理体质还可以对月经出血量大的情况有很好的抑制作用。

不同体质的子宫肌瘤患者可以根据体质选用适合自己的中成药。阳虚型或气营两虚体质之人可以用桂枝茯苓丸，郁滞体质之人可以用血府逐瘀丸，体形偏瘦的阴虚体质之人可以用消瘰丸，热积体质之人可以用宫瘤清胶囊，痰湿体质之人可以用二陈丸。这只是一个大概调理思路，如果能找有经验的中医大夫根据体质来对症治疗，效果会更理想。

也有人将山楂、鸡内金、浙贝母、鳖甲、五灵脂等药材打成粉后装入胶囊，每天三次，每次四粒，饭后服，以三个月为一个疗程。这个方子的思路主要是消痰化脂散结。

子宫肌瘤患者的日常调养

肌瘤属于痰浊瘀血的凝结，与雌激素的刺激有关，所以饮食上要避免高脂、高糖，少吃炸鸡、烤肉、虾蟹等，也不要喝蜂王浆。一些塑料制品中有类似性激素的干扰物，所以平时要避免用塑料器皿盛食物，尤其是在微波炉里加热食物。平时可适当吃一些消脂化痰的食物，如海带、紫菜、萝卜、山楂等。

子宫肌瘤患者要保持情绪平和乐观，这样有利于气血的流通。性生活要节制，月经期、产后禁止行房事，一定要在出血干净后一两天再行房事，而且房事前要注意外生殖器的卫生。

08

孕期保养，听老古话还是听专家的

　　只要聊起有关孕妇能吃什么、不能吃什么，或者什么可以做、什么不能做等话题，一些上了年纪的人总是感叹现在的年轻人太不讲究或太讲究。对于这些老一辈人的现身说法，有些人认为不符合现代科学知识，不以为然；有些人则认为这是有事实根据的，深信不疑。

　　下面我就分析一下有关孕期保养的知识，让大家看看哪些更靠谱。

孕期饮食的主要原则

　　先来说说孕期饮食，有这么几个主要的原则。

❶ 产前宜凉原则

　　中医有个传统的说法，叫"产前宜凉，产后宜温"，这是因为孕妇的代谢较旺盛，宝宝在她体内不断生长，需要准妈妈供给他大量的营养与激素，此时大多阳气偏亢。有不少女性本来是气血不足或气营虚的虚寒体质，但到了孕期也会喊热。还有本来大便偏溏的人，到了孕期会出现大便偏干的情况，这都是因为孕期的产热增加。

　　因此，孕期不要吃太过热性的食物，辛辣刺激的食物尽量不要多吃。尤其是怀孕前三个月，胚胎刚在子宫内膜着床，辛辣发散的食物容易干扰着床，比如酒、辣椒、桂皮、茴香、姜、葱、蒜、龙眼、荔枝等，均不宜多食，也不要吃人参、鹿茸、胎盘等。

中医孕期食养主张清纯平和，少吃或不吃辛、酸、煎炒、肥甘、生冷、大热之物。许多新生儿出现黄疸、湿疹、鹅口疮等皮肤疮疖，都与母亲孕期过多食用辛辣的热性食物有关。

❷ 逐月养胎原则

孕期饮食的第二个原则，就是要根据胚胎发育的不同月份采取不同的原则。西周时期有一本《胎产书》，后来从马王堆汉墓中被考古队挖掘出来。这本书里就谈到，前三个月时胚胎较小，母体不应食辛、腥，也不宜过多食用羊肉等发热食物，可以适当吃一些酸收的食物；四个月时胚胎血脉成形明显，因此母亲可以吃一些补血养肝的，如鱼类、禽类等；五个月时宜养气，按现代的说法就是胎动开始明显，此时母亲可以吃牛羊肉的汤羹；六七个月的时候，胎儿筋骨发育迅速，此时母亲可以吃兽类及禽类的肉；八九个月时，胎儿发育增速，毛发、皮肤开始长出，这个时候胎儿对能量的需求大，母亲可以多吃富含营养的食物，比如适当喝一点儿甜米酒。

现代医学认为，妊娠早期由于孕妇的孕激素水平突然增高，消化系统功能会受到影响，导致胃酸分泌减少，胃肠蠕动迟缓，消化机能降低。因此，孕早期应饮食清淡，吃一些无刺激、易消化的食物。如刻意过多进食高蛋白、高脂肪食物，不但不能消化吸收，反而会加重身体的负担，加重妊娠反应。其实，妊娠早期胎儿发育缓慢，并不需要特意增加营养。在胎儿发育的四五个月以后，大脑、肌肉等开始迅速生长时，便需要大量营养，此时开始增加动物蛋白的摄入是必须的。孕晚期胎儿骨骼、肌肉发育迅速，为防止缺铁性贫血，母亲可以多吃一些高糖、高脂的食物，如肝脏、蛋黄、奶等。

从现代医学的角度来看，《胎产书》所述妊娠期总的饮食原则是符合胎儿发育需求的。因此，可能老一辈的说法与现代科学的主张并不矛盾。

《胎产书》还反复强调，孕期宜食稻、麦等。可能很多人认为，孕妇要加强营养，鸡鸭鱼肉才算有营养，米面这些没有营养。然而古人认为，稻米及麦子等谷物所制成的粥，最适合补养胎儿，因为五谷"得味之正"，且谷类平和，不会导致阴阳的失衡，适合养精气。

古人主张孕期不要吃兔肉、葱、姜等，他们认为孕妇吃兔肉会使胎儿长兔唇、吃姜会使胎儿的手指畸形（比如多出一个手指来）等。这种说法当然是错误的，是没有根据的，其实，这个理论是受古代"内象成子"理论所影响，这在后文会有所介绍。

❸ 个体化原则

孕期的营养补充还要根据个人不同的体质、体力活动及生理病理状况来决定。平素营养过度、体重超标的人，可能要严格控制体重的增加，不宜在孕期大吃大喝。现代研究发现，孕妇血糖、血脂过高，会导致胎儿的胰腺及肝脏发育受损，血管的粥样斑块在胎儿期就已经生成。相反，平时吃得比较素、营养储备比较差的人，可以适当增加营养，过分进行低蛋白、低脂饮食，会不利于胎儿各器官的发育，不能满足孕妇将来分娩、哺乳的能量需要等。清晚期《胎产指南》中强调，富贵之家宜清淡，贫穷之家宜加强营养。

"体质养生"一章讲的各类体质养生的原则，同样适用于孕期。比如孕妇是热积体质或阴虚体质，由于胎儿的压迫，则非常容易发生便秘，此时要多吃一些滑利的、富含膳食纤维的食物，如蔬菜。

孕早期如果出现明显的早孕反应，如呕吐等，可以寻求中医治疗。我一般会用黄芩、竹茹、陈皮、莲须等进行治疗，痰湿体质的孕妇可以用半夏。

❹ 适当结合现代科学检查原则

现代医学检查手段可适时检查孕妇孕期的激素、血糖、甲状腺功能等指标情况，结合这些检查结果，可以采取有针对性的措施。预防神经管畸形可补充叶酸，甲状腺功能不好的人应适当食用紫菜、海带等，而甲亢患者则应避免食用这类食品。孕妇可以从体重大致了解自己的营养情况，一般孕期前 3 个月大约增重 1.5 千克，孕中期每周增重 250 克左右，孕后期每周增重 400～500 克。事实上，一个膳食均衡的人是不用特意去补钙或吃补药、保健品的。

孕期胎教

我们经常看到很多准备迎接小宝宝的家庭，会在墙上贴许多漂亮宝宝的照片——很多人相信孕妇多看看漂亮的孩子，生出来的孩子也会长得漂亮。有的准妈妈会给胎儿放一些胎教音乐，这其实就是受内象成子理论的影响，意思是孕妇接受外部的"象"（像），便可影响体内之子的成长。

《胎产书》中有一段话，大意是妊娠 3 个月开始发育成胎，但胎儿还很小。在这一阶段，胎儿尚未定型，可因母体所看之物而发生变化。因此，母亲应该多看美好的事物，比如仪表端正，容貌帅气的人，或美丽的风景等；不应该去看或接触一切不美好的事物。现代科学证实，孕期所见所闻确实可以影响大脑的神经递质及激素水平，进而影响胎儿的大脑及其他器官的发育。可见，内象成子理论是有一定的科学基础的。现在民间还有孕妇不参加丧事的习俗，这是合理的。孕妇也尽量不要去过分热闹或嘈杂的环境，如卡拉 OK 厅、商场及节庆场合。

古代典籍中记载，周文王的母亲名叫太妊，在怀周文王时，举止十分注意，她听到有人在吵架，就绕道离开，不看任何不美好的邪恶事物，嘴巴里从不说傲慢伤人的话，心态始终平和宁静，内心喜乐，晚上还默默吟诵优美的诗歌。这说明太妊性格善良，富有爱心，遵守礼法，很有修养。所以太妊生下来的周文王容貌端正，聪明伶俐，无论什么都一学就会，后来最终成为一代明君。

中医所主张的胎教并非刻意所为，而是强调延续平时的行为，保持情志正常的健康状态。实际上，一个有着健康人格的人，平时就应该多看、多听美好的东西，要富有爱心，心态平和。

孕期形体宜小劳

有些人担心怀孕时多动会导致流产，实际上流产与否主要与激素的水平有关，与适度运动无关。事实上，适当运动有利于气血流通，对母体和胎儿都是有益的，也有利于顺利分娩。中医主张形体应小劳，不可过于安逸，当然也不宜过劳。

09

坐月子的老规矩，哪些是靠谱的

有人说，坐月子史就是一部妇女辛酸受难史，虽夸大，但也有其合理性。正确的看法是，古代流传下来的坐月子习俗，既不可盲目嘲笑其荒诞，也不可迂腐地认为其充满智慧，必须因人因时分析其产生的背景，才可合理地取舍。

临产的老规矩：睡、忍痛、慢临盆

"肚子痛，快生啦！""啊呀，还没生。"过了几天，"痛死了，生啦！生啦！""不会生的，还早呢！"……在妇产科，经常会看到这种场景。

分娩是一种正常的生理现象，古人称为"瓜熟蒂落"，学会判断分娩征兆，对于合理安排孕产妇的体力分配很重要。

正常的孕期，从末次月经的第一天算起，大概二百八十天，提前或延后十天左右均属正常。正式分娩前，也就是妊娠八九个月时，下腹中痛，痛后仍然跟往常一样，称"试胎"；腹痛或作或止，但腰不坠痛，称"弄胎"，并不是正式临产。因此，临产前要安心等待，保持充足睡眠，切勿紧张。《达生编》将其总结为"睡""忍痛""慢临盆"。不要一家人搞得紧张兮兮，宫口未开就过早地去医院或上产台，无谓地消耗体力，等正式分娩时反而没有力气了。这样不利于产妇分娩，甚至可能人为地导致难产。这是拔苗助长，违背了自然规律。

正式临产时，下腹部会先有阵发性胀痛，称为"阵缩"，两次之间间歇时间较长，疼痛持续时间较短，以后阵缩加强，持续时间延长，间歇时间缩短。当小腹部有往下坠的感觉，阵痛越来越频繁、越来越厉害，甚至肛门坠胀，有想大小便的感觉，才是真正要生产的迹象。

坐月子真的要关起门来躺着、坐着一个月吗

据考证，中国坐月子的传统有一两千年了，很多人深信，产妇生完孩子头个月不能下地，得在床上休养。其实这句话还得灵活分析，不能简单地说对与不对，因为每个产妇的情况不同。

如果是顺产，分娩时很顺利，产程（生孩子的过程）比较短，出血不多，产妇平素身体也很健康，那就用不着生完孩子后整天坐着、躺着。一般一两天后即可下床轻微地活动，当然也不能进行大的活动。如果是剖宫产或外阴部有剪切的手术，一般要晚几天再下地活动。

如果产妇原本身体比较弱，或者产程长、体力消耗大，或者分娩时出血量较大、手术时有特殊情况等，那么自然要好好休养，等体力恢复，摄入一定营养后，才可慢慢下床活动。但也并不一定非要一个月不动，这要视每个人的情况而定。

一些产妇因生产时伤气血较严重，再加上给宝宝喂奶，睡眠不足，既兴奋又担心，在月子里弄得身心疲惫，身体状况出现明显下降，落下一些病根也是很常见的，所以不可简单粗暴地将传统的坐月子习俗斥之为不科学。

产妇月子里不能吹风、碰冷水、吃生冷吗

通常情况下，产妇在分娩过程中，体力、精神上都存在巨大的能量消耗，再加上出血、哺育婴儿等，如果碰上一些产妇身体比较虚弱，抵抗力较差，就很容易受细菌、病毒侵袭，引发伤风感冒、关节痛、失眠等。因此我们提倡产妇不能吹冷风、碰冷水、吃生冷食物。

但是，不能吹冷风，并不表示要把门窗关得严严实实，把人捂得密不透风，这是走极端，是不合理的。产妇居住的地方还是应该通风，尤其是冬春流感季节，更是要保持通风，只要不让人直接对着风吹即可。另外，夏季如果不是高温，尽量不要开空调，尤其是不要对着冷风吹。现在许多人喜欢在月子中心坐月子，这些地方在不冷不热的天气也 24 小时开着或冷或热的空调，这是不利于产妇及新生儿的。

中医所说的"产后宜温"，是针对虚弱产妇的，并不是所有产妇都该如此。这句话一是指要吃温热性的食物和补品，如红枣、鸡肉、红糖、核桃等，当然也不可以吃大热上火的，如辛辣的食物；二是指要注意温养，食物要偏暖、好消化，不能进食生冷瓜果，但如果产妇身体素质好，平时肠胃也可以，又是顺产，无明显耗伤，就不必凡是生的都不吃。

据调查，受传统习俗的影响，我国产妇饮食结构明显不合理——大鱼大肉多，蔬菜水果少，缺乏维生素摄入，这很容易导致产妇及新生儿的健康出现问题。

月子里能不能洗澡

曾有一位孕妇听她母亲说因为坐月子时洗澡，落下了偏头痛的

毛病，至今也没治好，所以哪怕这位孕妇坐月子的时候正是大夏天，她也怕着凉感冒，多高的温度也不开空调、不吹电扇，捂得满身汗臭，身上都出痱子了，也不洗澡。其实，这种荒唐事并不少见。

古人为什么主张月子里不能洗澡、洗头呢？这要根据当时的情况具体分析。有些产妇生产时气血消耗较大，抵抗力变弱，中医术语是"百脉空虚"，这时人容易感受风寒，或者说寒邪容易入经脉。要知道，古代建筑的保暖性远没有现在这么好，没有现在的吹风机、空调、暖器等设备，而且贫寒之家房屋的密封性也很差，加上在棉花大规模种植前，人们衣服的保暖性同样很差，因此，古代的产妇洗澡、洗头后容易受寒。这才是古人主张坐月子不能洗澡、洗头的原因。

所以，产妇如果分娩时没有太明显的气血耗伤，那么等产后体力稍微恢复了，是完全可以洗澡的。一般情况下，产妇应淋浴，且时间不宜太长，洗澡后要尽快吹干头发、擦干身体，及时穿衣，冬季应在取暖设备，如浴霸下洗澡、洗头。

产后一定要服益母草膏吗

产妇产后子宫尚未完全复位，大约要六周才可恢复到孕前的大小。同时，阴道内还会有余血浊液流出，这叫"恶露"。恶露的多少及持续时间，根据体质及生产情况的不同，会有一些差异。一般来说，大多数人的恶露在产后三周左右会逐渐排干净，通常先是暗红色的血液，然后逐渐变浅、变少。有的人持续一个月以上还排不干净，仍有紫黑色的血液或血块流出；有的人还会腹痛。若有这些情况，用中药调理一下比较理想。

一般来说，恶露不净，大致有这么几个原因：

第一个原因是子宫内还有余血没有排干净，这时恶露通常是暗黑色的，同时还可能伴有腹痛。所以此时一般要用化瘀、收缩子宫的药物。中医有一个常用方——生化汤，方中有当归、川芎、桃仁、干姜、甘草、童便、黄酒等，当然，现在不用童便了，但它确实有化瘀的作用。我一般会再加炒蒲黄、五灵脂、益母草等，气血弱的人可以加三七，效果更好。方子里的益母草有化瘀、收缩子宫的作用，所以现在一些妇产科医生把益母草膏当作常规药使用，其实是没有必要的，特别是对气血虚的人，不一定合适。

第二个原因是产妇气血弱，凝血机能差，不能很好地止血。这种情况下，恶露通常比较稀，颜色比较淡。这个时候就要用补气血加止血的药，一般用黄芪、党参、艾叶炭、阿胶、三七等。

第三个原因是产后子宫内因细菌感染发炎了。由于古代没有无菌设备，这种情况要多一些。这时就要用抗生素或中药的清热解毒药来治疗。

产后乳汁少，要吃猪蹄炖穿山甲吗

现在大多数人都认为母乳喂养好，可是产妇乳汁少，不够婴儿吃，也是常见现象。

治疗产后乳汁少的问题也要因人而异，一些月子中心或中医不分病因，盲目地给产妇开穿山甲、王不留行等通经行乳的药，这可能是受了李时珍《本草纲目》中的"穿山甲、王不留，妇人服之乳长流"的影响。事实上，穿山甲、王不留行主要治疗乳房导管不通畅，其原因往往是乳汁稠厚，乳房胀痛或曾得过乳腺炎等。据我观察，临床上产妇乳汁少的原因，以气血虚居多，乳房经脉不畅的少，而穿山甲、王不留行对气血虚所致乳汁少没有丝毫用处，况且穿山甲是国家一级保护动物，已在《中华人民共和国药典》上被除名，实在没必要、也不能用这味药。

气血不足导致的乳汁少，产妇的乳房往往不是特别胀，乳汁也不稠厚，多是在生产时耗伤了气血，或孕期伤阴，或本身是气血虚或气阴虚体质。这个时候我通常用温补气血的中药来为其调理，如黄芪、熟地、当归、枸杞子、红枣、干姜等补气血的药，用药宜温平。

总之，由于古时人们的营养、居住条件、保暖都有所不足，再加上没有严格的消毒手段，产妇感染发炎的几率高，所以才有了很多现代人看起来很荒诞的老规矩，但其中对于体质虚弱的女性的保护理念，仍值得现代人重视与学习。

10
不孕不育如何调理

　　在中国人的传统观念中，多子多福、儿孙满堂是家族兴旺的表现。虽然现在由于计划生育，每个家庭的生育人数受到了法律限制，但正因如此，人们对孕育后代更是倾注了极大的心血。如果一对育龄夫妻不能生育，往往会承受巨大的社会与家庭压力。对于屡治不孕的夫妻来说，其内心的煎熬与痛苦非常人所能体会。对于医生来说，通过自己的治疗，能够让不能生育的夫妻尽早抱上小宝宝，也是件十分高兴且有成就感的事。有时治疗失败，医生其实与患者一样难受。

中西医结合治疗不孕症效果更好

　　导致不孕的原因有很多，我在临床上发现，很多人在不查明病因的情况下就东治西治，结果浪费了大量的时间与金钱。老百姓所说的对症下药，就是对疾病产生的原因与机理进行针对性治疗，在治疗不孕症方面尤其应该如此。

　　我要强调的是，中西医结合在治疗方面有重要的意义，不要将中医与西医对立起来，中医与西医各有所长。比如：在治疗不孕症方面，西医的检查与诊断比中医更有优势，这是中医必须承认的，而中医在调理月经与全身状态方面也有自己的特长。

我曾见过一位老中医给人治疗不孕症，但患者吃了半年多的药（多是补肾疏肝的药），也还是没有怀孕。我给这位患者诊断时，发现她的经期是准的，但下腹部有不适感，就建议她先去查一下输卵管是否通畅，结果发现她的输卵管堵塞了。这种情况下，单纯补肾对于治疗不孕是毫无用处的，这就说明了西医检查手段的重要性。有人可能要问我，中医能否通过号脉发现输卵管堵塞？我的回答是：反正我没这本事，我也没见过谁有这本事。如果有人说自己有这本事，要么他可能是神仙，要么他就是骗子。

女性基础体温与月经周期

一般来说，一对育龄夫妻有正常的性生活，也未采取避孕措施，如果半年还没有受孕，就应该去医院检查一下。有些夫妻不太清楚排卵与月经周期的常识，下面我来介绍一下。

首先，不孕症患者可以测一下基础体温：每天早上起来，在没吃东西、没喝水、没运动的情况下，做的第一件事是把口腔体温计放在舌下3～5分钟，每天都要把体温记录下来。网络上有女性基础体温曲线图和相关的软件，可以下载后每天都把自己的体温数据记下来。一般情况下，女性的基础体温约在36.3℃～36.4℃，有的人高一点儿，有的人低一点儿，排卵后的一两天基础体温会升高约0.5℃，也就是体温在36.8℃左右，这叫高温相；高温相大约会持续14天，如果未怀孕，体温就会下降0.5℃，重新变成低温相，这时就快来月经了。如果怀孕了，体温是不会下降的。如果高温相持续16天以上，就可能是怀孕了。

我建议不孕症患者都养成记录基础体温变化的习惯，这样做有几

女性基础体温曲线图示例

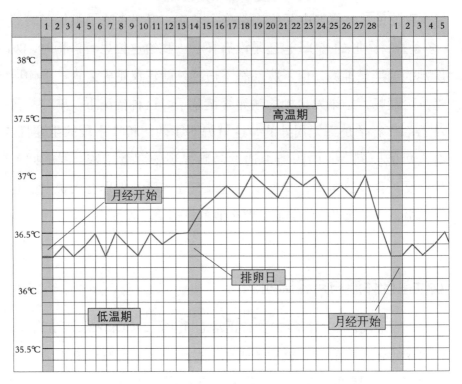

个好处：一是知道自己的排卵期，可以在排卵期前后同房，增加受孕概率；二是可以初步看一下自己是否排卵，如果体温根本没有升高，可能是不排卵；三是如果高温相不规律，比如持续时间达不到14天，或者忽高忽低，就说明激素水平有问题，这种情况下即便怀孕了，由于激素水平低，也可能流产或使胎儿的发育受影响。

记录基础体温变化还有一个好处是有利于中医用药，治疗不孕症或月经不调等妇科疾病，中医要根据月经周期来配药。一般来说，月经干净后的初期，考虑到此前子宫出血，这个时候中医用药多半用的是补血养阴的，因为这有利于子宫内膜的修复。这个阶段一般少用或不用活血药，因为这样容易引起再出血。如果是不排卵，就要在排卵期用疏肝活血促排卵的药，后期则用温补肾阳或滋肾阴的药。在快要来月经时，要因势利导，用一些活血化瘀、收缩子宫的药，对于血瘀的患者尤其应如此。当然，具体还要结合每个人的病情与体质加减药物。

精子问题引起的不孕

精子、卵子、子宫和输卵管的问题是导致不孕的四大主要因素。精子的问题查起来很方便，去医院检查一下精子的数量、活力、是否畸形等便可得知，其中最严重的情况是无精。由于只要有一颗精子就可能使母体受孕，所以精子问题导致不孕的情况相对要少一些。当然，如果整体精子质量好，受孕的概率就会增加。

中医治疗精子少或质量差，一般是用补肾填精的药，如枸杞子、熟地、鱼鳔、雄性动物睾丸等，但会尽量少用补肾壮阳的热药。还有一些男性舌头红、舌苔黄腻、外阴部潮湿，这类人往往有湿热，不能用补肾的药，而要用清热燥湿的药，如黄柏、车前子、薏米等，也可以用清热补肾阴的中成药，如知柏地黄丸。

输卵管堵塞引起的不孕

卵子排出来以后，如果不能与精子相遇，也就不可能怀孕。这种情况最常见的原因是输卵管堵了。输卵管是否通畅，要到医院做输卵管通液检查或造影。引起输卵管堵塞的原因主要是炎症，包括盆腔炎、阴道炎上行感染，由于流产刮宫引起的慢性炎症，或做过的腹部手术引起的炎症……有的人可能自己也不知道是因为什么引起的。输卵管在人体两侧各有一条，有的人是两侧都堵了，那是完全不可能受孕的；有的人是一侧堵了，另一侧还是通的；还有的人通是通的，但通而不畅。

治疗输卵管粘连梗阻情况不重或输卵管通而不畅引起的不孕患者，采取中西医结合的办法是最理想的。西医的输卵管通液术可以将输卵管撑大，在这些液体里加一些西药中抗炎、抗菌和防粘连的药，能起到一定的治疗效果。若同时配合使用中药来活血化瘀通络、清热利湿，并结合患者体质加一些补气、补肾、调月经的药，最好用中药液灌肠——直肠离子宫及输卵管较近，药物浓度高，则有利于吸收起效——会取得更好的疗效。常用的中药主要是疏肝活血通络的，如当归、柴胡、白芍、皂刺、路路通、水蛭、蜈蚣等。

如果是严重的输卵管梗阻，一般要先通过手术分离粘连，但术后的问题是有可能再粘连。采用手术配合中药治疗的方法，便可以防止再粘连。

如果这样治疗后还是不能怀孕的话，就只能用试管婴儿技术（体外受精胚胎移植术）了。

卵巢、子宫的原因引起的不孕

卵巢问题引起不孕的常见原因是不排卵。不排卵往往表现为月经延后，甚至闭经。引起不排卵的原因有多囊卵巢综合征、高泌乳素血症或者卵巢功能早衰，相关内容我在本章第 6 节 "'大姨妈'为什么不来了"有详细讲解。

精子和卵子结合成为受精卵，是要种在子宫内膜上的，这个内膜就如同土地之于种子，如果土地贫瘠、太湿或被有毒物污染了，都不太可能让种子发育生长。子宫也是一样，子宫内膜上如果有息肉或肌瘤，就可能导致不孕，这种情况只需在宫腔镜下摘除息肉或肌瘤即可。月经是子宫内膜的自然脱落，有些人的子宫内膜脱落后跑到子宫的肌肉层或其他地方去了，这就是子宫腺肌症或子宫内膜异位症。中医主要用活血化瘀的方法来治疗，一般中药的疗效要好于西药。宫腔或宫颈有炎症，也会影响受精卵着床或精子进入宫腔。中西医均可治疗这类妇科炎症，相对来讲中医的效果更好一些。子宫内膜太薄也容易导致不孕。子宫内膜薄多半与卵巢的激素分泌有关，所以中医多用补肾养血的思路来对症治疗。

免疫性不孕

还有一种相对来讲概率比较低的不孕——免疫性不孕，就是男方和女方的健康都没有问题，可是他们的精子和卵子碰到一起就有问题了。女方身体里的免疫细胞把精子当作外来的细菌等异物给处理掉了，也就是产生了抗体，这可能与女性子宫的内环境有关。中医一般用补肾疏肝清热的办法来调理。

不孕的女性承受着较大的精神压力，家庭成员要尽可能给予理解，为她营造可以放松身心的环境。治疗这个疾病有可能需要几年的时间，在此期间，患者最需要的便是家人的耐心和关怀。如果患者过度焦虑，也会影响其正常行经。

11

更年期综合征是一种病吗

经常听到有人说生活要有仪式感，其实生命本身并不缺乏仪式感——我们呱呱坠地时发出的哭声就是来到人间的报到声；少年突然长出喉结和一撮小胡子，就是在宣告他已是小伙子了；当女性在某一天该来月经却没有来时，就很可能是与青春的尾巴挥手道别了，虽然这个道别仪式可能会让你意乱心烦、手足无措，但无奈这是自然规律。

在医学上，女性四十八岁左右，即绝经前后这段时期被称为更年期，这段时间内出现的一组常见症状，则被称为"更年期综合征"。严格地讲，更年期不是一种病理，因为绝经是人体的自然规律，是每个女性必然要经历的一个生理阶段。但更年期的生理改变会加重或促使某些疾病的产生，就如同人变老不是一种病，但老化却是很多疾病的基础。

更年期综合征的症状

我们先来看一下，更年期综合征容易有哪些症状，了解这些，有利于女性做好心理准备，清楚这是一个阶段性的变化。

更年期综合征的首要症状是月经的改变——本来经期是准的，可是突然延后，甚至几个月不来，或是提前，还有的人月经出血量特别大，而且拖的时间比原来长（中医术语是"淋漓不尽"）。那么，如果有这种月经不正常的情况是否要去看一下医生呢？对此要具体分析：如果只是偶尔一两个月这样，没有什么其他表现，就可以暂时不用检查；如果好几个月都这样，或者出血量大，就应该去医院检查一下相关项目，如妇科 B 超、激素水平等，因为其他疾病如宫颈癌，也可能出现月经出血量大的症状，若是患了这类疾病却误以为是更年期到了，就会延误治疗。产生这些症状主要是因为卵巢中卵泡功能下降，卵巢不分泌或者只分泌很少的雌激素或孕激素。

更年期综合征的另一个标志性症状就是潮热，也就是出现潮水般上升、由里向表的轰热。这种热是一种感觉，患者体温并不高，只是感觉身体有阵发性发烫，是由下而上、由内往外，向颈胸部和头部上升扩张，并伴有皮肤发红，有的人还伴有出汗、头晕、头痛等症状。中医通常将这样的症状称为"虚火上炎"或"阴虚阳亢"。潮热的产生主要是血管的扩张或收缩功能异常引起的，所以有的人还可能出现更年期高血压病。

绝经时还可能出现植物神经功能紊乱的症状。控制血管的神经主要是植物神经，前文讲的潮热、盗汗，就是植物神经功能紊乱的症状。其实神经不只支配血管的收缩与舒张，对全身的肌肉及各种管道系统也有支配作用。肢体麻木或感觉异常、抽筋、腿发沉、胸闷、心慌、肚子胀等，浑身有说不出的难受，这都是植物神经功能不稳定的表现。

更年期女性还可能出现心理和情绪的改变。这种改变既是内分泌本身的变化所致，也有情绪上对身体变化的担心、恐惧等原因，如失眠、焦躁、爱发脾气等。临床上，更年期女性常常是因为失眠而来求助中医的。

雌激素的缺乏还会导致骨质疏松，有些女性可能因此出现腰痛、背痛、腿无力等症状，严重的还可能出现压缩性骨折。

更年期女性还可能出现皮肤黏膜干燥、肌肉松弛等症状。有的女性还可能会阴道干涩，导致性交疼痛。

还有研究认为，血脂升高及动脉硬化与更年期的激素水平下降有关。可以看出，虽然更年期综合征不是病，但它与许多疾病的产生有关。当然，可能有些人更年期时并没有什么明显症状，而有些人则症状比较突出，这是因为个体间有较大的差异。

更年期综合征的个体化治疗

西医治疗更年期综合征的方法主要是补充雌激素和孕激素，这需要先到专科医生那里去做评估，并不是随便就可以补的。比如患有子宫肌瘤或乳腺增生的人如果长时间服用激素，就有可能导致子宫内膜癌或乳腺癌。

虽然中药没有激素见效那么迅速，但中医重视个体化特质和全身症状的调节，且副作用小，所以非常适合治疗更年期综合征。

下面先讲讲"病"和"体"二者之间的关系。

这里定义的"病"，就是身体单一指标的变化，也就是局部指标的改变。比如高血压病就是血压高了，糖尿病就是血糖高了，胃癌就是胃局部有肿瘤，这些都是病。那么，如果从病的角度来看更年期综合征，就是卵巢局部指标发生了变化，是雌激素或者孕激素的变化。

而"体"就是体质，体质是一种全身性的改变，它是多系统、多指标的变化，并不是局部的、单一的、某一两个指标的变化。本书第四章"体质养生"对体质有详细讲解，如气营虚体质、阴虚体质、郁滞体质、痰浊体质、热积体质、气血虚体质等。

我经临床实践发现，治疗更年期综合征，把治病与治体质结合起来，比单纯治病或者单治体质效果更理想。具体来讲，中医虽然不用激素，但通过中药补肾同样可以调节内分泌激素。有一首现代医家发明的药方叫二仙汤，方中的一些药物如仙灵脾、仙茅、巴戟天等，主要是补肾阳的，相当于补激素，可以治单一指标、局部的病。这个方子中还有一些清虚热的药，如黄柏、知母等。补肾的药都是热性的，对于怕冷的阳虚体质来说是合适的，但对于阴虚体质、热积体质等来说，就不合适。因此，我将调理体质的方子与治疗疾病的二仙汤的主要成分结合起来，结果证明效果非常好，下面我分别说一下。

临床上，阴虚体质的更年期综合征症状较为突出。这种体质之人本就阴虚火旺，更年期时会加重阴虚的表现，因此治疗时以补肾阴为主，如用六味地黄加二至丸来治体质，再加仙灵脾、巴戟天、黄柏、知母等来治病。现在市场上的一些治疗更年期综合征的中成药，如坤宝丸、更年安等，基本都是以滋阴安神为主。还可以用知柏地黄丸、杞菊地黄丸等。

要注意的是，上述这类药不适合其他体质之人在更年期时服用。比如气营虚体质之人吃了滋阴的凉药，胃就会不舒服。我会用桂枝汤加龙骨牡蛎汤合二仙汤来治疗虚寒体质之人，桂枝汤治体质，二仙汤治病。方子中的黄柏比较苦寒，对气营虚体质之人不大适合，所以我喜欢用苦寒程度轻一些的十大功劳叶来代替，可以不用知母。怕冷情况比较严重的人，还可以加温阳的大热药附子。

此外，痰浊体质之人可以用黄连温胆汤加二仙汤；热积体质之人可以用大柴胡汤加巴戟天、仙灵脾；郁滞体质之人可以用逍遥丸加二仙汤加减；气血虚体质之人可以用甘麦大枣汤合二仙汤及人参归脾丸。

通过这些方子，我们可以发现，中医治疗具有根据人的不同体质而调整的灵活性。

更年期综合征的饮食调养

更年期综合征的主要问题是内分泌激素下降，按中医的说法是"肾虚"，而豆类有补肾的作用，大多豆类含有天然的雌激素大豆异黄酮，所以更年期女性平时要适当吃一些豆类，如大豆、赤豆、黑豆等，还可以适当吃一些豆制品，如豆浆、豆腐、豆干、豆沙等。黑芝麻、枸杞子同样有补肾阴的作用，也可以每天吃一些。

更年期女性可以根据自身体质与肠胃状况，适度地饮用牛奶或酸奶。气血虚之人可以多食用红枣、龙眼等。大麦有安神的作用，所以也可以喝大麦茶或麦芽茶，甘麦大枣汤也很适合这类人日常服用。平时还可以食用粗粮、B族维生素、谷维素等，这类维生素有稳定植物神经的作用。更年期女性应避免刺激性的食物，如浓茶、咖啡等。

虽然更年期宣告了青春像小鸟一样一去不返，但它同时也预示着，人生之秋宜收敛。秋有秋的静穆端庄，这也是一种美。

第九章

老年病保养

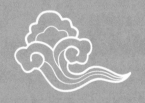

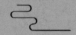

　　中国传统文化比较注重家庭伦理，所谓"父严""母慈""子孝"。尊敬长辈是中国人的优良品德和传统观念，孝敬父母更是一个人的基本品格。

　　虽然你是真心爱父母，但有些做法可能不见得真的有益于父母，有的可能还会伤害父母。

01
我们为什么会衰老

虽然有人说，青春不仅仅是绯红的脸颊、敏捷的身姿，还有我们丰富的想象力与炽热的情感。但如果身体开始走向衰弱，那么想要维持年轻的心态是多么艰难与不切实际。古往今来，人们最羡慕的不是权力、金钱、名气，而是青春。人体的老化是自然规律，如春、夏、秋、冬的更迭，人生一世，草木一秋，春天的欣欣向荣与秋天的凋零都是再自然不过的。因此，对抗自然老化是徒劳的，也是愚蠢而可怕的。然而如果正值盛夏，却已如秋叶般衰落，这也是不健康的。有的人三四十岁正值盛年，就老态龙钟；而有的人六七十岁，还是精神矍铄。这使得我们的祖先，尤其是中医先贤们思考一个问题：什么使人们衰老？

让我先从一张古代延缓衰老的名方谈起，其实古代很多方子的名字，其噱头不比现在的广告差。古时候一位年轻女子手里拿着木棍追打一位须发皆白的老头子，"吃瓜群众"当然很是愤怒：年纪轻轻的人怎么能欺凌老者，没有一点儿敬老之心呢？可是剧情很快反转。原来，被追打的老者不是年轻女子的长辈，而是她的儿子。这位"年轻女子"自称已有一百余岁，因为经常吃家里祖传秘方制成的抗衰老药丸，因此容颜不老，而她的儿子因为不听劝告，拒服她配制的药丸，结果七十多岁就须发皆白、老态龙钟，她追打儿子是为了逼他服用药丸，这个药丸就叫"打老儿丸"。

其实，这个药主要是补肾的，古代许多补肾抗老方与打老儿丸的组成非常相似。还有一个延缓衰老的方子叫"还少丹"，以及孙思邈《千金要方》中的薯蓣丸、内补丸、地黄饮子等，都与这个方子大同小异。这说明补肾是古代延缓衰老、治疗老年病的主要思路，由此可知，肾虚是导致衰老的主要原因。

要弄明白人为什么会变老，我们得先来看一下人体衰老时究竟出现了什么变化。人变老自然是头发变白、稀疏，牙齿松动脱落，听力下降，生殖能力下降乃至丧失（女性闭经，不再有生育能力；男性性功能下降），骨头变得无力，也更脆弱……这些衰老的变化是司空见惯的，但是人们并没有发现，这些变化与婴幼儿的状况是相似的。比如刚出生及年幼时，孩子的头发也不多，牙齿也没长齐，也没有生殖能力，骨骼也软弱无力……

头发、牙齿、骨骼、生殖功能等，在中医理念中都与肾脏有关。中医认为，内脏的精华可以反映为身体的外部表现。那么肾中之精充足可以反映为哪些外部表现呢？有一头乌黑浓密的头发，有整齐、富光泽、坚固而长的牙齿，有坚强有力、发育完全的骨骼，有健全的繁殖能力和性能力；反之，头发稀疏、枯黄易落，牙齿不整齐、易脱落松动，骨骼萎软无力、疏松易骨折，生殖功能弱或性功能低下等，就是肾精不足的表现。

我们年幼时，肾气未充盈是因为还没有发育完备，而到了老年，则是因为肾中之精的消耗导致了亏虚。肾气未充盈与肾精不足是两个概念，比如孩子一周岁时不会走路，是肾精未充盈、骨骼未发育完全，但如果两三岁时还不会走路，那就是肾精不足。正常女性十四岁之前未行月经是肾气未充盈，而到十六岁以上还未行经，可能就是肾精不足。肾气不充盈是生理性的，而肾精不足是病理性的。

为什么说肾精与上述功能有关呢？中医认为，肾精包括生殖之精，父母的生殖之精充足，后代的发育就好，发育得好就长寿。所以决定我们每个人的寿命与衰老速度的，就是先天的生殖之精。那么父母的生殖之精主要影响后代的什么呢？影响人体最先生成的骨髓、脑髓、脊髓等。因此，如果父母健康，后代的骨髓、脑髓、脊髓发育得好，就衰老得慢，容易长寿；反之，如果父母的生殖之精不足，伤了后代的骨髓、脑髓、脊髓，后代就容易衰老，寿命就短。所谓脑髓包括下丘脑、垂体及其所调控的甲状腺、肾上腺、性腺（卵巢、睾丸等）。这基本是分泌激素的一整套系统，如果这套系统先天发育不好（先天肾精不足），或者后天被伤害，就会促使衰老提前到来。

所以我们说，生殖之精不足导致的肾虚，是衰老的最核心的原因。

那么，还有哪些因素可以导致衰老呢？

第一个因素是性生活过度。历来帝王都拥有三宫六院，嫔妃众多，他们大多短寿，这就与纵欲有关。过度纵欲，除了耗伤肾精，使性腺的耗伤增加外，还会使大脑兴奋，消耗脑髓，也就是脑中的递质损耗会增加。此外，心率、呼吸加快，也会损耗肾上腺和甲状腺等，导致这一整套系统被过度使用。而这套系统恰恰是人体的核心根基，根基受损，人就易老化。因此，自古以来的抗衰老药物基本上都以补肾为主，如地黄、枸杞、天冬、鹿茸等。

第二个因素是血脉瘀阻，简称"血瘀"。我们经常说"流水不腐，户枢不蠹"，这就说明生命的健康在于气血的流通。上海有位国医大师颜德馨，他发明了一种活血化瘀的药，很多老年人服用后健康状态明显改善，颜老自己也活到了九十七岁高龄。寿命与血管健康成正比，可以说一个人的血管和血液有多健康，他的寿命就有多长。衰老其实是全身性的衰退，比如记忆力减退，消化能力减弱，小便

413

变得不畅且频繁，行动迟缓，呼吸功能、心脏功能减退，全身肌肉老化……每个内脏的老化都与血管瘀阻有关，如果某个地方的血管瘀阻了，就会引起缺血、缺氧。营养和氧气过不来，代谢后的垃圾就排不走，而垃圾排不走就会损伤这些组织，支配管理这部分的神经也会失去作用，慢慢地这个地方就会失去功能，严重了就会老化坏死，整个器官的功能也就慢慢地下降了。

哪些原因可以导致血瘀呢？血脉瘀阻仅仅是个结果，很多原因都可以导致这个结果。

血管是一个有弹性的管子，如果里面的液体太黏，血管就会阻塞。比如血液里血脂、血糖含量太高，红细胞的变形能力差，中医称之为"痰浊血瘀"。对于很多营养摄入过度、运动量小、代谢差的人来说，这是导致血瘀的最常见原因。对于痰浊类的瘀阻，可以用的中药有地龙、瓜蒌、山楂、红曲、土元、水蛭等。

如果心脏功能太弱或血压较低，推送血液的力度不够，血液会流得很慢，此时也会产生瘀阻，中医称之为"气虚血瘀"。有些气血虚或气营虚体质的人经常会发生脑血栓、痛经、心脏痛等问题，这都是气虚血瘀引起的。对于这类气虚推不动血液的人，中医常用补气化瘀药来调理，如人参、党参、黄芪、当归、三七等。

还有一个导致血脉瘀阻的原因是，血管长期处于收缩或严重的痉挛状态，这与情绪关系比较大，中医称之为"气滞血瘀"。治疗这类血瘀，中医通常会用理气疏肝化瘀法，使用的药物有柴胡、枳实、香附、白芍、红花、丹参等。

产热不够，冷凝也会导致血脉瘀阻，或者说血脉始终处于收缩状态，也会血瘀。对于这类受寒所致血瘀的治疗，常用药物是桂枝。

第三个因素是人的消化机能衰退，中医称之为"脾虚"。一个人消化吸收能力差，营养摄入就不足，即便摄入了，也消化不了，最终成为有害物质堆积在体内，反而加速衰老。饮食饥饱失常或不平衡，都可能使消化吸收机能损伤，导致老化。

总结起来，人体衰老的主因是肾虚、血瘀与脾虚。我在读研究生时，我的导师李顺成教授就提出了脾肾两虚夹瘀是导致衰老的主因的观点。通过大量的动物实验证明，这个观点是基本符合事实的。当然，在一个人身上，这三种因素不见得同时存在。

保养好一部机器的方法可能是相似的，而损坏一部机器的方法可能有千万种，同理，人的衰老也是如此。

02

你孝敬父母的方式是否健康

中国传统文化比较注重家庭伦理，所谓"父严""母慈""子孝"。尊敬长辈是中国人的优良品德和传统观念，孝敬父母更是一个人的基本品格。

那么，怎样才算是孝敬父母呢？可能不同的人有不同的做法与标准。有的人可能会给父母钱，让他们想买什么就买什么，但一些老人节俭惯了，多半不会花掉这些钱；有的人以为带父母吃大餐就是孝敬，自己喜欢吃什么，就想跟父母分享；有的人给父母买补品，人参、冬虫夏草、燕窝、阿胶、蛋白粉、卵磷脂等，什么贵就买什么；有的人以为让父母穿好住好就是孝敬；有的人带父母出国旅游，认为这就是孝敬……虽然你是真心爱父母，但有些做法可能不见得真的有益于父母，有的可能还会伤害父母。

不要给父母吃得太好

我先讲一个故事，故事的主人公是个大孝子，也是位名中医，他的做法可能会让人大吃一惊，他就是"金元四大家"之一的元代名医朱丹溪。朱丹溪是个真正的孝子，他学中医的初衷就是为了给母亲治病，可是他却说，孝敬父母就不能给他们吃好吃的。有的人可能要问："不给父母吃好吃的，怎么算孝呢？"朱丹溪的答案写在了他的《格致余论》里，书里有一篇《养老论》，说老年人胃有虚火，所以容易饿，但是脾脏弱，消化吸收差，如果给父母吃肥甘厚味，就容易变成痰浊积滞在他们体内，"至于好酒腻肉、湿面油汁、烧炙煨炒、辛辣甜滑，皆在所忌"。

所谓好吃的，无非是烧烤的、油炸的、煎的、多油的，或者是辛辣的、甜腻的，等等。以前一两个月才吃一回肉，现在天天吃大鱼大肉，人当然会生病。

朱丹溪的母亲有痰饮（指体内水液不得输化，停留或渗注于体内某一部位而发生的病证）的老毛病，朱丹溪让她平时吃粗茶淡饭，同时吃一些健脾化痰的药，因此，他母亲的身体一直很健康。虽然朱丹溪的母亲在嘴巴上没能享一时之福，但让老人平安健康、不被病痛折磨，这不就是最大的孝吗？

这就是古人所说的"君子爱人以德，小人爱人以姑息"。

给父母买什么保健品好

有的子女也很重视父母的健康，以为送父母保健品、滋补品就是送健康，这其实是个误解。如果父母平素身体健康，没有什么疾病，就不需要吃任何保健品，乱吃补药反而会吃出问题。有些老人不愿浪费东西，勉强将滋补品吃完，却很容易损害健康。

如果父母有健康问题，一定要弄明白他们的体质或疾病的类型，再选择合适的保健品。第四章"体质养生"是本书的核心内容，不妨仔细研究，学着分析一下父母的体质及疾病的病机。比如人参、三七、黄芪适合气虚体质，阿胶适合阴虚体质或血虚体质，石斛适合肝胃阴亏，鹿茸适合肾精不足的阳虚体质，胎盘适合劳损及精血

417

虚，等等。常用保健品的适用对象我将在第十章"中药养生"中详细讲解，大家可以认真读一读。

比较稳妥的方法是给家里的老人买一些必备的家用医疗设备，如血压计、血糖仪、磁疗罐、艾灸设备、温度计、按摩椅、泡脚用药浴桶、中药药枕等，家有腿脚不便的老人，还可以置备轮椅。

如果老人晚上夜尿多，就要考虑其如厕的安全与方便。老人如果怕冷或有关节病，可以买一些保暖的衣物与设备等。老人如果牙齿不好，就容易影响消化及食欲，所以要定期带老人去医院检查牙齿，牙齿缺损要及时装假牙，俗话说"儿子好不如牙齿好"。有的老人听力会严重下降，如果条件允许，可以给老人配一个高质量的助听器，因为听力不便的老人出门容易有安全问题。

如果你能学学中医，用中医的方法为家人祛除病痛，那当然是最大的孝。古代无数名医都是因为亲人的病痛或去世而发愿学医的。比如本节最开始提到的朱丹溪，还有张仲景、李东垣等。清代名医傅青主的妻子因病早亡，他终身未再娶，且转而专攻妇科，最终成为一代妇科名医，这才是真正祭奠亡妻的爱。

要定期带父母去做体检

父母到了一定年龄，如五十岁以上，给他们买保健品还不如定期带他们做全面及个体化的体检。治病不如防病，早期发现对很多疾病的治疗都有重要意义。

也可以有针对性地体检，如果有胃病，可以查一下胃镜；如果大便不好，可以查一下肠镜；如果家族有乳腺疾病史，可以做乳腺 B超；如果家族有肝胆疾病史，可以做腹部 B 超、查肝功能等；父母腰背关节痛的，可以查一下骨密度，看看是否有骨质疏松或轻度的压缩性骨折等。

当然，这些检查也要在父母身体状况合适的情况下进行。

不要让父母过于安逸

中国人常把老人悠闲自在地生活称为享清福，其实，一个人的心境可以悠闲，但形体不可享清福。一些人在大城市里事业有成、功成名就了，就把六七十岁的老爸老妈接来一起住，但老人由于到了陌生的城市人生地不熟，成天闷坐在家，除了嗑瓜子、看电视之外，无所事事，很多老人的身体都很快出了问题。特别是有些来自农村的老人，本来在田间地头劳作惯了，再加上以前没事就和邻里亲友唠唠农事收成，扯扯东家长西家短，倒也舒坦充实，而突然来到城市后，他们的生活方式与所处环境都发生了巨大改变，很容易不适应。

有些子女以为父母年轻时吃了太多苦，干活太累，不想让他们老了还干活，想让他们自在安逸，出发点虽然是好的，但可能对父母的健康而言有害无益。因此，作为子女，一定要根据长辈的身体状况来判断，让父母做一些力所能及的劳动，参加一些有益身心的文体活动，如果父母有兴趣爱好，要多支持。切不可让父母过于安逸，否则容易气血不流通，滋生痰浊血瘀。

不要带父母频繁远游

旅游可以让人增长见识、放松心情、锻炼身体、品尝美食等，是很多老年人退休后非常好的生活方式。但由于老人的年龄、体质、饮食、作息、身体状况等是不同的，因此对于旅游要量力而行。

419

一些身体素质好的老人，不需要晚辈的陪伴，也能很好地独自游玩；而一些身体比较弱或者有潜在疾病的老人，绝对不可过于频繁地往来各地，尤其是不要盲目地远距离旅行。首先，突然到了一个遥远的地方，由于气候、水土的不同，老人一下子不适应，容易出现身体不适。有的老人一辈子都生活在冬天寒冷的地方，突然到了海南或热带，待上十天半个月，又一下子回到寒冷的地方，很容易诱发心脑血管疾病；有的老人平时粗茶淡饭，但到了旅游景点，就猛吃各种当地美食，如果消化功能弱，很容易出现肠胃问题；还有的老人平时运动量不大，突然每天要走很多路，也很容易诱发心血管病、关节病及腰腿病等。

要多关注老人的心理和精神需求

有一首家喻户晓的歌曲叫《常回家看看》，确实很多年轻人都会在节假日看望父母或其他长辈，但大多数情况是长辈张罗一桌饭菜，而小辈吃完饭就拍拍屁股走了，顶多就是给老人带一些物质上的礼物——其实年纪大的人在物质上的需求着实有限。

古人认为孝是有层次的，小孝孝其身，大孝孝其心，至孝孝其志。满足长辈物质需求的孝，是最基本的；大孝是满足长辈心理、精神上的需求；而最高层次的孝，是实现他们的愿望与志向。

虽然退了休或处于休养状态的老人不见得有什么宏大志愿，但晚辈还是要多与他们交谈，所谓交谈，其实就是多询问、多倾听。有些年轻人觉得与老人没有什么共同话题，到了长辈那儿只是自顾自地玩手机，很少主动地用心询问老人近来做了什么、有什么烦恼、年轻时有什么趣事……有些事可能你听了很多遍了，但是只要你用心，老人就会知道你是尊重他的。若能在给老人洗脚、剪指甲、洗头发、捶背、按摩等过程中进行这样的交谈，会让老人有甜蜜温暖的回忆。

"谁言寸草心，报得三春晖。"永远不要夸耀自己有孝心，父母抱你有几年，你抱父母有几天？父母喂你多少餐，你为父母端过几次碗？父母为你擦屎擦尿几千次，你为父母擦身有几次？

03

充足的睡眠最补人，如何改善睡眠

关于健康和养生，我发现，那些看得见摸得着的有形问题，容易被重视，而那些无形的问题，则往往会被忽视。如果我们的手被刀割伤了，流血了，我们会赶紧处理，但如果是情绪不佳或缺乏睡眠了，我们往往不太在意。实际上，缺乏睡眠对人的伤害远远大于许多有形的伤害。

现在城市里很多学生、白领深更半夜不睡觉，早上被闹钟叫醒后打着哈欠上学、上班，都习以为常了。殊不知，这样的恶习对人有巨大的伤害。三天不吃东西、三天不运动、三天不睡觉，哪一个对人的伤害最大呢？无疑是三天不睡觉。

有人曾问我吃什么最补，我回答，不是吃，而是睡觉，充足的睡眠最补人。白天消耗的气血阴阳，到了晚上需要合成补充，而睡眠是气血阴阳都补。

说到睡眠困扰，大致有这么几种：一是入睡难，二是睡眠浅，三是早醒，四是梦多纷扰。

心中有火难入眠

中医认为，失眠的主因是阴虚阳亢。临床上，我遇到的入睡难之人舌头红的特别多，而舌头红大多是由于血热。

阴主静，阳主动。晚上入睡自然要安静下来，大脑皮层的兴奋度降低，血压、心率、代谢等也都降低了，也就是中医说的阳气开始消退了，阴开始长了。如果由于情绪激动、体质、饮食辛辣等因素导致火旺，血中不断有热毒刺激大脑，就会影响睡眠，尤其是会造成入睡困难。中医将其称为"心火旺"，这样会干扰"神"，因为心主血脉、主神志。

解铃还须系铃人，心病自然心药医，治疗这一类失眠，情绪与心理的自我调节特别重要，不能单纯依赖药物。当然，清心火的药也可以起到辅助作用。治疗心火旺，最常用的中药是黄连，还有莲心、竹叶等。严重的心火会引动肝火，使人出现激动、易怒等情况，这时可以加清肝火的龙胆草、栀子花等。中成药天王补心丸也可以治疗此类失眠，这个药唯一的缺点是含有朱砂，不可久服。

气不顺与入睡难

在前文讲甲状腺疾病的时候，我谈到过郁火的概念：心里有事或情绪不畅快，焦虑，火闷在心里发泄不出。特别是在当下充满压力与竞争的社会形势下，很多人对自己的事业处境与未来的不确定感到担忧，或者对自己有过高的期待，或者有家庭、恋爱、婚姻等方面的情感困扰。

其实，相当多的人有肝气不舒的问题，又因此导致失眠。这类失眠，一是由于郁而化火，肝火旺；二是由于肝疏通气血不畅，若肝疏通气血的功能遇到障碍，肝气郁结不畅，导致气血不畅，自然会影响神的安宁。据统计，约有一半以上的失眠或入睡困难，都是这个原因引起的。国内许多治失眠的中医专家都喜欢从疏通气血和清肝入手。常用的药物有柴胡、白芍、枳实、合欢皮、钩藤、郁金、丹参等，这些都是疏通气血的药物，若同时配合安神的药物，则效果更好。

气血虚与睡眠浅

还有相当多的人睡眠浅，很容易醒。这类人往往越疲劳越睡不着。有的人伴有面色萎黄、舌质淡、脉细弱等症状；有的人贫血；有的人血压较低；有的人肠胃比较差，吃得不多，大便偏烂。中医认为，这种类型的睡眠浅或失眠，是由于心血虚，即心失去了气血的滋养。

这类人中，有的是因为平素脾胃弱，消化吸收的营养少；有的是遗传的气血虚体质；还有的是因为过于操劳，这种劳既有体力上的，也有心理上的；有的是晚上被剥夺睡眠，比如要照顾婴幼儿、照顾老人或照顾病人等。这种失眠或睡眠浅的问题，必须调补心血、健脾益气才可以。中成药归脾丸是治疗这类人的常用方。常用药物有人参、黄芪、远志、枣仁、龙眼肉、红枣等。猪心炒黄花菜这道菜也很适合此种失眠患者。

痰浊阻滞与胆小、梦多

睡眠问题不仅包括睡眠时间问题，还包括睡眠质量问题。所谓睡眠质量，就是指深度睡眠的时间。有的人睡五六个小时，白天神清气爽；但有的人睡八九个小时，仍然头昏脑胀、四肢酸痛。

梦的情况也是反映睡眠质量的指标之一，如果整晚被噩梦困扰，往往深度睡眠的时间不多。梦多是因为有心火，肾阴虚也会导致痰浊干扰，其中以痰浊或痰火居多。这类人多体形偏胖、胆小、易晕车、易头晕、血脂高、舌苔多厚腻、舌质偏胖、喜吃肥甘厚味与饮酒。治疗痰浊常用的中药方是温胆汤，有痰火之人则用黄连温胆汤。半夏、茯苓、僵蚕、石菖蒲、远志、合欢皮、胆星、天竺黄、防己等都有化痰、利湿、安神的作用，化痰理气的莱菔子也有很好的通便、化痰、安神作用。

肾阴虚、早衰与失眠

随着年龄的增加，一些人开始出现早醒症状，本来早上一般都在七点醒来，慢慢地六点多就醒了，后来五点多，甚至四点多醒来就再也睡不着了。有的励志文章说某某老总已经事业有成，可人家还是早上五六点就开始工作，殊不知，有相当多的人是无奈地早醒。

早醒是衰老的指标之一，有些老爷爷、老奶奶往往天不亮就起床了。一些更年期的人也常常早醒。中医认为，早醒的主要原因是肾阴虚。五脏中其他四脏的阴，需要肾中的精气元阴来滋养，肾阴是源泉。如果因年纪大、房事过度或其他原因伤了肾阴，就不能滋养心阴，而心阴虚，就会阴阳失衡，出现心火亢奋。补肾阴最主要的药物是地黄，中成药可以用六味地黄丸或知柏地黄丸，特别是知柏地黄丸，对肾阴虚引起的早醒有不错的疗效。

积食与失眠

中医有一句话叫"胃不和则卧不安"，意思是胃里不舒服，有积滞，就会影响睡眠。很多喜欢应酬的人，晚上吃得多，也容易导致睡眠不踏实。你想啊，晚上大脑明明开始休息了，你的胃啊、肠啊还在那儿咕噜咕噜闹个不停，这个信息当然会传给大脑，吵得大脑不得安宁，也就没法儿休息。其实，身体任何一个器官如果不和，有病理，都有可能影响睡眠，牙痛了、皮肤痒了、咳嗽了、尿频了……都会影响睡眠。

治疗积食导致的失眠，常用方是保和丸或越鞠保和丸，莱菔子也有一定的消食助眠作用。

心阳不振与失眠

大家可能有这样的体验，如果白天做了很累的体力活，比如长途远行、爬山、打球等，可能到了晚上便可以做到倒头就睡。这说明兴奋与抑制是相辅相成的，白天心神兴奋，晚上才能自然地转入抑制。

有的人由于心脏阳气不足，白天也是没精打采、昏昏沉沉的，处于半兴奋半迷糊的状态，到了晚上，自然难以转入抑制，也就很难入睡。这类人的状态既有生活方式的问题，也有自身体质的问题。

这类人往往皮肤白、血液循环慢、怕冷、舌头淡暗、脉沉弱。这种失眠需要温补心阳、开窍醒神，一般的清心安神药以临睡服为主，但这类人要在白天服药，他们需要兴奋。可用药物有人参、五味子、桂枝、炒枣仁、石菖蒲、远志等，情况严重的还可加少量麻黄、仙灵脾等。

04

高血压病真的要吃一辈子药吗

高血压病是一种常见病，这是个现代西医病名，古代没有血压计，自然也没有"高血压"这样的概念。虽然没有这个病名，但并不是说古代没有高血压病，恰恰相反，古代有不少关于高血压病的描述，很多中医典籍上说的头晕、头胀、头痛、易怒，甚至中风，与高血压病的临床表现是基本吻合的。

尽管古代没有测量血管压力的仪器，但古代的中医也知道血管的紧张性，比如中医把号脉时脉搏的紧张度比较高的称为"弦脉"，琴弦的"弦"，或称为"紧脉"，这种情况实际上大多是动脉的血管压力偏高。这说明古代中医通过切脉，同样可以感知人体血管状态与血液循环的阻力问题。

一说到高血压病，绝大多数医生会说这个病需要吃一辈子药，因为没有药能从根本上治好高血压病。我对此并不认同，因为我自己就是高血压病患者，我的家族有一定的遗传倾向，我母亲也有高血压病。大约七八年前，我发现自己血压偏高，刚开始我也吃降压药，但后来，我通过饮食、运动及服用中药，血压已经恢复正常了。事实上我有好几年都不吃降压药了，这说明高血压病并不一定要终身吃药。

这种很多人都可能罹患的常见病，居然要吃一辈子药来治疗，这说明现有的治疗方法一定是有问题的。下面我就从高血压病的发生机理来分析一下，究竟怎样才能长久而有效地控制血压？

导致血压升高的原因之一：血管过于收缩

血压是动脉血管壁受到的压力，正常情况下动脉是有收缩与扩张的。血管处于收缩状态时，动脉壁的压力较大，称为"收缩压"，俗称"高压"，其正常范围在 90～140mmHg，超过 140mmHg 就是不正常了，成人收缩压的理想状态为 120mmHg。舒张压是指动脉扩张状态下测得的血压，血压相对低一些，俗称"低压"，正常范围在 60～90mmHg。

有很多因素可以导致血压上升，总结一下，有这么几种常见因素：一是血管太紧，二是血量过多，三是血液太稠或血瘀。下面我分别说一下。

当一个人非常紧张、恐惧、愤怒，或处于运动兴奋状态时，人体会释放一些物质，如肾上腺素、去甲肾上腺素等，这些物质会促使血管收缩，导致血压上升。此外，肾脏还能产生血管紧张素来收缩血管。因此，如果一个人能保持平和良好的心态，讲话慢条斯理，始终平心静气的，与社会、与家庭成员都保持一种融洽愉快的关系，对维持正常的血压有非常好的作用。如果你一辈子都处于紧张、愤怒等心情不畅快的状态，那可能就要吃一辈子降压药了——血压是降下来了，可你的情绪不见得好转，情绪与血压的深层联系，需要你慢慢地去琢磨。

市面上常见的降压药的主要功能是扩张血管，抑制血管紧张素的产生并阻止血管紧张素起作用，其最终目的是扩张血管以降低血压。

还有一类高血压病，是由于肾上腺有肿瘤或有其他肾脏疾病，导致肾上腺素或去甲肾上腺素等激素增加，进而引起血压上升，这被称为"肾源性高血压病"。单纯地扩张血管，效果并不理想，如果肾上腺有肿瘤，还是要先手术治疗原发病才行。这种高血压病当然不能靠吃药降压，也不可能靠调节情绪就能起效。

那么有没有扩张血管、抑制肾上腺素或去甲肾上腺素的中药呢？中医的疏肝柔肝药，如四逆散，特别是里面的白芍，就有扩张血管、解除痉挛的作用。

清肝火、平肝潜阳的药，如石决明、牡蛎等，同样有降血压的作用。适用于这种治疗方式的高血压病以阴虚体质、郁滞体质、热积体质人群为多。

导致血压升高的原因之二：血容量增加

导致血压升高的第二个原因是血管内的血液容量增加，就是总的血量太多了，而这主要是血液中的水分过多。水分为什么会增加呢？这与盐特别是钠的摄入过多有关。盐会吸水，这是渗透压的原理。如果一定体积内液体的量增加了，那么对容器壁的压力自然也增加了，一个只能装 5 千克的口袋，现在装了 10 千克的东西，压力自然大了。针对这类疾病的治疗，除了平时要减少盐的摄入外，增加运动量也同样重要。因为运动可以打开毛孔，通过出汗排出多余的水分与盐分，从而降低血压。这类人多是痰湿体质、气营虚体质综合发展而来的阳虚湿体。

这类人通常体形偏胖、舌体胖大、大便偏稀或有水肿。西医多用利尿的降压药来治疗这类疾病，其实中医同样有利湿的降压药，尤其是配合补气或化瘀的药物，效果更好，而且一旦起效，不会像西药那样一停药就会很快反弹。我常用黄芪加四苓散治疗此病，黄芪一般用大剂量，方子的配伍通常是这样的：黄芪 80 克、茯苓 50 克、猪苓 30 克、泽泻 30 克、白术 30 克。如能再加上活血的药，效果会更好。

导致血压升高的原因之三：血脉瘀阻

导致血压升高的第三个原因是血管内阻力太大。人体内的血液是个循环系统，血管内阻力增加主要是因为血液变黏稠了，这些小血管瘀阻了，要知道血液里红细胞的直径比有些毛细血管的直径还大。红细胞之所以能通过毛细血管网，是因为红细胞是柔软的，能变形。如果血液黏稠了，红细胞粘在一起了，或者血液中出现小血栓，那就会堵在小血管或毛细血管里，心脏及大血管为了克服阻力把血液输送过去，就必须提高压力。这种情况下，血压升高是身体的一种自我保护行为。这个时候单纯地扩张血管没用，反而会使局部瘀阻的地方更加缺血缺氧，因为病根——血液黏稠或血管瘀阻的问题没有解决，而我们现在的扩血管药基本都是扩张大血管的，对毛细血管等小血管是没有用的。

我们再来看一下高血压患者为什么会出现脸红、头晕、头胀等症状。大脑是对缺氧最敏感的器官之一，人体血管的老化，如动脉粥样硬化、血液太稠导致小血管或毛细血管堵塞，大脑就缺血缺氧了，此时人体的自我保护机制会启动，并升高血压，试图克服阻力。但这样一来血压会更高，面部血管会扩张，从而出现面部潮红、头胀、头晕、头痛等症状。如果脑部的血管比较脆，或者有血管瘤，一旦因生气或激动使血压突然上升，就有可能导致脑部血管破裂，发生脑出血。这就是降低血压可以预防中风的道理所在。但是降低血压并没有改善脑部的血管瘀阻和血液供应问题，其实，如果血管疏通了，不堵了，血压自然就下来了。人体一些最重要的器官，如肾脏、心脏、大脑等，对血液的供应都比较敏感，这些内脏的血管发生瘀阻，都会导致血压上升。

是什么原因导致血液黏稠呢？血脂、血糖太高，红细胞老化，血管动脉粥样硬化，都可以导致血液黏稠。这种类型的高血压，中医通常认为是血瘀。疏通血脉，活血化瘀才可以真正地降血压。牛膝、丹参、地龙、水蛭等，都有很好的化瘀功能。而西医活血化瘀药物的药效明显弱于中药，这恰恰是治疗高血压病中很重要的一环。临床上，我常用补气利湿加活血化瘀的药治疗高血压病，取得了非常理想的效果，很多人血压降下来以后，就不用一年四季吃降压药了。所谓高血压病需要终身服药，是不准确的。

很多人总是想用一种标准化的、一劳永逸的办法来治疗高血压病，要知道，引起血压升高的原因并不相同，岂能都用一种方法解决？有的人以为服用扩张血管的药后，血压正常了，病就好了，就又可以胡来了，从这个角度来讲，降压药的发明，不见得是件好事。

05

糖尿病单纯是因为吃得多吗

糖尿病是一种常见病，主要是因为血液中的葡萄糖水平超过正常值。由于古代没有检测手段，大多患者到了糖尿病中晚期才发现，这时患者的小便里会出现有糖分的现象，糖尿病这才以此得名。"糖尿病"这个名词就是从英文翻译过来的。

古代中医把糖尿病称为"消渴症"，这是因为糖尿病患者到了后期容易出现口渴、饮水多、吃得多、尿多和消瘦等症状。但是糖尿病早期并没有消瘦和口渴的症状，严格地讲，不能叫消渴症。有些中医用古代治疗晚期糖尿病——消渴症的药方来治疗现在早期的糖尿病，这其实是不太妥当的。因为现代人的糖尿病被检查出来时，大多还没有到消瘦、口渴的晚期阶段，多数患者反而是痰湿重的胖子。因此，不加分析地将所有糖尿病患者都当成消渴症患者是不合适的。

要弄明白糖尿病的来龙去脉，必须首先了解糖尿病的发病原因与机理，才可以采取有针对性的有效措施。

胰岛素与人体的能量代谢

我先来普及一下糖尿病发病的原因。正常情况下，我们的很多生理指标都维持在一个恒定的范围内，比如血压、血糖、血脂、红细胞等。这就是我在第一章"认知中医"谈到的人体的自调节能力。

葡萄糖是人体的燃料，是人体获得能量的主要来源。如果吃得过多，通过消化吸收进入血液中的葡萄糖就太多了，人体有"聪明"的感受系统，会把这些糖藏起来备用。这就好像农民丰收时把粮食储存在仓库、我们有余钱会存起来一样。那么人体是如何把糖存起来的呢？这个时候就涉及一种重要的激素，即胰岛素。胰岛素与糖尿病的发病至关重要，它有什么作用呢？它最主要的作用就是将葡萄糖从细胞外运输到细胞内藏起来。葡萄糖被运送到肝细胞、脂肪细胞、肌肉细胞内的结局有两种，一是被烧掉，二是变成脂肪或者糖原。所以即便你只吃素、只吃米饭，也一样会变胖，正是因为我们可以变胖，才不至于几天不吃饭就饿死了。因此，大多数糖尿病患者发病前期是肥胖的，血液中胰岛素的浓度是比较高的，说明那个时候他们的血糖并不高，因为糖变成糖原和脂肪储存起来了。

如果仓库里存满了粮食，外面还有很多余粮，怎么办呢？这个时候仓库会贴告示："我不要了，放不下了。"人体的细胞内有胰岛素受体，这个受体本来是与胰岛素结合才会起作用，现在"仓库"满了，它就懒得搭理胰岛素了，不跟它结合了，胰岛素的敏感性就下降了，这就是胰岛素抵抗。这个时候胰岛就会产生更多的胰岛素以对付胰岛素抵抗。但如果胰岛长时间生产并分泌超额的胰岛素，胰岛自然就累趴下了，胰岛产生胰岛素的能力便会随之下降。由于胰岛素已经被过度消耗了，不够用了，于是血糖开始上升，这时就会检测到血糖值高了。

糖尿病的分类

西医学将糖尿病分为两种类型。一种是先天性糖尿病，即"1 型糖尿病"。1 型糖尿病患者常常从青年或幼年即发病，这种糖尿病是先天性的胰岛功能受损，一辈子只能靠注射胰岛素维持。大多数人所患糖尿病为 2 型糖尿病，虽然也有遗传因素的影响，但更主要的是与生活方式有关。

所谓 2 型糖尿病有一定的遗传倾向，是指这种人虽然表面上胰岛功能与正常人一样，但是他的胰岛或肌肉上的胰岛素受体的潜力及储备功能都比正常人弱一些。有研究发现，如果孕妇在孕期处于饥饿或肥胖状态，胎儿的胰岛发育就不正常，这个孩子长大以后就容易得糖尿病。尽管这些人表面上跟健康人差不多，实际上他的胰岛还是有问题的，如果饮食上不节制或缺乏运动，就会诱发 2 型糖尿病。

糖尿病与饮食的关系

糖尿病发病的第一个重要原因是饮食出现问题。饮食不节制，也就是吃得过多，超过了身体的消耗，并且超出身体的储备能力，长年累月如此，就可能导致糖尿病。当然，有的人虽然吃得多，但自身的胰岛有能力将糖变成储备粮——脂肪和糖原——存起来，就不会得糖尿病。这就是为什么有的人虽然胖，但血糖并不高。

糖尿病不只是吃得多的问题，还包括饮食结构的问题。平时喜欢吃肥甘厚味便与糖尿病的发病有关，具体来说，就是喜欢高脂肪、高糖食物。脂肪多了，仓库里已堆满了油，自然就会减少糖变油的转换，也就是存放甲多了，就放不了乙。我曾遇到过一位糖尿病患者，她说尽管自己控制饮食，也服用了降糖药，可是血糖始终控制得不理想。

我告诉她要少吃坚果，这个建议让她警醒，原来她喜欢嗑瓜子，每次都要吃一大堆，这里面含的油都超过两碗米饭了，控制饮食有什么用？很多高脂血症患者，血脂降下来以后，血糖也会跟着往下降。

饮食问题，除了有些人不节制、贪嘴，大鱼大肉、瓜果梨桃顿顿吃个够之外，还有的人喜欢吃重口味，如煎炸烧烤、麻辣刺激的东西。这些东西容易刺激食欲，一方面会让人吃得过多，另一方面会导致脾胃受伤，按照现代医学的观念，就是容易加重肝及胰腺的炎症反应，影响糖的代谢。

糖尿病与性生活的关系

其实，吃得多的深层次原因是性生活过度。古人认为，糖尿病的一个重要原因是性生活过度。为什么性生活过度会导致糖尿病呢？这仍要从人的自我调节和自我保护机制谈起。

人在性生活的过程中，会消耗许多营养物质，如微量元素、激素、神经递质等。如果性生活过度，大脑会感知体内缺少了某些物质，就会刺激食欲，通过进食来补充。从进化的角度来看，维持生殖功能、保证生殖细胞的营养是优先的。不少性生活过度的人就特别喜欢吃肥肉或口味重的食物，可能就是大脑想补充激素或一些微量元素。而随着食欲的亢奋和肥甘厚味的摄入，热能的摄入量便超过了身体的需求，从而加重了胰岛及肝脏的负担，最终导致糖尿病。中医的这个观点，在西医中并没有被提及，还有待将来研究考证。

对于这些性生活过度的人来说，管住嘴是很难的，因为这是在与身体的天性对抗，很难成功。让这种人不吃肥甘厚味，他们心里就会像猫抓似的难受。所以从源头上讲，他们要管住的不是食欲，而是色欲。

肝病与糖尿病的关系

还有一些糖尿病患者吃得并不多，他们是怎么患上糖尿病的呢？

由于肝脏是糖的代谢过程中的重要器官，因此，肝脏慢性炎症、肝硬化或脂肪肝等病症，都可以使葡萄糖的储存能力下降，进而使胰岛素等激素功能受损，导致血糖上升。

所以，糖尿病的病因不单纯是胰腺功能受损，也与肝病有关。

情绪与糖尿病的关系

在西医的教科书里，你可能看不到情绪与糖尿病的关系。但中医认为，如果一个人情绪郁怒、思虑过度、焦虑不安，而且得不到宣泄，郁在体内，便容易变成郁火，而郁火会耗伤身体的阴，导致阴虚。按中医理论来讲，糖尿病就是阴虚。从现代科学来看，不良情绪引起糖尿病，极有可能是因为胰腺缺血受损而引起的，也就是气血不流通，阳气郁在局部化火，伤了胰及其他器官。

本节讲了糖尿病的病因，知道了病因也就懂得了预防与治疗之法。由于胰岛素的人工合成及各类降糖药的广泛使用，糖尿病的控制与治疗水平已较古时高明得多。尽管如此，我们还是要知道，古人强调最好的药物是控制欲望，即所谓"减滋味，戒嗜欲，节喜怒"，否则，欲望无穷，药效有限。

06
为什么调理便秘不能全靠泻药

我们形容一个人胃口好，会说他"吃嘛嘛香"，其实，能够做到"吃嘛嘛香"的人并不少，可还要"排得通畅"，才算圆满完成消化吸收任务。吃得幸福、排得痛苦的，大有人在，排出憋了几天的大便的确是件让人浑身无比轻松的事。

便秘可导致的疾病

排便正常与否不仅仅是让人暂时轻松的事，对健康更是有着重要意义，古代甚至把它上升到与寿命相关的高度——"欲得长生肠中清，欲得不死肠无屎"。每天保持大便通畅，虽然不可能长生不死，但排便不畅催人老、催人早死的事并不罕见。临床上经常有一些老人因排便困难，拼命使劲儿，导致血管压力上升，引发脑出血、心肌梗死而死亡的案例。

便秘最直接影响到的是肠道功能，长期便秘可能是肠道本身疾病所致，而反过来又可以加重或诱发肠道的病变，如直肠炎、肛裂、痔疮、肠癌等。同时，便秘还会增加人体对粪便中的毒素的吸收，间接引起许多代谢问题，比如面部的痤疮、色斑，肝、胆、胰腺疾病，甚至肺部疾病（咳嗽、哮喘等）。这些疾病都可以因便秘而加

437

重，也可因排便通畅而减轻或痊愈。在中医名著《伤寒杂病论》中，泻法可以治疗癫狂（精神失常）、痛经、崩漏等。

这些都说明排便是身体状况的一个重要的晴雨表，需要特别注意的是，便秘是老年人的常见问题。本节就来谈一谈便秘这件事。

功能性便秘的成因及调理方法

治疗便秘，绝不是用泻药一通了之，必须先弄清楚便秘的成因，才可以采取针对性的治疗。

排便是一种本能，便秘，特别是没有器质性疾病的功能性便秘，首先要做的不是吃药，而是改变生活方式。

首先，要多吃蔬菜。有的人很少吃蔬菜，或吃的量很少（成人每天应该吃一斤以上的蔬菜），即便吃蔬菜，也是煮得很烂的。还有的人只吃精细的粮食，不吃粗粮，殊不知蔬菜和粗粮中含有肠道不吸收的纤维素，多吃一些可以促进肠道的蠕动。红薯、玉米、茭白、笋或笋干、芹菜等，都有这样的作用。

其次，要养成定时排便的习惯。我们都熟悉一个词——生物钟。比如你平时早上七点起床，可是某一天你有事要早起，就定了六点的闹钟，而后连续一个星期你都按照闹钟时间起床，第八天，你把闹钟关了，但是到了六点你还是会醒来。这说明大脑会记住生理活动的规律。排便也一样，你每天早上起床后就排便，时间一长，一起床大肠就开始蠕动，排便会非常顺畅。有的白领天天忙，生活没有规律，排便没有固定时间，就很容易便秘。

最后，要增强肠动力。排便需要肠道的收缩与扩张协调运动。有些人肠胃胀气，常常依赖所谓增加肠动力的药。实际上肠道的运动既依靠自身的张力，也需要全身运动的带动。有的人整天躺着、坐着，从不运动，肠子也就很少被带动起来。如果你整天跑跑跳跳，随着身体的活动，大肠、小肠也会被晃动，这个力量是肠子自身动力的几倍甚至几十倍。有人因为便秘向我求助，他很虚胖，不爱动，我就让他每天跳绳，不到两周他大便就通畅了。

顽固性便秘的成因及调理方法

如果是顽固性便秘，确实需要药物治疗，但也必须先辨明原因。我简单地分了五类：一是水少了，二是油少了，三是力少了，四是粘住了，五是卡住了。这当然不是学术上的说法，只是为了比较通俗地向大家介绍，下面我来解释一下。

第一，水少了。粪便在肠中，如船在河里，没有了水，船自然就走不动了。导致水少了（按照中医的说法是"津液亏了"）的因素有很多：有的人高烧出汗好多天；有的人肠道有炎症，大量水分积聚在炎症部位，那么肠道其他地方的水分就少了；有的人是不排便的时间久了，直肠处粪便中的水分被吸收了；有的人用了大量的利尿药；还有的人是热性体质，产热比一般人多，通过皮肤挥发了水分，肠道的水分就少了（这类人在急性疾病期间，可以用一些清热导泻的药物，如大黄、芒硝等）。

我介绍一下大黄这味药。大黄有清热导下、通便化瘀的作用，大黄的泻下成分主要是蒽醌类化合物。含有蒽醌的泻下药还有番泻叶、芦荟、决明子、虎杖等。市面上很多减肥、通便的药都含有这类成分，如大黄苏打片、麻仁润肠丸、牛黄解毒片、排毒养颜胶囊等。有报道称，长期使用这类泻药，可导致结肠黑变病——肠子里有大量的色素沉积。有人认为肠道黑变与肠道息肉、癌症的发生有关。

如果你尝一口大黄，会发现它黏黏的，粘牙。这是因为大黄含有鞣质。这种鞣质可以粘在肠道黏膜上，起到止泻的作用。可能有的人不知道，长期使用这类泻药，反而会导致便秘。大黄本身含有导泻的蒽醌，蒽醌经长时间加热会失效，失去导泻的作用。另外，如果导泻使肠道丢失水分过多，虽然短时间内会通便，但长期来讲可导致水分丢失更多，并没有真正地解决便秘的根本问题。用芒硝（主要成分是硫酸钠）、硫酸镁导泻，主要是通过渗透压增加肠道的水分，并没有额外给身体增加水液。

第二，油少了。我在临床上见过一些患者，特别是女患者，是阴虚或精血虚体质，她们很少吃脂肪。便秘后，她们说自己一吃肥肉，大便就通了。还有的家长担心孩子发胖，从不给孩子吃肥肉，这也会导致孩子便秘。中药当中有相当多的润肠通便药配搭含丰富油脂的种仁，如火麻仁、杏仁、桃仁、柏子仁等，我们日常食用的许多坚果也有类似作用。

还有一类养阴通便的药，也能够给肠道加"油"，比如麦冬、生地、玄参、石斛等。这类药中含有多糖、果糖等，这些糖类有吸水的作用，可以软化大便、刺激肠蠕动。由于这些糖类分解后还可以吸收水分，能提高身体的保水功能，所以这类药的作用与导泻药并不完全相同，它们确实能起到加水、加"油"的作用。市面上所售的乳果糖和果糖等，都有类似的通便作用。

第三，力少了。粪便在肠道内移动需要依靠肠道肌肉和腹部肌肉的收缩，一些老年人或缺乏锻炼的人，肠道肌肉无力，无法正常收缩，就好比一艘船的发动机失效了。这类人的大便一般并不是很干，有的是软便，有的是便秘与腹泻交替，通常还伴有消化机能差的问题，中医称之为"脾气虚"。中医有时会用大剂量的黄芪和生白术（生白术每日用六十克至一百二十克）等治疗便秘，就是针对这种情况。

此外，因为有作用力与反作用力的存在，肠道如果受到外力刺激，就会产生反应性的收缩蠕动。一些芳香理气、有穿透力的药物，如陈皮、枳实、木香等，还有辛辣药物，如干姜、芥末、莱菔子等，其作用原理也是如此。

第四，粘住了。有些人的肠道有慢性炎症，中医称之为"湿热患者"，他们并不是便秘，而是排便不畅。虽然他们每天排便，但大便是黏的，排便很费劲，跟挤牙膏似的，每次都感觉没有排干净，总是还有便意。中医管这类疾病叫"积滞"。

这种湿热黏滞的人往往喜欢吃肥甘厚味，喜欢饮酒，脾虚与湿热兼有。这种情况不能用泻药，而是要节制食欲，同时用清热利湿的药物，如薏米、冬瓜子、瓜蒌仁、莱菔子等，严重的可以用中成药复方黄连素片、香连丸等。曾有人每天早上和晚上只吃薏米赤豆粥，加服黄连素片，治好了多年的积滞。

第五，卡住了。这类人是由于情绪抑制或郁怒，导致肠道痉挛、紧张度高，进而导致大便排得不畅。肠道也受神经的调节，你的大脑抑郁了，人没精打采，肠道当然也不活跃了。针对这种便秘，可以用四逆散、逍遥丸。

07

痰有几多，消痰法就有几多

"蒋医生，为什么我喝了川贝枇杷露之后，咳嗽却越来越重了呢？这不是治咳嗽的药吗？""蒋医生，我把所有的止咳药都吃遍了，为什么还是咳出这么多痰？"……这样的疑问，我在门诊时经常听到。

说起咳嗽，几乎每个人都经历过，也都或多或少吃过止咳化痰药。很多人以为自己上药店随便买一个止咳化痰的药来吃，就能搞定咳嗽，殊不知，治疗这小小的咳嗽，不同的治法体现了不同的智慧。别看感冒是个小病，如果能有效地处理，那就是非常有水平的中医了。咳嗽、咳痰是感冒后的常见症状，也是很多呼吸道疾病的主要症状，要根据其产生的不同机理，采用不同的治法与药物。中医在这方面非常灵活。

其实细分起来，咳与嗽不一样，有声无痰为咳，有痰无声为嗽。临床上，由于咳往往有痰，所以咳、嗽并称。大多数情况下，咳嗽、咳痰是呼吸道感染后人体的一种自我保护反应。人体内的白细胞在清除病毒或病菌时使体内产生了炎症，此时从血管中会渗出一些液体，这些液体里既有已被杀死的病毒或细菌，又有人体阵亡的细胞，也有气管或支气管的分泌液，这当中含有一些蛋白质、酶等。通俗来说，咳痰就是身体在打扫与病原体打仗后的产物。所以说咳嗽排痰是身体的自我保护反应。

引起咳嗽的原因有很多，最常见的是感冒后的上呼吸道感染，由于流感病毒、细菌感染，或是呼吸道感染后引起的慢性气管炎或支气管炎也会引起咳嗽。有些孩子的扁桃体炎或鼻炎的常见症状也是咳嗽、咳痰。老年人感冒后的上呼吸道感染如果治疗得不彻底，会变成老年人慢性支气管炎，反反复复发作。还有一个常见原因是哮喘，这种情况下，除了咳痰外，还伴有哮鸣音、气短等症状。此外，肺结核和肺癌也可见咳嗽痰多等症状。

解表化痰法

大家先想一下，本来一个屋子有几千万个出口，现在只剩下一个出口，情况会如何？很显然，这个出口会非常拥堵，这跟我们肌肤着凉时的情况很相似。我在前文讲过肺与皮毛相关联，皮肤的每一个汗孔都是肺的出口。受寒时，皮毛的孔会关上，津液就不能从肌表出来，只能从气道、鼻咽等出口宣发，所以会出现皮肤凉、怕风、打喷嚏、鼻塞、流清涕、咳嗽痰多等症状，中医把这些状态称为"表证"。古时候把一些感染性痰症，或传染病早期的怕冷、发热、鼻塞、打喷嚏、浑身酸痛等表现（患者能吃能喝能睡，内脏功能没有受影响，邪气只是停留在皮肤、肌肉），称为"表证"。在感冒、支气管炎、肺炎的急性期初起阶段，患者往往有这一类症状。解除肌肤毛孔的闭合状态，中医称为"解表"或"宣表"，这样才能有效治疗咳痰。可用麻黄、苏叶、杏仁等解表药配合化痰药。中成药通宣理肺丸主要就是针对此情况。

清化热痰法

清化热痰法，又称"清热化痰法"，主要适用于化解热痰，若有痰黄，炎症反应比较剧烈时适用此法。西医主张此时用抗生素，中医也用清肺热类的药物——这类药相当于中医的抗生素，如黄芩、鱼腥草、金荞麦、银花、连翘、桑白皮等，此外，中医还有直接消化热痰的药物，如浙贝母、冬瓜子、瓜蒌等。

热痰一般比较黏，容易粘在气道内，刺激气道，引起咳嗽。所以中医喜欢用一些不黏的、滑利的、味淡的药物来对症治疗，代表药物是竹子及其相关部分，最常见的是竹沥。竹是古代君子自况高洁的象征，竹竿和竹叶都特别洁净，古人认为其有洗涤浊物的作用，也有治疗热痰的作用，并形象地称之为"涤痰"。用火烤新鲜的竹子，从中流出的液体即为竹沥。除了竹沥，还有竹茹、天竺黄等。此外，冬瓜子、冬瓜皮、荸荠、海带等食物也都有一定的清化热痰作用。市面上的化痰药，也以清热化痰的居多。

温化寒痰法

如果咳出的不是那种稠厚的黄痰，而是白色或很稀的痰，有时甚至是水样的痰，这种情况不能用凉性的清热化痰药。这类人往往舌苔是白腻的，舌头是淡胖的，有的人还伴有鼻塞、大便稀烂等情况，严重的甚至有胸腔积液，这说明机体的阳气不足。

临床上还有一类患者，是感冒着凉或发热咳嗽后治疗不当，用了一大堆凉药或止咳药，特别是一些中枢性的抑制咳嗽药，如强力止咳露之类，导致身体内的炎性反应物没有排出来，滞留在呼吸道内，此时用了止咳药虽然会暂时好转，但过几天又会咳嗽。这种情况下，只有把痰排出来或者化掉，咳嗽才会好转。

对于这类清稀而多的痰湿，中医一般主张用温热的燥痰药。这种药的治疗原理如同面对一潭凉水，需要热的阳光照射才能将其蒸发，或是风这样的动力，才可让这潭水流动起来。半夏、苏子、白芥子、莱菔子、陈皮、干姜等药物，大多是刺激性的热药，有利于痰湿或痰饮的流动或温化。

祛风化痰法

有一类患者平时不怎么咳嗽，但如果遇见异味、花粉、烟味、汽油味、厨房油烟味，或者香水味、发胶味，就会剧烈地连续性咳嗽，严重的会咳得上气不接下气、脸色发紫、胸闷、胸痛等。这种咳嗽不见得有多少痰，或是只有少量的白色黏痰，西医认为这类疾病与气道的过敏有关。

中医称这类咳嗽有痰为风邪入于肺的络脉，治疗思路是祛风化痰。常用中药有紫苏叶、蝉衣、荆芥、前胡、杏仁、五味子、甘草等。

养阴化痰法

不少感冒发热或肺炎后期，以及老年慢性支气管炎、肺结核、肺癌等疾病的慢性期，虽然热已退了，炎症基本好了，但是患者还有咳嗽的情况。此时患者咳痰不多，但往往伴有口渴、口干、人偏瘦等情况。这类患者常见舌苔很干或没有舌苔，舌头是红的，有的人可能平时就是阴虚体质。

人体几乎任何组织都有神经的感受器，如果气道内的黏膜萎缩或气道的水分少了，局部不滋润了，神经自然会感受到。这个时候不能用热性的化痰药，越用症状越重，会起相反的效果。止咳药也没有用。因此只能进行局部滋润，黏膜修复好了，咳嗽才会停止。

针对此症，常用中药有麦冬、北沙参、川贝、银耳、蜂蜜、梨、阿胶等。川贝炖梨、川贝枇杷膏等，都适用于此类阴虚燥咳。要注意的是，这类药如果用于痰湿盛的人，则会越用越糟，一个是旱一个是涝，怎么可以用同一种药呢？

健脾化痰法

健脾化痰法适用于痰湿兼有脾胃虚弱的人。临床上，有些人的痰似乎咳不完，没完没了，同时又有肚子胀、食欲差、大便溏稀等症状。中医认为，这是由于脾脏不能有效地将体内的津液运送周流全身，而是停滞在局部，中医把这种津液停在局部的情况称为"痰湿"。

这种痰湿如果上输肺部，就会使人咳嗽痰多。也就是说，虽然咳嗽痰多发生在肺及呼吸道内，但病的源头在脾。所以中医有"脾为生痰之源，肺为贮痰之器"这种说法。治疗这种患者，除了用化痰的药，如半夏、陈皮等，还必须加健脾胃的药，如党参、白术、茯苓、干姜等。

补肾化痰法

有些中老年人从外形上看比较憔悴，显老，还没完没了地咳痰。他们的痰多呈水样或白色泡沫状，还有的如涎水。有的痰是咸味的。咳嗽以晚上最为严重，有的人或伴有气急，同时常有面部或下肢浮肿、腰痛、耳鸣等症状。

中医认为，这类人痰多，属于肾虚不能固摄。用化痰药治疗这种情况，效果大多不明显，若要治本，则需补肾。常用的补肾药是熟地，一般要大剂量使用才有效，每次要用30～50克以上。常用的中成药是桂附地黄丸，同时加补肾收敛的药五味子。

"见痰休治痰，见血休治血……明得个中趣，方是医中杰"，明代名医李中梓的这段医论，个中趣味值得每位中医花一辈子来体味。

08

中医如何做到不治炎症而炎自消

有位三十多岁的女性患妇科炎症多年，下腹部经常疼痛，白带很多，服用抗生素后，白带恢复正常，可是过一两个月就又有炎症了……反复出现这类症状，治来治去，她都烦了，觉得这个病治不好了。后来她找到我，我给她用了《伤寒杂病论》中的一张常见方——薏苡附子败酱散，又加了些活血的药，待炎症好了以后，再继续用一些补气血的药，如黄芪、桂枝、当归等，之后症状就慢慢好了，后来基本没有复发。

有一位近七十岁的老奶奶胃痛，西医检查结果是胃炎，已经治疗三十多年了，国内国外的医生、中药西药，都尝试过了，可是始终没有好。后来她找到我，我看她人很瘦，面容清癯，吃得很少，就给她用了黄芪建中汤，之后症状逐渐好转。这个方子同样来自《伤寒杂病论》。

其实，这两个方中的药物并不全是治炎症的。

可能有人会很诧异，现在很少有人患伤寒病，为什么东汉的一部《伤寒杂病论》会成为中医临床的经典？里面的方子为什么会成为今天中医的核心治疗手段？其实，或许古今的病种有些不同，但人对致病菌的反应状态是相似的，而中医更关注人的反应状态，这就是这部书至今仍是中医必读经典的道理所在。

还有一个原因是，感染性疾病仍然是今天危害人类健康的主要因素。人类的疾病史，差不多就是一部炎症史。肺炎、肝炎、胆囊炎、胃炎、肠炎、肾炎、阴道炎、盆腔炎、前列腺炎、关节炎、鼻炎、咽炎、中耳炎……可以说是"炎不胜言"。所以，古代的这些经验和方药，对今天治疗这类疾病仍具有重要的指导意义。

感染性炎症与非感染性炎症

说起炎症，非医学专业的普通大众首先想到的一个词可能是"消炎药"，但老百姓说的消炎药，严格地按照医学术语来讲其实不叫消炎药，而应该叫抗生素——杀灭或抑制病原微生物的制剂，也就是杀细菌、病毒或衣原体等的药物。

医学上的炎症反应，其实就是血管内的白细胞跑到血管外的组织里杀灭或清除异物。如果白细胞要清除的对象是细菌、病毒，这种炎症就叫感染性炎症；但有时候炎症反应不见得是针对细菌、病毒的，医学上称之为"无菌性炎症"，比如体内的一些组织成分或者坏死的成分，白细胞也会与这类成分发生反应。许多关节炎或自身免疫性疾病，在炎症反应的局部就找不到细菌或病毒。医生说的消炎药，不是抗生素，而是抑制炎症反应的药，如糖皮质激素等，常见的关节止痛药多半是这类消炎药。这类炎症的治疗用抗生素没用，那么感染性的细菌性炎症用抗生素就一定管用吗？也不一定，且听我细细说来。

如果不治疗炎症会怎样

感染性炎症的发展过程可简略地分为红肿、化脓、吸收、修复四个阶段。据统计，百分六七十的感染性炎症不需要药物治疗也能自愈。

449

打个比方：炎症就像是有强盗进入你家了，你当然要去跟强盗打斗，如果你赢了，把强盗打死了，就要把尸体运走，然后还要把家里打砸损坏的东西修好，你自己打累了、打伤了，也要休养至康复。

炎症也是这样。刚开始，人体发现细菌、病毒或一些非正常组织时，血管就会扩张，毛细血管壁的缝隙就会变大，这样血管内的白细胞才可以出来杀死细菌、病毒，所以这个时候就会产生红肿。如果此时用抑制炎症的消炎药，虽然局部不红肿了，但细菌、病毒仍然在那儿，这当然不是很好的治疗方法；如果用抗生素把细菌、病毒杀死了，那么病自然就好了。

化瘀浊为什么可以治疗炎症

那么为什么有时候炎症会没好彻底，反而变成了慢性炎症呢？试想，如果局部的血管瘀阻了或者血液循环很慢，白细胞过不来，而大多数药物也需要血管运输，这样抗生素就不容易过来，细菌就容易繁殖了。

因此，中医认为，如果身体的瘀血、痰浊等阻滞血脉了，炎症就不容易好。这个时候只用抗生素也好不了，需要用活血化瘀、化痰利湿的药才有效。比如本节刚开始讲的那位患有妇科炎症的女性，我除了用败酱草清热解毒（类似西医的抗生素），还用了活血的丹参、红藤、五灵脂等，就是这个道理。

白细胞与炎症进行战斗后，体内会存在被杀死的细菌、阵亡的白细胞和局部组织等，如果不能有效地清除这些垃圾，它们就会堆在局部，有时甚至会纤维化。这种情况下吃抗生素也无法解决，因为抗生素没有清扫"战场"的作用。

温阳利湿为什么可以治炎症

炎症反应往往会在局部造成水肿，但身体自有一套抑制炎症的机制，如肾上腺本身便可以分泌糖皮质激素，是身体天然的、最强大的消炎药。正常情况下，如果炎症自愈，这个水肿也会被吸收掉。可是如果肾上腺分泌的糖皮质激素不够，或者患者的心脏功能不好，心脏阳气不足，血液循环慢，又或者身体炎症部位本来就有很多水液潴留，这些水液就会成为痰饮，反过来影响血液的到达和进一步的杀菌和修复。这种情况往往见于阳虚的人。

这种情况不能用抗生素应对，中医常用温阳的热药，如附子、桂枝、干姜等，加利湿的茯苓、泽泻等处理这种情况。有些患者因胃炎做胃镜检查时，如果发现胃黏膜局部是淡而白的水肿，中医通常就会用这个方法治疗。前文所述那位患有妇科炎症的女性，因为有大量白带，就属于湿，所以我用了加强心脏功能、改善循环的附子和利湿的薏米。

其实，许多关节炎的肿，实际上就是局部的水液积聚，中医用利湿化痰的方法治疗，效果很好。

补气血、养阴为什么可以治疗炎症

除了前面的这些情况之外，在与病菌作战时，身体局部同样会被"子弹""炮灰"误伤。这些血管、黏膜、局部组织等需要生出新的细胞把它们修好，如果不修好，留下伤口，这个局部创伤就会影响脏器的功能。比如肾炎患者的肾小球会出现蛋白尿，肝脏会出现肝功能损伤，等等。而且，没有修复好损伤，就会增加下一次感染的风险，导致反反复复发炎。这种修复机能同样不能靠抗生素来提供，因为它没有这个作用。

按中医的观点，气血虚或精血不足的人往往修复机能差，或者身体本身缺少修复的原料。中医常用黄芪、当归、紫河车、阿胶等药物增强人的修复机能。比如本节刚开始我讲的患胃病的老奶奶，就是用温养的办法治好的。这样的案例让我很震惊，一个简单的胃炎，治了几十年都没治好，不是因为药不好，而是治疗的方向与策略出现了重大的原则性错误。这不能怪西医，因为西医根本没有这种知识体系，倒是许多中医受西医治疗炎症思路的影响，只知道抗炎，这是非常可惜的。一些慢性肾炎、慢性肝炎、慢性尿路感染、慢性支气管炎等慢性炎症，都存在类似的虚症不能修复的问题。

在与微生物战斗的过程中，身体也消耗了体液、营养物质、激素等，中医把这叫作"耗了阴"，称之为"阴虚"。物质的消耗当然可以通过食物的营养来补充，但如果人的消化机能不好，就不容易通过食物补充营养，而且有些营养不一定存在于食物中，此时用抗生素和消炎药也解决不了问题。中医在这个时候会用补阴（滋阴）的方法，如用麦冬、沙参、石斛、生地、枸杞、龟板等药。这些药物在一些发热性疾病的后期治疗中经常被用到。

当然，治疗感染性炎症还有很多办法，中医自然也有抗病菌的药物，但是中医更重视调节人的整体状态，这是我在本书中反复强调的。

第十章

中药养生

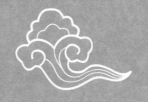

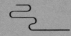

　　一般人认为，药当然是治病救人的。但有时候，有些药不见得就是治病救人的。比如有的人想长生不老，有的人想美容，有的人想丰胸……这些情况下，吃药并不是为了治病。

01
人参：什么情况下、什么人可以用人参

说到补药，可能很多人第一个想到的便是人参，人参几乎是补药的代名词。人参作为补药有着悠久的历史，绝对是补药里的明星。那么，人参是如何走到补药舞台的中央，成为光彩夺目的明星的呢？

第一个原因与其有补虚固脱的作用有关。人参治疗的病症自然是虚脱，所谓"虚脱"就是人在大出血、大汗或大吐泻后，血压下降、循环血量大幅减少，导致面色苍白、四肢冰凉、接近休克。试想，人在这样的状态下，服用人参后明显好转，是件多么神奇的事情——大众是很容易崇拜这味药的魔力的，因为它似乎有起死回生的作用。即使有人便秘、腹痛，服用了泻药大黄后大便通了，病情好转，也挽救了生命，但人们就不太可能去崇拜一味泻药。

人参成为补药明星的第二个原因是人参稀少且价格昂贵。一段时间以来，特别是明清之际，由于人们吃补药成风，野生人参资源匮乏，再加上官方的控制，人参的价格暴涨了四五十倍。而普通百姓一般会认为凡是贵的便是好的，这就使得许多人将服人参和补身体画上了等号。

其实，人参的使用同样有一个基本的标准，若使用得不正确，人参就是毒药，是杀人的砒霜。我估计被人参害的人数会超过被人参救的——人参作为一种人人皆知的补品而受到了大家追捧，吃人参的人远远多于实际适用者。本节的重点就是要介绍一下什么情况下、什么人可以用人参。

什么情况下可以用人参

有一年我突然接到一位亲戚的电话，说她因尿路感染而高热，虽然通过西药抗生素的治疗，炎症感染得到控制，但还有一些症状，如腹痛、恶心、毫无食欲，以及一天中有二三十次大便等。我去看了以后，发现患者精神极差，口渴，舌头很红，上面的舌苔全都没有了，中医术语是"光苔"或"剥苔"。我一看就知道是高热加频繁的腹泻，导致人的气阴耗伤了。这个时候的治疗，不能再清热解毒抗病菌，必须先挽救患者的正气，一定要用人参。患者当晚开始用人参（当然也加了一些其他的药），第二天腹泻次数就明显减少，食欲也有所改善。经过一段时间的中西医结合治疗，患者终于痊愈。

第二个案例是一位60多岁的流感患者。患者起初几天体温在39℃以上，经过几天治疗后，热退，但仍然咳嗽、口干、胃不适、无食欲。又经过一个多月的治疗，仍无好转，且人消瘦、食欲差，同样出现了舌苔少、舌头红、脉比较弱等症状。我就给她开了人参，还加了一些养阴的麦冬、石斛等。患者一开始不敢服，认为自己上火不可以吃人参。经过我的说明，她才勉强接受，服药后果然病情很快就明显好转了。现在很多人都忘了，流感发热、肺炎、支气管炎等是可以用人参来治疗的。实际上，这在汉代张仲景的书里是常规疗法。

第三个案例是一位肺癌患者。患者化疗后出现呕吐、腹泻、口干、食欲差等症状，我通过其舌质淡胖、苔白腻，判断患者属于脾虚兼有湿阻，处以人参加健脾药和利湿的茯苓、猪苓、泽泻等。这几乎是我治疗很多化疗患者的常规方法，效果非常好。

从上面三个案例中可以总结出，**吃人参要符合四个字，即"出多进少"**。"出多"即身体丢失的营养液多，如大汗、严重或较长期吐泻、大出血等；"进少"指吃得少、喝得少。所以中医在一些发热出汗多的患者的治疗后期，在治疗因肠胃道疾病引起呕吐、腹泻的患者，大出血虚脱患者，以及食欲差、大便烂的患者时，均会使用人参，以起到补气固脱的作用。

当然有时用人参也可能是因为其他病因，比如化疗、肠胃炎症、高热出汗、中毒等都可以出现丢失气阴的情况。"补"字，本指衣服破了或器皿漏了才需要补，人也一样，人气虚了，气血津液固不住，会漏，所以需要补。而身体很壮的人吃人参，就如同在新衣服上荒唐地加个补丁。

人参有明显的抗疲劳和耐缺氧作用，但这种疲劳是指人在工作强度大和体力消耗大后产生的疲劳，而针对其他原因引起的疲劳则不一定有效。科学家曾对人参的抗疲劳作用进行过研究：他们把吃过人参的老鼠和没吃人参的对照组老鼠扔到冰水里游泳，最后体力不支的老鼠会沉入水下，结果发现吃了人参的老鼠的耐力明显强于对照组。以前鉴定人参优劣的方法之一，就是让人含人参后走远路，看走多远会感觉疲劳，这与现代用老鼠做抗疲劳实验的原理是相同的。一些人进入高原前服用几天人参，可明显减轻高原反应。

什么体质的人适合用人参

人参的主要作用是补气、生津、安神。一般而言，干瘦、虚弱、食欲差、脉偏弱，是服用人参的基本指标。气营两虚、气血两虚、气阴两虚体质之人均可以服用人参。

气营虚体质之人主要表现为皮肤白嫩、舌淡、偏瘦、怕冷、肠胃弱、血压偏低，这类体质的人可以将人参与黄芪、肉桂、附子或建中汤同用。阴虚体质之人多体瘦、偏热、唇舌偏红、性格急躁亢奋、易乏力疲劳，若阴虚日久则一定会伴有气虚，即"气阴两虚"。由于阴虚体质偏热，而人参之性能可补气助热，所以服用人参时须与性寒补阴的麦冬、石斛、枸杞等相配较合适（人参与麦冬的比例为1∶3），生脉饮即适合此类人。气阴两虚之人用生晒参（白参）、西洋参更理想一些。一些脾胃气虚，同时有慢性肠胃炎、舌苔黄腻的人，可以把人参与清肠胃湿热的黄连同用。

什么人可以用人参，什么人不宜

一般而言，属于虚损病的患者，如低血压、贫血、消化吸收不良等，或化疗后的患者，都可以用人参；而一些营养过剩的富贵病患者，则不宜用人参。

经常有人会问："高血压病、糖尿病、高脂血症的人可以吃人参吗？"这个不可一概而论。如前所述，中医用人参，更重视状态与体质，并不是对病而设。比如高血压病患者一般不宜吃人参，但如果高血压病患者发生炎症，或是高热汗出后期，那就有可能要用到人参；糖尿病患者早期（体形胖）一般不宜用人参，但如果到了糖尿病晚期，症状严重，人非常消瘦、汗多、疲劳，就可以用人参。具体能不能用，关键还在于人当时的整体状态。

人参对精神有双向的调节作用，对精神疲劳的人有振奋精神的作用，对虚弱疲劳但睡眠不佳的人有安神助睡眠的作用。

我再说一下哪些人不适合吃人参。一般而言，壮实、食欲佳、吸收好、精力充沛、容易激动、兴奋紧张，甚至狂躁的人，不宜用人参；人参有活血抗凝的成分，使用过量易引起出血，所以使用抗凝剂的人也要谨慎使用；孕妇和儿童无特殊情况尽量不用。

不是所有的参都是人参，要区分好

人参根据加工方法有白参与红参的区别。白参即生的人参的晒干品，药房中的生晒参也属白参类；而红参是蒸制加工过的熟人参，因为经过高温加热后人参中温补的成分增加了，所以红参的性味偏热一些。

根据产地，有朝鲜参（高丽参）和新开河参（东北参）等区别，还有野生的野山参、人工种植的园参，目前市面上销售的基本都是园参。

人参属五加科，与西洋参、三七、刺五加、竹节参等同属一科，作用相近。而一些带"参"字的中药其药性与人参功效相差较大，不属于人参。如党参，属桔梗科，以前常作为人参的仿冒品，其实作用并不大，但临床上对于气虚兼血瘀的出血，我常用党参；北沙参的学名是"珊瑚菜"，是伞形科植物，有补阴的作用，补气作用不强；太子参的学名为"孩儿参"，是石竹科植物。上述药材虽有一定的补益作用，但并不能代替人参。

人参可以直接泡茶喝，且作为饮片口含、煎汤、隔水炖、打成粉冲服等均可。一般保健用的话每天3～5克即可，有较重疾病的人每天可以用到5～15克。

02
黄芪：补气的"实力派"，都有哪些用处

如果说人参是补气的"偶像明星"，那么黄芪则是补气的民间"实力派"。一斤黄芪的价格可能仅相当于两三克好人参，然而黄芪的补气作用却丝毫不比人参差，甚至在许多方面是人参无法企及的。

在讲黄芪之前，我先来介绍一位民国时期使用黄芪的高手，即人称"陆黄芪"的陆仲安。中医界有个习惯，如果某位医家特别喜欢或擅长使用某种中药，就常以这种中药称呼他。比如明代医家张景岳喜欢用熟地黄，人称"张熟地"；北京四大名医之一的孔伯华喜欢用石膏，人称"孔石膏"。这位民国的上海名医陆仲安特别喜欢用黄芪，而且用的量特别大，每剂药黄芪用量高达一百克至一百六十克，有时甚至用到二百五十克。要知道，教材上说的用量通常也就十几克到二十几克。因此，他赢得了"陆黄芪"的美名。

民国时期大学问家胡适有浮肿、小便里有蛋白的症状，西医诊断是肾炎。胡适喝过许多西洋墨水，相信科学，从心眼里瞧不起中医。但是，尽管西医对病理、病因说得头头是道，可治疗起来却没有让他的病有一丁点儿好转。没办法，有人就向他推荐了陆仲安大夫。陆大夫开了补气的黄芪、党参等给胡适。胡适用了一段时间后，病果然好了。这个医案是胡适早年在文章中亲自承认的，但他晚年却否认了，一生主张实事求是的胡适，因为对中医的偏见，违心地说了谎。

胡适的话虽然有待历史学家去考证，但黄芪是否真的有治疗浮肿、消除肾炎所致尿中的蛋白的作用，却是中医临床必须回答的问题。据我亲身的临床经验，黄芪确实有消除浮肿和尿中蛋白的作用，但必须大量使用，我本人用黄芪的量常常在一百克左右，用量低于六十克则效果较差。下面我来详细说说黄芪究竟有什么作用。

什么体质适合用黄芪：气虚湿阻的黄胖之人

《中华人民共和国药典》规定，药用黄芪使用的是豆科植物蒙古黄芪的根。鲁迅先生曾说："我好像一只牛，吃的是草，挤出的是牛奶、血。"其实，在大草原上，牛羊吃的是豆科植物。这些豆科植物本身有非常丰富的蛋白质或促使蛋白质合成的成分，黄芪的补气作用很可能就是通过促使体内重要蛋白质合成这一原理实现的。

黄芪的适用对象通常是虚而黄胖的人，这是我使用黄芪的基本标准。这类人往往肌肉松软，摸摸他的肚子或肌肉，可以发现是软的，像棉花似的。到了中老年，如果缺少运动，他们常常面色黄暗，身体虚胖，稍微一动就出汗，风一吹，就伤风鼻塞。这说明这类人肌肉的蛋白合成能力较差。另外，身体里的免疫球蛋白也是一种蛋白质，如果水平低了，就容易伤风感冒。

黄芪有什么作用

❶ 黄芪的第一个作用：补气固表

中医认为，身体的肌表有一种气，叫"卫气"，它的第一个作用是保卫身体、抵御邪气。如果一个人的卫气虚了，那么，邪气就容易通过肌表伤害人体，人就容易感冒、伤风、发热等。卫气的第二个作用是调节汗孔，如果卫气虚了，人就容易出汗。卫气的第三个作用是温肌表，如果卫气虚了，人便容易怕冷，其实这种怕冷是怕风吹。判断是否卫气虚有一个简单的办法，即看这个人的汗毛是否细而稀疏，不太有光泽，再加上我前面讲的，肌肉比较松软，稍动汗出，就能够比较准确地判断了。

如果一个人经常感冒，那么平时可以吃些黄芪，以起到提高抵抗力的作用。尤其是很多孩子反复呼吸道感染，如果体质符合我前文讲的那几点，也可以用黄芪。

有个中成药叫玉屏风散，现在有冲剂或丸药，可以直接从药店购买。现代研究发现，黄芪有增强免疫球蛋白水平的功效，可以提高一个人的抵抗力。

❷ 黄芪的第二个作用：补气利水

中医认为，气有推动体内津液流动的作用，如果气不足，津液就会停留在体内，出现浮肿。黄芪多用于治疗慢性肾炎、肝硬化、肝癌等引起的浮肿。

慢性肾功能不全患者，发展到后期就会患尿毒症。面对这种情况，西医除了血液透析和换肾之外，没有很好的办法，但这二者都会给患者的经济和身体带来巨大压力。我在治疗这类慢性肾炎、肾功能不全时，常常用黄芪配一些利湿的药物，如茯苓、白术、泽泻等，患者服用一两个月后，往往肾功能会有增强，反映肾功能水平的肌酐和尿素氮会下降，也就可以避免血液透析或换肾。

❸ 黄芪的第三个作用：补气托毒

什么是"托毒"呢？我先讲一下发炎的过程。通常情况下，如果人的皮肤或肌肉出现了炎症，化脓后，挤掉脓液，肌肤会慢慢长好、收口，这就是人体的自我修复和愈合能力。可是，有些人的身体被细菌感染后，会迟迟不化脓或者化脓后很久不收口，成为一个慢性炎症的疮面。这种情况下，中医认为主要原因是人的气血虚损，需要补气才能把这个毒邪托出来，故称之为"补气托毒"。

黄芪对这种发了炎迟迟不化脓或破了后久不收口的情况，都有很好的疗效。我曾治疗过一位腹股沟淋巴化脓溃破后两年都不愈合的患者，他身上流出的都是稀的脓液，之前使用抗生素消炎也没有效果。其实这时已不是细菌的问题，而是疮面再生修复的问题。我就给他用黄芪，加上当归、金银花等，再外用药物，此后逐渐收口。

化脓不收口这种情况并不多见，实际上，临床上很多慢性炎症性疾病或溃疡、肿瘤等久治不愈的原因之一，就是修复机能出了问题。如慢性胃炎、肝炎、肾炎、妇科炎症、关节炎等患者，都有炎症修复问题。从这个原理出发，黄芪可以广泛治疗这一类疾病。

经常有人说，学中医需要那么一点儿悟性，指的就是这种触类旁通的运用。

❹ 黄芪的第四个作用：补气升提

中医认为，人体的气包括消化后获得的营养物质，称为"水谷精微之气"，还有吸入的自然界的气，以及人的原始动力，也就是"原气"。

通过消化后获得的气必须通过脾胃运输到上部的心、肺、脑，然后营养全身，称为"升清"。如果一个人的气虚弱了，不能将气输送到上部，一方面，心、肺、脑得不到气的滋养，就会出现头晕、头痛、胸闷、低血压等；另一方面，全身的肌肉得不到滋养，会出现肌无力或者肌肉萎缩等问题，如果内脏肌肉无力，就会导致内脏下垂，如胃下垂、肾下垂、子宫脱垂等。黄芪可以治疗低血压引起的头晕、头痛、乏力，重症肌无力、肌萎缩、内脏下垂等病症。

❺ 黄芪的第五个作用：补气通脉

身体内的血液不会自行流动，需要有动力来推动它，而推动血液流动循环的便是气，中医术语是"气能行血"。如果一个人的气不足，血液流动就慢，甚至会出现血瘀。现代医学发现，不仅高脂血症或动脉硬化可以诱发脑血栓，低血压同样可以导致脑血栓。

清代名医王清任发明了一张治疗中风后遗症、半身不遂的方子，叫"补阳还五汤"。这个方子主要针对气虚引起的脑血栓、中风。很多人想：我的血管堵了，就应该用活血化瘀通血脉的药，但是这张方子里剂量最大的不是活血药，而是补气药黄芪，用量是一百多克，而其他的活血药才三克到五克。

根据这个原理，我在临床上用黄芪治疗高血压病。高血压病按中医分类，有阴虚阳亢和气虚湿阻等，而黄芪较适合气虚湿阻类。前文讲了，黄芪有升提的作用，可以治疗低血压，那为什么此时又可以治疗高血压呢？如果血压高是因为前面的路堵了，那么就得一方面疏通血脉，另一方面加强气的推动，才可以克服阻力，这样才可以从根本上降低血压。临床上我用大剂量的黄芪配合利湿和化瘀通络的中药治疗高血压病，效果非常好。

一些气血虚所致的关节炎，同样是因为气虚不能行血，血脉不通引起关节疼痛。比如类风湿关节炎，如果患者虚弱，面色偏苍白、血压偏低、怕冷等，我治疗时用的主要药物不是抗风湿药，而是大量黄芪，效果很好。

黄芪怎么用

黄芪治疗的病种非常广泛，远大于人参，其核心是补气。

气虚的人可以把黄芪当茶喝，每天二十克至五十克。黄芪味道甘甜，气清香，口感很好。气味清香浓郁、甘甜的黄芪方是上品。

水煮黄芪后，可以用剩下的汤液煮粥，非常适合老人和孩子。如果怕上火，可以配合少量升麻。

感谢我们的祖先积累了宝贵的经验，能让我们对一种再寻常不过的草根有这样丰富的认识。

03

地黄与枸杞：长寿冠军最爱它们的原因何在

在讲具体药物之前，先介绍一位我十分敬仰的唐朝名医。他绝对是中医界的传奇，他的学识与思想境界无一不是不朽的丰碑，他除了以精通中医学著称于世外，还精通儒学、佛学和道家思想，他的精通不只在口上、纸上，还体现于他的行为中，中医界能胜过他的人可谓寥若晨星，这位名医便是孙思邈。

"药王"孙思邈长寿的原因

有关孙思邈对中医学发展的贡献我就不展开介绍了，在这里我要说的是他的抗衰老实验。孙思邈活了一百四十一岁，按照南方人说虚岁的习惯，是一百四十二岁。他可能是中国乃至世界上最长寿的人，寿命差不多是一般人的两倍。传说中的长寿老人大多无据可考，而孙思邈活了一百四十二岁是经过严密考证的。大家如有兴趣，可以找南京中医药大学的国医大师干祖望写的《孙思邈评传》看一下。干祖望可以说是中医学方面的"活字典"，在这本书里他引经据典，考证严谨，我认真读过此书，认为他写得合理可信。顺便说一下，干老也活了一百零四岁。

可能有人要说，孙思邈可能是遗传素质比较好，所以长寿。遗传因素当然是使人长寿的一个非常重要的因素，有些人确实天生各方面的机能都比较好，不容易生病，活得比较久，但孙思邈长寿主要不是遗传的原因，而是他自己修行保养的结果。

孙思邈从小体弱多病，家里为了给他看病，几年下来，几乎倾家荡产。这一方面说明孙思邈的病比较顽固，病情比较重，另一方面也说明他们家不是富裕之家。就是这样一个体弱多病的人，在没有现代科学技术的情况下，完全依靠自己的修行和中医的养生方法，活到了别人无法企及的年纪。他不但活得久，而且活得有质量、有价值，八十多岁时容颜如青年，才开始写不朽名著《千金要方》，其中的《养性》一篇可以说是他养生经验的总结。

孙思邈用自己的亲身经历告诉了世人什么才是养生，研究他的养生方法，无疑具有重大意义。

孙思邈能够长寿当然是各个方面共同作用的结果，可以说，他一生都在拿自己做一个抗衰老实验。他提出，一个人如果德行不备，那么吃什么补品也没有用。这里说的"德行"与我们理解的不太一样，指的是养生之道，这个内容我在第三章"养生之本：养心"中中谈到过。但他并不否认保健品的作用——当时不叫保健品，叫"服食"或"服饵"。孙思邈认为，一个人过了四十岁，必须每天服食，要根据自己的体质每天吃一定的保健品。那么，他每天究竟吃些什么呢？这在他的书中有明确记载，主要是地黄、枸杞、天门冬、黄精、黑芝麻、柏子仁、茯苓等，基本都是以补阴为主。

本节我重点介绍一下其中最具代表性的地黄与枸杞。

地黄的产地与加工炮制

地黄是各地很常见的植物，中药用其块根。道地药材以河南的怀地黄为佳，现在河南焦作下辖的武陟、沁阳、温县等地在明代时属怀庆府，所以那里产的地黄被称为"怀地黄"。怀地黄喜欢生长在肥沃的沙质土壤中，所含的有效成分比其他地方出产的地黄高，炮制以后油性大。

地黄分为鲜地黄、干地黄、熟地黄，前二者为生地黄。以前药店都有鲜地黄，但现在都不备了，现在说的生地或生地黄都是干地黄。古时干地黄是在火炕上烘干的；熟地黄则是用黄酒或水浸后，在锅上蒸后再晒干。古时有九蒸九晒之说，蒸一昼夜后晒干，并将蒸后的汤液吸干，再蒸，再晒……反复九次。为什么要这么做呢？因为地黄偏寒、黏腻，肠胃不好的人吃了要腹泻的，但经过反复蒸晒以后，其性味变成微温，多糖被分解成单糖，人体就容易吸收。

地黄的性味与作用

我曾经在北京的郊区挖过野生的地黄，其根系十分长。古时称地黄为"地精"或"地髓"，由于它可以吸收土中的精华，所以不宜在同一块地上连年栽培，因为土中的营养已被吸收走了。这个吸收了土中精髓的植物的根，就可以用来补人肾中的精髓。地黄的有效成分恰是合成体内激素的重要原料之一，在几万种植物中，中医独独重视地黄，绝不是偶然的。

生地黄性寒，味甘，稍微带点儿苦；熟地黄性微温。生地黄有养阴、凉血、止血的作用，古代最早主要将其用于治疗血热出血和血热瘀血凝结。很多传染性疾病或炎症性疾病都会出现发热后出血症状，所以不管是否出血，舌头红或嘴唇红便是使用生地黄的重要指标。地黄熬成膏后，外用可治疗外伤出血、瘀血。

我在讲阴阳的时候谈到过，血热是阳气太旺，而阳气太旺便容易耗伤人体的阴血，阴血就像水和油，如果火太旺，水和油就容易被消耗掉。在使用地黄的过程中，医生们发现，地黄的主要作用并不是扑火，而是补充被火消耗掉的水和油，中医术语是"补充阴液"。

除了传染病和发热性疾病，一些阴虚血热体质之人和很多慢性病患者同样存在阴液耗伤的情况，如慢性消耗性疾病、情绪过激、房事过度、长期操劳等，都可用到地黄。这个时候，熟地黄的使用频率更高，因为熟地黄有补肾阴、填精血的作用。

我在前文"中医之肾：为何被称为人的根"一节和后文"房事养生"一章中，都讲到了肾中阴精是全身元气的生发地，肾精对人体的生长、发育、生殖和衰老，具有决定性作用。一个人的肾精充足，元气就足，也就不容易得病，易长寿。

《神农本草经》中说熟地黄"填骨髓，长肌肉"。所以历来助长寿的补肾保健品中，主要的药物不是壮阳药，而是补肾填精药，是"加油"，而不是"煽风点火"，火越大越易早亡。这些补肾名方中的一个主角，便是地黄。

地黄怎么用

《千金要方》中记载，吃地黄有两种方法，一种是把鲜地黄榨汁，然后熬成一半的量，加入蜂蜜和枣泥，捏成丸，每次20克，每日三次。这个量有点儿大，比较适合阴虚之人，也就是有舌红、消瘦、便干等症状的人。另一种方法是把地黄加酒浸后，蒸一宿，再晒干，再蒸，再晒，反复多次，或同时加入甘草、巴戟天，捣碎后加蜜，做成丸药。

其实，地黄还有一种吃法，就是把地黄汁加入米里煮粥，这个方法适合长期食用。

前面提到地黄比较适合阴血虚之人食用，那么不是阴血虚的人能不能吃？肠胃虚的人能不能吃？可以的。肠胃虚的人，可以加人参；湿重的人，可以加砂仁，茯苓；有寒象的人，可以加干姜，但这类人一般每天吃 15 克左右的熟地黄即可。针对阴虚的人，我通常用 30～50 克熟地黄，治疗较重的疾病如关节病等，我通常用 60～90 克熟地黄。我称地黄为天然的激素补充剂，这也是我治疗许多自身免疫病的一个小秘方。

久盛不衰的枸杞红

在中国，几乎无人不知枸杞，办公室里也经常会看见一些人的茶杯里泡着几粒红色的枸杞。其实，枸杞不是今天才走红的，可以说它红了几千年了。枸杞历来是作为抗衰老药物使用的，无数古代养生专家、医林寿星，乃至普罗大众都爱食用枸杞。葛洪、陶弘景都爱食枸杞，孙思邈在《千金要方》中还记载了用枸杞的根制酒，具体做法可以在其《卷第二十七养性·服食法第六》中查阅。

枸杞确实是一味滋补肝肾、药食两用的良品。我家有位亲戚，结婚后两年未孕，女方并无问题，我看男方有些瘦弱，就建议他每晚抓一小把生枸杞嚼着吃，过了两个月，女方就怀孕了。可能有人会说这是巧合，其实不是，枸杞已经被证实有促精子生成和增加精子活力的作用。古谚说"离家千里，勿食枸杞"。这句话说得比较含蓄，为什么离家千里就不能吃枸杞呢？因为怕的是枸杞增加性欲的作用——这其实是为枸杞作的一句广告词。

实际上，枸杞并不是壮阳药。有关枸杞是性微寒还是性微热，一直有争论，现在教材干脆写成平性，也就是不寒不热。从这一现象也可以看出，枸杞不是大寒大热之药，更不可能是使人兴奋的壮阳药。

其实，枸杞与熟地黄一样，属于增加阴液的药，阴生则阳长，油足了，火自然就旺了，兴阳事只是间接作用。但枸杞与地黄有不一样的地方——它虽然补阴，但是性味没有地黄那么凉，没有凉血、止血的作用，一般也不会有导致大便稀烂的副作用，它是一味平补的药。

中医讲"肝开窍于目"，若肝阴血充足，则眼睛好；若肝阴血不足，则眼睛会得各类疾病。很多人认为枸杞对眼睛有好处，因此许多近视的学生都吃枸杞，这实在是误解了枸杞的功效。其实枸杞并不会对视力有立竿见影的改善作用，而是通过滋补肝肾、延缓老化，进而达到延缓眼睛老化的作用。众所周知，人老了会有头昏眼花（比如玻璃体混浊、眼底老化、白内障等）、腰酸背痛、性功能下降等症状。枸杞的作用是温和而缓慢的，一般是通过口服丸药，3个月以上才可见效。我读研究生时，我的同学做过关于枸杞子延缓免疫系统老化的作用的实验，证实了枸杞有增强老年人免疫功能的作用，可见枸杞是作用于全身多系统的。

古时食枸杞以酿酒或入丸药居多，普通人每天以 10～20 克为宜。

可以说，枸杞是一味男女老少咸宜的温和的抗衰老药物。

04

阿胶与燕窝：真的能补血养颜吗

爱美之心，人皆有之，只要与美化容颜有关的产品，总能吸引不少女性尝试。

不知从什么时候开始，许多中药也加入了美容养颜的行列，阿胶与燕窝便是其中的常客，借助着传统的招牌和中医文化的影响力，许多人对中药保养品的效果深信不疑。那么事实果真如此吗？本节我就来讲一讲阿胶和燕窝的前世今生。

阿胶滋补，但要给适合的人用

每年到了冬令滋补之时，阿胶都是最红的补品，很多中医会开出含阿胶的滋补膏方，医生、药店、阿胶生产商、患者皆大欢喜。有的中医门诊一个月之内开出的含中药阿胶的滋补膏方有几百张之多，单阿胶一项的销售额便可达上百万元之多。人们似乎不吃点儿滋补的阿胶，就对不起自己的身体。

曾有一位体形肥胖的私营企业主找我看病，自述有腹泻、腹痛的症状。我一看他的舌头满布白厚的苔，明显是痰湿阻于肠胃，就问他最近吃了什么。他说最近去省城找一位名医开了一剂价格上万元的滋补膏方，吃了以后就这样了。我说："按你这身体，打扫体内垃圾还来不及呢，怎么还给它'涂脂抹粉'呢？"然后让他把那上万元的滋补膏方扔了，另外开了一些化湿健脾的中药。之后，他的腹泻、腹痛的症状慢慢就消失了。

像这样的病例，我每年都要遇到好多，可见误用阿胶的情况并不罕见。那么，阿胶究竟适合什么样的人呢？

阿胶并非一开始即为名贵补品。据说，汉朝有一僧人姓傅，见"朱门酒肉臭，路有冻死骨"，就将有钱人家丢弃的猪皮、牛皮、马皮、驴皮等煮烂，以接济饥饿的穷人。有一天一时疏忽，把这些皮熬过头了，成了干的胶状，但他不舍得丢弃，将这些胶烊化后，仍给那些饥饿的贫病之人服用。结果，那些人说这个胶状的东西比那肉皮还好吸收，不少人吃了以后恢复了体力，身体也健康多了。所以阿胶又有"傅致（制）胶"的说法。这个曾经给饥饿的穷人、乞丐服用的食物，现在居然是富人的滋补品，历史的轮回太过好笑。

不过，这个故事倒是很好地说明了阿胶的适用人群——虚劳羸瘦。"劳"就是长年体力劳作，如果这样的人不摄入肉类等蛋白质，很容易成为营养不良的虚弱者，古时这样的病即称"虚劳"，这样人当然很瘦、很弱，即为"羸瘦"。这样的人还可能有血红蛋白、血小板等偏低的贫血问题，他们大多瘦而面色无华，疲劳无力，皮肤、嘴唇干而粗糙，严重的甚至皮肤干裂。

血小板低再加上缺乏营养，易导致黏膜破损，容易出血，如月经量多、崩漏、流产出血、大便出血、小便出血等。出血类疾病是阿胶的重要适应证。所以《神农本草经》中记载，阿胶主治"劳极"和"妇人出血"。因此，当你想要用阿胶来滋补身体时，最好先问一下自己是虚劳羸瘦，还是有出血类疾病，否则还是谨慎用药为妙。

从体质的角度来说，阿胶适用于气血虚体质或阴血虚体质。阴虚者需要配伍清热养阴的药，如黄连、白芍等。这类人的皮肤因缺少营养而缺乏光泽，补血、止血后自然可恢复光彩。将阿胶当作女士美容养颜的专用补品是一种误解，商家常借此炒作，实在是误人不浅——皮肤不好有多种原因，血虚仅仅是其中之一。

有一次我在学校讲课时讲到一则医案，案中的中医给一些消耗性疾病的患者用阿胶、地黄等药。学生问我："老师，为什么不让患者直接吃红烧肉？"这是个好问题。由于虚劳患者的消化能力往往偏弱，直接吃肉容易引起腹泻，反而使人更虚；而动物的皮经过长时间熬制，蛋白质已水解为各种氨基酸，人体更容易吸收。即便如此，少数肠胃弱的人服用阿胶，仍有可能腹泻。

阿胶本是以牛皮为主熬制的胶，兼有猪皮、驴皮、马皮等。曾有古籍称驴皮阿胶品质比较好。中华人民共和国成立后，《中华人民共和国药典》规定只有用驴皮熬制的才叫阿胶，用牛皮熬制的叫黄明胶。近来阿胶价格飞涨，其实，嫌阿胶贵的人完全可以自己制作。买几斤牛皮或猪皮，切成小块，浸泡洗净，反复煮至溶化，过滤后，加入适量黄酒、冰糖、豆油，慢火熬至膏稠，冷却，切块阴干就可以了。

说实话，制作阿胶没有很高的技术含量，任何人都可以自己在家做，有些人纯粹是炒作概念，务实的中医人都不应该如此。

燕窝昂贵，是否值得一啖

燕窝由于其资源的稀缺性，价格非常昂贵。清晨起来，喝一碗冰糖银耳炖燕窝，那丝状的白色物质配上顺滑的银耳，仿佛给人一种贵妇般尊贵优雅的感觉。

但如果你真的了解这种"神奇补品"，我想你再也不会有这样的向往之情。

燕窝，当然是燕子的窝，但它不是普通家燕的窝，而是在东南亚及我国南方沿海的金丝燕的窝，通常在海边的涯洞内能找到这种燕窝。这种金丝燕是拿什么材料来筑窝的呢？它用的是自己的唾液，燕窝就是唾液凝结后形成的白色丝状物。起初人们不了解，以为是燕子吃了小鱼或海螺，用其不消化的筋搭成的窝。金丝燕筑窝当然不是为了让人类食用的，也不是为了安家，而是为了产卵，当产下的卵变成小雏燕飞走后，这个窝就被闲置了。后来人们不等金丝燕的卵变成小燕子就掏走燕窝，导致金丝燕的数量急剧下降。于是人们想尽办法，比如在洞内搭建木板屋等，吸引金丝燕筑窝，现在市面上的燕窝基本都是这种产物。

一开始人们吃燕窝，完全是把它当成一种猎奇的食材。传统中医古籍中并没有将燕窝作为常用药材。说实话，我当了三十几年中医，没有开过一次燕窝，也没有建议过患者食用燕窝。

中国从明代才开始把燕窝作为一种食材从国外进口，直到清朝中叶才有医学典籍提到燕窝的药用价值。当时，燕窝被认为有治疗肺痨（肺结核）咳嗽导致的痰中带血的作用。清代名医张璐在《本经逢原》中载"今人以之调补虚劳咳吐红痰，每兼冰糖煮食往往获效。然惟病势初浅者为宜。"也就是说，燕窝是用在治疗很轻的咳嗽带血丝之症上。

在没有科学的检查手段的古代，这种轻度的，偶尔咳嗽带血丝的情况，是不是真的患了肺结核也难说。其实，仅凭燕窝含有的少量蛋白质和氨基酸，是根本不可能治愈肺结核的。说白了，这充其量也就是一种对肺结核的辅助治疗。

肺结核本是一种慢性消耗性疾病，任何有营养的食材都对患者有一定的帮助。从中医的角度来看，肺结核多数为肺阴虚，虽然燕窝被认为有一定的滋养肺阴的作用，但是其作用温和有限，效力不强。

当然，这样的食材，吃了也不大可能有什么副作用，谁都可以偶尔稍微吃点儿。但是，要想靠这样的食材美容，那是天方夜谭。

如果你问我，谁适合吃燕窝？谁都可以吃燕窝，因为那仅仅是一口唾液。

如果你问我，谁不适合吃燕窝？谁也不用吃燕窝，因为那仅仅是一口唾液。

05

蜂产品：哪些病痛可以用"甜蜜蜜"来解决

"采得百花成蜜后，为谁辛苦为谁甜？"小小的蜜蜂既为自己而忙，也为百花授粉结果服务，助花为乐。

人们常用"甜蜜蜜"来形容生活幸福美满，这一表达蕴含了一个重要的中医治疗思想，即甘味的药用意义。在人类发明蔗糖以前，蜂蜜是最重要的甜味剂和滋补食品，蜂蜜及蜂产品更是与中药有着最紧密的联系。蜂蜜很早以前就是很多药方的主药。此外，蜂王浆、蜂胶、蜂蜡等，也都是不可多得的好药。

蜂蜜中含有天然的抗菌、抗病毒的活性成分，可以放很多年不坏，是天然的防腐剂。古代中药的成药大都以蜂蜜作为辅料，将药丸制成蜜丸，因为蜂蜜既可以防腐，又可以黏合药材粉末，还可以解除药物的副作用和毒性，可谓一举多得。

蜂蜜：滋养身体的理想食物

❶ 蜂蜜补而养

一说到蜂蜜，都是与甜和糖联系在一起。蜜糖和甜蜜是我们经常听到的两个词，所以要了解蜂蜜的作用，可以先从甜味入手。中医认为甘甜的滋味有补的作用，即所谓"甘能补"。

蜂蜜补五脏的哪一脏呢？主要是脾胃。蜂蜜所含的主要是果糖和葡萄糖，而糖能为人类提供能量，相比淀粉或脂肪类食物，更容易吸收，有利于减轻消化系统的负担。蜂蜜还含有大量的维生素和活性物质，营养也很全面，确实是滋养身体的理想食物。

此外，蜂蜜中有天然的抗菌和消炎物质，又有促进身体修复的活性成分，所以蜂蜜有利于身体创面的愈合，既可内服，也可外用。内服适合胃溃疡、十二指肠溃疡、口腔溃疡患者，这类人往往饥饿时胃不舒服，有热辣不宁的感觉，中医术语是"嘈杂"；外用则可用于治疗烫伤、角膜溃疡、皮肤溃疡等，是一种天然的创口贴。

蜂蜜中含有多种抗炎成分和维生素，因而对多种慢性炎症性疾病也有很好的辅助治疗作用。慢性肝炎、高血压病、免疫性疾病患者及易疲劳人群等，都可以食用蜂蜜。

❷ 蜂蜜补而润

蜂蜜的补，还有一个特点是润，就是滋润和滋养，服用后可以使身体保持滋润，所以说它的补是以补阴为主。

服蜂蜜可以缓解大便干燥、皮肤干燥、咽喉干、干咳或咳嗽带血等问题。我们都知道蜂蜜有通便的作用，可治疗便秘。其实，导致便秘的原因有很多，津液亏损是常见原因之一，蜂蜜只适合治疗热积、阴虚或血亏等类型的便秘，对湿热或其他原因导致的便秘则效果不甚理想。好在它本身是食物，吃一点儿也无妨。

❸ 蜂蜜补而和

甘甜的味道还有一个作用就是和。这个"和"字有两个含义，一是缓和，二是中和。

缓和指甘甜的味道对身体感受到的刺激或身体疼痛、痉挛的症状有缓解作用。我们吃到酸的、苦的、辣的或其他让人不舒服的怪味时，都会想吃一些甜食，而不会想吃别的味道的食物，这是因为甜的东西可以使大脑释放一些物质，这类物质可以让人产生愉悦感，从而减轻身体的不适。所以胃痛、腹痛、外伤的创面痛等疼痛，都可以用蜂蜜来缓解。蜂蜜的止痛效果是通过缓和来实现的，并不是直接镇痛。

中和就是指蜂蜜能中和其他药物的毒性和副作用，这也是许多中药都用蜂蜜来黏合的重要原因。蜂蜜能解各种药物中毒、食物中毒等，这是因为身体的重要解毒器官是肝脏，而蜂蜜除了含有很多天然的解毒物质外，还有很多保肝、护肝的成分。

所以蜂蜜的补，是补而养，补而润，补而和。《神农本草经》记载蜂蜜有补中、止痛和解毒的作用。《本草纲目》则又说明蜂蜜还有清热和润燥两项功能。

❹ 根据体质选择蜂蜜的种类

我们要根据自己的体质挑选合适的蜂蜜种类。如果气血虚或脾胃偏寒，可以选枣花蜜、龙眼蜜、荔枝蜜、桂花蜜等；阴虚血热的人，可以选槐花蜜；身体偏寒湿的人，可以选椴树蜜、荆条蜜、油菜花蜜等；有肝病的人，可以选五味子蜜、紫云英蜜等。

蜂王浆：蜂王吃的"乳汁"

蜂王浆就是蜂乳。蜜蜂是一种非常有趣的动物，它们分工协作采蜜，有的蜂只管采蜜，是工蜂；有的蜂只负责生孩子，是蜂王；有的蜂只管交配，是雄蜂。蜂王浆就是工蜂分泌的一种白色乳状物质，是给蜂王吃的。蜜蜂虽然是昆虫，不是哺乳动物，但蜂王浆就类似于蜂王吃的"乳汁"。试想，蜂蜜已经是十分甜的高营养品了，那经过工蜂加工浓缩后的"乳汁"，不就是高浓度的蜂蜜吗？蜂王浆不仅是蜂蜜的精华版，还富含促使蜜蜂发育长大的各种激素。因此，一般人们为了保健而吃的蜂王浆的量是非常小的，要远远少于蜂蜜。

古代中医典籍中有关蜂乳的介绍不多。蜂王浆味酸、辛、甘，性平，酸入肝，辛、甘发散为阳，所以蜂王浆既可补肝阴，也可补肾阳。

现代科学研究发现，蜂王浆的重要作用首先是抗疲劳和增强体质。我曾亲身体验过，在运动比如爬山前吃一勺蜂王浆，后期疲劳感会明显减轻。蜂王浆抗疲劳的功效，并不局限于体力方面，还表现在健脑、提高精力方面。高考前一些考生家长向我咨询："考试前给孩子吃点儿什么可以让他的精力好一些？"我一般推荐的就是蜂王浆。如果孩子体质偏热，可加一些麦冬。注意，这个方法只适用于考试前临时用，不可久服。

蜂王浆的第二个重要作用是保肝和护肝，虽然蜂蜜也有类似作用，但蜂王浆的效果要强很多。慢性肝炎或肝病患者可以坚持食用一定量的蜂王浆，一般每天3～10克，视病情轻重而定，重病每天可服25～50克。

蜂王浆中既有雌激素，也有雄激素，所以对女性因性激素水平低所致月经不调如闭经，有一定的作用。但由于雌激素对乳腺有刺激作用，过量服用会导致有些女性出现乳腺增生，至于是否会诱发乳腺癌，虽有相关报道，但目前尚无定论，所以有妇科肿瘤的人若想服用蜂王浆，还是谨慎为宜。

蜂王浆含有糖皮质激素类物质。糖皮质激素类似中医说的肾中阳气和元气，是身体内最强的抗炎物质之一。所以蜂王浆有很好的抗炎作用，可用于一些炎症，如类风湿性关节炎等的治疗。抗炎是蜂产品的一个共同特点，但它们的侧重点不一样。

蜂胶：通而收的混合体

蜂胶是蜜蜂修补蜂巢的黏性材料，主要含有树脂、蜂蜡和其他芳香的挥发成分。虽然人类常常倾尽所有，精心装修自己的房子，但人类的房子未必强过蜂巢。蜂胶这种材料，既防水、防漏——蜡和树脂有很好的防水作用，树脂和其他芳香的化学成分又可使其具有透气性，另外，芳香的化学成分和其他强有力的抗菌消炎物质可使其保持洁净且能够防腐。

蜂胶中所含的芳香的树脂和其他芳香物质，当然能透，按中医的说法，香的物质都能走窜，有化瘀浊和通血脉的作用。因此，蜂胶可用于治疗血瘀类疾病。血瘀的情况广泛存在于动脉硬化、高血压病、冠心病、糖尿病及各类慢性炎症中。

中国古代不会直接用蜂胶入药，主要是使用蜂胶中的蜂蜡，又称"蜜蜡"（不要与琥珀的蜜蜡搞混）或"黄蜡"。与甘甜的蜂蜜不同，蜂蜡淡而无味，有收敛性。中医认为蜂蜡有生肌、收敛疮口的作用，又能抗炎止痛，所以对严重的疮面有应急使用以治标的作用。比如急性痢疾是肠道黏膜的炎症破损所致，白带特别严重是生殖道黏膜有炎性创面或外伤等所致，在这些情况下都可以使用蜂蜡。

综合起来，蜂胶既有通血脉的作用，又有收敛疮口、消炎的作用。

通常说来，糖度越高，越容易坏，然而蜂蜜虽然很甜，却是天然食物中防腐作用最好的——这世上总有惊喜，总有例外。

06

鹿茸：什么是"峻补真阳"

在我国传统喜庆主题的画作里，总有寿星的形象，而寿星的身旁常有梅花鹿和仙鹤相伴。人们总是喜欢用蝙蝠、梅花鹿和寿桃来比喻福、禄、寿三星高照，可见，鹿是一种吉祥的动物。

温驯的鹿有一种奇特的生理现象：雄鹿每年都能长出一对鹿角，这对角是骨质结构的，刚长出时有天鹅绒般的鹿茸外皮，脱落后能再生长，是生长最快的活组织之一。在哺乳动物中，鹿是唯一能再生身体零部件的动物，为什么这么讲呢？我们的皮肤、耳朵、眼睛、骨头等组织，虽然每天都有新生细胞来修复，但却不会再长出一个新的器官，比如重新长出一只眼睛、一只耳朵、一整块骨头……但是雄鹿每年都能从头顶生出一对骨质的角——要了解鹿茸和鹿角的药理作用，必须从这里解开谜团。

为什么说鹿茸、鹿角可以促使骨髓和骨骼生长

中国古代有一个词叫"格物致知"，即通过研究事物外部的特点，可以推断出其内在的原理。比如温度低了，液体的东西容易凝结成固体，古人就把这一现象总结为"寒能凝"；在病理方面，看到患者身体瘀滞青紫、怕冷，就会诊断为热量缺乏的阳气不足，然后为其

选用温热的药来温通血脉。这就是将外在的表象上升为理论的总结，而不是基于内在的分子机理研究。这种由一种表象而上升总结的理论，被称为"形而上"，这与我们以往所学的哲学中的形而上学并不是同一个意思。研究寒冷时分子如何变化运动，往细的、更低的层次进行研究，则是"形而下"的方法。中医的很多理论是用形而上的方法得出的，而西医则是采用形而下的方法——这两种方法各有优缺点。

再回到刚才讲的鹿角的生长问题。雄鹿先长出鹿茸，然后鹿茸慢慢长大、骨化、茸毛脱落，直至最后变成骨头，就成为鹿角了。按照格物致知的思路来想一下，人吃了这样的东西，会起到什么作用呢？对，就是促进骨髓和骨骼生长。

那么，鹿茸和鹿角哪一个促进骨髓和骨骼生长的作用更强呢？当然是鹿茸，因为鹿茸还有不断生长发育成骨骼的潜力，而鹿角已经是成熟的骨骼了。就像一棵幼苗能不断长大，而一棵老树的再生能力就比幼苗差了许多。

在讲肾的内容时，我提到了"肾藏精，精生髓"，这个精、髓就包括骨髓、脑髓等，所以传统中医认为鹿茸有壮肾阳、补精血的作用。在讲胎盘的内容时，我也讲过胎盘有促生长的作用，但胎盘是对全身各系统均有作用，性味温和，热性不大；而鹿茸则主要作用于骨髓和生殖系统，热性大，具有明显的壮阳作用。

鹿茸可以治疗什么病

❶ 骨科疾病：骨质疏松、股骨头坏死等
所谓"伤筋动骨一百天"，指的是健康人骨折后，一般得用三个

月的时间，骨头才能完全长好，若是年纪轻一点儿的，可能会更快一些。有的人骨折后愈合得很慢，主要是因为骨的再生能力差。一些老年人或体质差的人经常感到腰酸背痛、腿脚无力、膝软，这有可能是早期骨质疏松、胸椎或腰椎压缩性骨折的表现，只要做个 X 光片就可以确诊。此外，一些人的股骨头坏死也是骨折后再生修复能力障碍所致。这些疾病目前都没有很好的药物可以治疗，但鹿茸和鹿角都有一定的促使骨密度增加，以及促进骨折后再生修复的作用，可以作为辅助治疗的手段。

鹿茸唯一的缺点就是有使人上火的副作用，可致牙龈红肿、出血等。阳虚体质之人服用，副作用轻一些；如果是偏热或阴虚体质之人服用，必须配伍生地、黄柏、知母等凉药。

❷ 造血障碍疾病：再生障碍性贫血、白血病等

人们一听到白血病，往往觉得很可怕，但有相当多的白血病其实是可以治愈的。我曾经用纯中药治疗过一些白血病患者，有几例完全康复，所用的主要药物便是鹿茸，当然也加了一些其他药物。这种疗效与鹿茸有增强骨髓的造血功能有关。

骨髓最重要的功能就是造血，是产生红细胞、白细胞、血小板的地方。红细胞的主要作用是输送氧气，白细胞是人体抵抗有害微生物的战士，血小板的主要功能是止血。如果一个人的骨髓造血机能出现问题，红细胞减少，就会导致贫血、缺氧，人会疲劳乏力、头晕、胸闷、心慌；如果白细胞减少，则易受感染，特别是感染后会出现高热、炎症等症状且不容易治愈，使用一般抗生素效果差；如果血小板减少，就容易出现凝血功能障碍，比如易出血。再生障碍性贫血和白血病均可出现上述症状。

还有一些人虽然还没有到患这类疾病的程度，但造血机能偏差，

血液中各类细胞数偏少，也会出现类似症状。这些人都可以服用鹿茸或鹿角。

❸ 性功能下降：阳痿、遗精、腰酸背痛等

雄鹿长鹿角的生物学意义主要是在与其他雄鹿争夺和雌鹿的交配权时，必须以鹿角作为角斗中的强大武器，鹿角越刚强有力，越能战胜对手，获得延续后代的机会就更多。鹿角细胞的再生是通过雄性激素等进行调控的，也就是说雄性激素越健全，鹿茸和鹿角长得越好，越能获得与雌鹿交配的机会。这实际上暗含了优胜劣汰的道理。

现代研究发现，鹿茸有激素样作用。古人认为，鹿睡眠时口会对着尾部，因此鹿茸和鹿角有通督脉的作用——督脉是沿着人体脊柱分布的一条经脉，主管人一身之阳气，当然，这可能是一种附会。所以食用鹿茸可以治疗因肾虚引起的阳痿、遗精、腰酸背痛等病症。

❹ 月经疾病：闭经、不孕、崩漏等

鹿茸既可以治疗月经量少或闭经，也可以治疗月经量大、经期延长、经血不止，甚至是严重的大出血，中医称之为"崩"，还有那种滴滴答答的少量且很长时间不干净的情况，中医称之为"漏"。

虽然这两种病，一个是月经量少或没有，一个是月经量大，但都可以用鹿茸来治疗，但也要求引起这两种病的病理机制必须是一样的，那就是肾阳虚。肾中精血不足，不能化生月经，当然会导致月经量少或闭经；同理，如果精髓不足，气血亏损，行经后又不能很好地修复子宫内膜，就容易持续出血，中医称之为"肾失封藏"。引起月经不来或月经量多的原因有很多，鹿茸只适用于肾阳不足型。我曾治疗过一些闭经的女孩，用其他草药都不见效，最后用鹿茸或鹿角胶治疗后，月经就来了。

现在会使用鹿茸治疗崩漏的人很少，因为鹿茸本身会引起出血，

这需要医生准确识证。

❺ 阴疽疮疡

身体内部的一些炎症和骨骼系统的慢性炎症，如骨髓炎、骨结核等，中医称之为"阴疽"。所谓"阴疽"，就是它不像一般的化脓性炎症那样红肿热痛，而是肿块表面不红肿，边界不那么明显，往往不易愈合。阴疽的产生，是由于人的气血亏损，不能排毒外出。

针对这类病症，也可以用鹿茸和黄芪、当归类药物补气血，再加上清热解毒的祛邪药，采取治本治标相结合的办法。

一些慢性溃疡疮面不易愈合的情况，如乳腺炎、乳腺增生，甚至乳腺癌所致阴疽疮疡，部分病例可以用鹿茸，但要请医生根据情况来判断用药。

什么样的人适合吃鹿茸

鹿茸适合精髓不足、督脉受损的人食用。这类人通常比较瘦弱，面色暗黑、没有光彩，严重的甚至面部皮肤上有灰黑斑，有口渴、头晕、眼冒黑花、耳鸣、耳聋、腰脊酸痛、下肢软弱无力（走路时如踩在棉花上）、食欲差、小便频数等症状。他们还非常怕冷，下肢好像冷到骨头里，如冰一样，但上身又烦热潮热，属于上热下寒。这都是典型的肾精不足的症状。

鹿茸怎么用

鹿茸是可以作为抗衰老药使用的，历代不少长寿的名医都有长期服用鹿茸的习惯，孙思邈的书中就有如何做鹿茸丸药的详细记载。

这是因为鹿茸有补肾填精、促使骨髓细胞再生的作用，可以改善衰老时人体细胞的再生能力下降的情况。但将鹿茸作为抗衰老药使用，一般宜小量，如体质偏热，宜用凉性的中药配伍，而且必须找专业的中医诊断、开药。

此外，服用鹿茸时宜节制房事，因为鹿茸有促进性欲的作用，不可为壮阳而服用，否则适得其反。

根据鹿茸的来源不同，可分为梅花鹿和马鹿的鹿茸，其中以梅花鹿的鹿茸为佳。注意，野生梅花鹿是国家保护动物，其鹿茸是不可以入药的。市面上可以买到的都是养殖的梅花鹿或马鹿的鹿茸、鹿角。

根据骨化程度不同，鹿茸又分为蜡片、半蜡片、粉片和血片等，其中以蜡片功效最强，价格也最昂贵。

鹿茸一般不入汤剂煎，通常取一至三克研末，冲服。如果作为保健用，可以从小剂量（如每天半克）开始，慢慢增加，防止上火。

07

冬虫夏草：真能补肾壮阳吗

    一般人认为，药当然是治病救人的。但有时候，有些药不见得就是治病救人的。比如有的人想长生不老，有的人想美容，有的人想丰胸……这些情况下，吃药并不是为了治病。医史专家郑金生提出了一个概念——时尚药，如同昨天穿喇叭裤、戴蛤蟆镜，今天穿紧身裤、烫卷发一样，某些药也仅是一种社会时尚。历代道士为了得道成仙所吃的仙丹也是时尚药，由于有帝王的背书，上千年来，无数人争先恐后地尝试各类"仙药"。

    在商人眼里，药与其他商品一样，只是赚钱的货物罢了。要让某种药物成为"网红"，必须满足几个条件：一是这种药的功能必须是很多人朝思暮想渴望拥有的，如长寿、年轻、美容养颜、增强性功能、增强免疫功能、预防癌症等。二是这种药物必须稀有。物以稀为贵，价格贵，吃起来显得有档次，可以炫富，吃不起的人也会渴望拥有。阳光、空气对健康无疑是最重要的，可是谁会去炒作它们呢？三是这种药物必须有一定的作用，也要有一定的科学根据，否则就显得不够"高大上"，不能让某些专家来充当说客。四是这种药物的作用不能太猛。太猛的药大多有明显的副作用，不可能长久使用。

    本节我要介绍的冬虫夏草就具备以上的这些特质，小虫啊小虫，你想不红也难，谁让你具备炒作的所有条件呢！在寒冷的西北高原上已死的小小虫儿，却成为风靡大江南北的滋补品"新贵"，成为无数商贾权贵追逐的软黄金，这实在是医药史上的奇观。

冬虫夏草究竟是什么

冬虫夏草，其实并不是冬天的虫，夏天的草。说白了，这其实就是一只生了病的虫。有一种叫蝙蝠蛾的蛾子，它在没有变成蛾子之前是只小虫，钻入地下吃草根。如果有人让你吃蛾子的幼虫，你肯定会吐，可偏偏大家都爱花大价钱吃这个虫子。

蝙蝠蛾幼虫在冬天被一种真菌感染后就死了，变僵硬了。被真菌感染后变僵硬的桑蚕，叫僵蚕。钻进蝙蝠蛾幼虫肚子里的真菌叫冬虫夏草菌，冬虫夏草菌吃了幼虫肚子里的营养，到了夏天幼虫的头部会长出一个小小的棍棒状东西，很像小草，当然它并不是草，学名是"子座"。这个子座就是一个垫子，是为真菌的后代准备的，真菌的后代学名是"孢子"。我们经常听到的灵芝也是真菌，灵芝的孢子是灵芝的主要药效组织，孢子发育而成的丝状菌丝就长在这个子座上。我们经常说"寄生虫"，这次轮到虫子被别人寄生了，寄生它的是真菌。所以，冬虫夏草其实就是真菌子座与僵死幼虫的复合体。

冬虫夏草的药用历史

历代中医是如何看待冬虫夏草的呢？首次将冬虫夏草记入本草著作的是清代一位来自浙江嘉兴海盐的名医，叫吴仪洛。他曾到过不少地方，把一些以前不曾记入本草著作的药物记入书中，这本书就是《本草从新》，成书于乾隆二十二年，即 1757 年。所以人们使用冬虫夏草的历史并不长，只有二百多年，再加上该物生长在西北高海拔地区，采收不易，所以实际流传并不广。《本草从新》记载，冬虫夏草能"保肺益肾，止血化痰，已劳嗽"，即可以治慢性肺病的咳嗽、咳血等症状，有补肺和补肾的作用。

清代另一本记载文人轶事的《文房肆考》说，嘉兴桐乡一个姓孔的人得了一种病，怕风、出大汗，在很热的大夏天，也要关紧门窗，不能见风。他请了很多医生，治了三年多都不见效，有医生认为这个病没救了。后来他的亲戚从四川来，送给他三斤冬虫夏草，他就每天放在各种菜里炖着吃，病竟然慢慢好了。后来，他用冬虫夏草给其他亲戚治疗肺病，也都有效，于是确信其有补肺的作用。

这个医案可以表明，第一，冬虫夏草治肺病确有疗效，而且是治肺的虚症，这个怕风、畏寒的患者应该是虚寒症，以此反推，冬虫夏草当是温补的药物；第二，论斤吃冬虫夏草才有效，说明冬虫夏草的作用不强，是一味温和的补品，副作用应当也不明显，因此对治疗慢性虚损性肺病有一定的辅助作用，如易伤风感冒、慢性支气管炎、哮喘、肺结核、肺癌等。

然而让冬虫夏草大出风头的，并不是它的补肺作用，而是它的补肾壮阳作用。冬虫夏草真正爆红也就二三十年的时间，20 世纪 90 年代以前，在西藏一根冬虫夏草的价格还不到一元钱。不知从什么时候起，冬虫夏草被赋予了补肾壮阳的功效，而且对冬虫夏草进行科学研究的报道也日渐多了起来。媒体纷纷报道它有增强免疫功能的作用，再加上冬虫夏草资源的稀缺和生长过程的奇特，使得其价格一下子涨得超过了黄金。

冬虫夏草的药效与原理

那么，冬虫夏草到底有没有这些功效呢？

我在前文讲过，由于真菌类食物与人的亲缘关系比较远，所以人服用以后对免疫器官有刺激作用，可以增强人的抵抗力。蘑菇、茯苓、灵芝、银耳等都有这种作用，冬虫夏草真菌自然也有刺激免疫器官、增强抵抗力的作用，这已经被现代的药理实验所证实。这样的作用，中医通常称之为"补气"，冬虫夏草偏于补肺气，疗效也是肯定的。

其实，问题并不在于它的功效，而在于它的价格是否匹配它的功效，它的作用是否比香菇或蘑菇的作用更强呢？未见得。

既然冬虫夏草是真菌与蝙蝠蛾幼虫的复合体，那么这个幼虫有什么作用呢？中医从汉代开始就以蛾子入药，主要用来治疗阳痿、遗精等。据现代科学研究分析，这类昆虫有一些动物性的性激素，一般入药的是雄蚕蛾，含雄性激素，对治疗雄激素问题导致的阳痿有一定作用。但是大家要知道，成人阳痿有百分之五十的原因是血管的问题，只有少数是雄激素的问题。冬虫夏草中的蛾幼虫确实有一定的雄激素样作用，也就是说对治疗这类阳痿有一定的效果，但这个效果并不比雄蚕蛾强。雄蚕蛾十分便宜，一斤才几十元，同样的效果，为什么要去花十几万呢？

另外，还有不少患慢性肾脏病、肾炎、肾功能衰竭的人以为冬虫夏草有补肾的作用，所以病急乱投医，忍痛去购买冬虫夏草，把它当作救命稻草。首先，西医的肾与中医的肾在概念上是不对等的，大家可以再看一下我在第二章"中医基础"中讲的关于肾的内容；其次，冬虫夏草主要是补气、增强免疫功能，从而降低患者患感冒或上呼吸道感染的可能性，对预防肾脏疾病的复发或加重有一定的效果，但其本身并不治疗肾病，不会对肾功能衰竭有明显的减缓作用，即使有效，也要每天吃 10～30 克，而这样的量每天的费用要三四千元，且作用有限。这实在不是明智的选择。

名医孙思邈说，为了用动物药而杀生的做法是不合理的，虽然冬虫夏草菌不是动物，但无休止的采挖已明显破坏了西北高原的生态环境。希望各位读者不要为这种时尚药推波助澜。

08

灵芝与石斛：葫芦里的"仙药"卖给谁

被当作"仙草"的灵芝，到底有没有神奇的功效

曾有位研究生做灵芝的课题，引用了《神农本草经》中的一段话，说灵芝"久服轻身，不老延年"，说明这个药有减肥和抗衰老作用——这实在是望文生义。读书一定要了解书的时代背景。《神农本草经》成书于汉代，不是由一人所著，其中有一些内容是道士写的。道士相信世上有神仙，以为仙人是永生的。据说这源于当时对海市蜃楼的误解——海市蜃楼里有影影绰绰的人影出没，人们以为这就是仙人。这也解释了为什么道教主要活跃在沿海一带。道士认为，要想成为得道的仙人，就必须吃让人成仙的药，即所谓"仙药"。《神农本草经》把一些有毒的矿物药列为使人长生不死的上品，就是这个原因。这本书中记载的大多数药物的药效是真实的，但其中也夹杂着相当多的道教内容。

唐代道教典籍《道藏》把石斛、雪莲、人参、首乌、茯苓、灵芝、珍珠、冬虫夏草、肉苁蓉列为九大仙草。灵芝也确实具备成为仙草的诸多条件：首先，它的外形如吉祥的云彩。道士修行的目标就是要成为踩着云彩、长着翅膀、伴着仙鹤飞翔的仙人。其次，它的色彩变化多端。《神农本草经》称为"六芝"，将呈赤、黑、青、白、黄、紫六色的灵芝列为上品。最后，其生长的地方往往是深山

老林，采摘很不容易。葛洪的《抱朴子》书中有"欲求芝草，入名山，必以三月九月"的记载，因为那是山中长出神药的月份。还必须择吉日良辰，带上道士的灵符，牵白犬，抱白鸡，包白盐一斗，放在大石上——这些是山神喜欢的，这样才能见到灵芝。受这些描述的影响，灵芝完全被神化了，它在民间就是包治百病的神药，特别是《白蛇传》为全民做了一次灵芝即为仙草的普及宣传。

这么个"神药"，中医临床却并不买账。历史上常用的方药著作中，含灵芝的方子极少；中药学教材收录的最常用的中药有四百多种，并没有收录灵芝；方剂学教材中也并无含灵芝的方子。明朝李时珍的《本草纲目》中，有关灵芝的内容除了引用《神农本草经》中的内容，谈到它的作用只说了五个字，即"疗虚劳，治痔"。

灵芝的功效得到广泛认同，是因为中华人民共和国成立后的科学研究验证了其有抗癌和提高免疫力的功能。我在前文反复谈到，很多低等生物的真菌都有提高人体免疫功能的作用，在这方面，灵芝与香菇、蘑菇等并没有太显著的区别。这种刺激免疫功能的作用，除了对治疗肿瘤有一定的辅助作用外，还可以用于预防感冒、慢性支气管炎等呼吸道炎症。但灵芝的疗效不高，绝不是治疗癌症的特效药，更不是什么包治百病的"仙草"。由于有些癌症的治疗没有很有效的方法，肿瘤患者往往愿意尝试各种药物，又因为灵芝有着"仙草"的光环，所以很多人都抱着希望去服用灵芝。

实事求是地讲，灵芝除了补气和提高免疫功能以外，还有一定的安神作用，可以辅助治疗失眠。然而这种作用也是比较温和缓慢的，并没有很强的作用。

从中医的性味理论来看，灵芝味甘性平，它不是很甜，也没有太强的寒性或热性，我亲尝后还觉得有些苦味——按照中医的理论，苦能燥湿（苦味太重则会伤脾胃）。有些书上说吃灵芝能改善食欲，有健脾胃的作用，但这是针对痰湿体质而言的，对其他体质不见得有明显的补脾胃作用。

由于人工栽培灵芝比较容易，因此灵芝的价格也不贵，作用虽然不强，但副作用也不大，如果症状合适，适当用一些也无伤大雅。但要注意的是，一些重病患者千万不可过于迷信这类药物而延误病情。

被包装成"神仙补药"的石斛，适合什么样的人用

石斛的"斛"字，左半边是"角"，右半边是"斗"，这个字很生僻，读作 hú 。"石斛"这个名字早在汉代就有了，晋唐时期还有了"枫斗"的别称。那么，"石斛""枫斗"是什么意思呢？斛是古代一种装粮食的容器，一斛相当于十斗，十斛为一石。实际上，各个朝代、各个地区之间，这种量器的单位换算也很不一致。比如唐代以前，一斛与一石相同；而在江浙地区，一段时期内一斛则与一斗相近。把石斛叫成枫斗，可能是因为"斛"字太难认，而"斛"与"斗"字形相近，劳动人民读字读半边，干脆就读成了"斗"；古代期望粮食丰收，常在斗器上写上"丰"字，可为何不写丰收的"丰"，而写成枫叶的"枫"呢？或许只是误写而致俗成罢了。然而，一般干品才被称为枫斗，鲜品则不称为枫斗。

石斛入药的部位主要是茎，因各类石斛的产地和品质不同，而又有许多名称，如西枫斗、铁皮石斛、霍山石斛等。上品石斛外观枝条饱满，口尝甜而微苦，黏液质多。石斛的有效成分主要是黏液质、多糖及少量的生物碱。若石斛的甜度和黏度大、渣少，则说明其有效成分多，品质较好；若苦性大则清热作用强，补的作用弱。

石斛主要生长在深山湿润的树皮上或山谷岩石上，它的根能从

空气中或附着物上直接吸收水分和营养，这种根被称为"气生根"。由于石斛含有黏液质等成分，吸收水分后有很强的保水、蓄水功能。很多生长在干旱沙漠中的植物，如肉苁蓉、仙人掌、芦荟等，也都含有这种保水和蓄水的有效成分。

人吃了这类药物，有助于水留在体内，中医称之为"养阴生津"。一些大便干或便秘的人服用这类药物后，可以使大便变软，起到通便的作用。因此，石斛适用于身体水液丢失多之人，即中医称之为"燥病"或"阴虚"的患者，主要适用于肺胃阴虚之人——阴虚血热体质之人均适合吃石斛。

判断一个人是否适合吃石斛，最重要的一个原则是看舌苔——舌苔少、舌苔干或无舌苔，且舌质偏红的人才可放心服用石斛。这类人往往偏瘦，肌肤、眼睛、口鼻、咽喉干燥，食欲差。一些发热时间较长或低热、消耗性疾病患者，往往存在体液损失的情况，也比较适合服用石斛。我曾治疗过一位八十多岁的女性，她卧床数月，食欲极差，观其光苔红舌，便嘱其服数月石斛、沙参等。而后患者苔长，胃口开，体力恢复，可下床。

一些石斛商家把石斛说成包治百病的"仙药"，这是一种短视的投机行为。对于药物，只有讲明哪些人适合用，什么情况下可以用，才可形成固定的长久盈利。由于古时野生的好品质石斛较难采集，人工栽培又不太容易，因此石斛价格昂贵，使一些人产生了错觉，以为石斛是"神仙补药"。在药物使用上，认为贵的就是好的，是一种非常危险且愚蠢的想法。一些舌苔厚腻、大便溏稀、较为肥胖的人服用上好的石斛，不但浪费资源，也有害身体。现在人工种植石斛非常普遍，这已是一味很普通的补品，不必把它捧上神坛。

石斛干品，水煎较难熬出成分，必须用文火煎一小时以上方可。某些医生给患者开几克石斛，却不叮嘱久煎或久服，这样与不吃也差不了多少。石斛的作用其实不强，必须久用才可显效，干品石斛一般每次用15～30克比较合理。由于各地人工种植石斛很多，所以鲜品石斛也很常见。鲜品石斛可以榨汁服用或咀嚼后吐渣，效果更好。

世上并没有"仙药"与"神药"，只有合理地使用药物，才能发挥它的作用。如果一定要说药物的功效神，那应该是恰到好处地用在了适合的人身上。

09

胎盘：是宝贝还是垃圾

本节要讲一味非常特别的补品，它是来自孕妇身上的一种组织，我们每个人都是因为它的滋养而长大，那便是胎盘。

胎盘为什么叫"紫河车"

人的胎盘又叫人胞、胞衣。在中医处方中，胎盘有一个特别的名字——"紫河车"。要了解这个名字的由来，需要有些道教知识。道教是我国的本土宗教，也是一种非常特殊的宗教，因为其终极目标是长生不老。道教对中医学的发展有着重大的影响。

起初，人们认为通过服用某种不朽的东西便可以使肉身不坏，就可长生。因此，人们一开始吃自然的食材，后来吃炼的丹药，再后来发现这条路走不通，就转而认为人体内本来就有丹药，可以通过修炼得到。道教将人体想象成一个炼丹炉，通过静坐练功就可以获得"内丹"，我们肚脐下方三寸的地方，就叫作"（下）丹田"。

其实，道教所说的"内丹"与中医所说的身体的元气是相近的，即俗话说的"本元"。元气是由人的肾精转化而来的，道教认为，两个肾脏有如人踏水车的两个轮子，可以源源不断地将肾中的元气布散到全身。这就是"河车"的来历，也就是指人的元气生发的地方，

《内经图》中画的就是这个。

胎盘是促进胎儿生长发育的重要器官，是人初始元气形成的地方，故有"河车"之名。为什么加上一个"紫"字呢？有人说那是因为胎盘放置后会发紫，这完全是乱说。实际上，紫是道家的颜色。因为道家始祖老子骑青牛过函谷关之前，守关的头儿尹喜见有紫气从东而来，知道将有圣人过关，后老子果然从此经过。自此紫色便是道家的吉祥色，黄冠紫袍是道人的标配。

胎盘有什么作用

古时有关紫河车作用的说法虽有些想象的成分，但它确实是胎儿发育成长的重要营养补充器官。胎盘可合成大量天然激素，还含有具有增殖分化潜力的全能干细胞，可促进胎儿全身及各器官的发育。

古人认为，一般而言，草木的药性比动物弱，是无情之物，而胎盘是气血阴阳俱补的血肉有情之品。也就是说，胎盘既能补气补血，也能补阴补阳。但我个人认为，"促生长"才是胎盘的核心作用，把握好这一点，胎盘的使用才不会出现偏差。我在临床上发现，很多人吃了胎盘后，体重明显增加，这就是促生长的证明，因此胖人不适合吃胎盘。

再说一个常被讨论的话题：胎盘能抗衰老吗？其实，抗衰老是个复杂的话题。我们发现，提早衰老的人，往往再生修复机能差。大家都知道，婴幼儿的皮肤是非常嫩的，绝不会有色斑或者瘀阻，这是因为幼年或年轻时，身体的再生机能强。随着年龄的增长，人的新生细胞水平下降，而胎盘有促使细胞和组织再生的作用，所以适量用胎盘，有抗衰老的作用。但这方面的确切作用，还有待科学家的实验论证。

什么人适合用胎盘

❶ 痨病（结核病）患者

胎盘是古时治痨病（结核病）的干将。结核病虽然是由结核杆菌引起的，但结核病的起始病因却是人的整体营养状况差，或体力劳动量大、房事过度等导致的人的整体抵抗力下降。

肺结核患者食用胎盘后，身体会变壮、变结实，所以它并不是直接对抗结核杆菌，而是让人变得强壮。虽然现在肺结核患者比以前少得多，但一些反复感冒、慢性支气管炎、慢性哮喘患者，如果整体状况属于虚弱的，也同样可以在咨询医生后选择使用胎盘。

胎盘中还含有许多天然的抗体和免疫物质，服用后可增强人体抵抗力。

❷ 慢性炎症患者

胎盘的核心作用是促生长，它不只是促使骨骼、肌肉生长，也可以促使内脏生长修复——许多器官发生慢性炎症后的修复都需要新生细胞。

大家可能都有过这样的经历，你的皮肤或身体哪个地方破损、发炎了，过几天就会长出一块新的组织来，而一些年纪大或修复机能差的人，炎症后的再生能力就比较差。

胎盘配合化瘀药治疗慢性肝病、肝硬化等，效果良好。南通名医朱良春发明了复肝丸，我在临床上使用后，发现有些肝硬化甚至可以逆转。我国慢性肝炎、肝硬化患者的数量非常多，从某种程度上来说，这种修复机能差也是痨病的一种表现形式。

❸ 月经量少或闭经、不孕症患者

女性的月经，主要受激素的调控，子宫内膜生长到一定厚度后，会自行从子宫脱落形成月经。由于各种原因导致的子宫内膜变薄，就会有经血量减少、经期推迟，甚至闭经不来等情况。当然，月经延后或闭经，也可能是因为子宫内膜太厚而不能脱落下来。

因此，可以简单将闭止性月经不调分为两大类，即子宫内膜薄和子宫内膜厚。前者主要是因为血热、肾虚或精血不足，后者则多半是因为血瘀或其他原因。胎盘有补精血的作用，食用胎盘可以促使内膜增厚，增加经血量，对治疗月经量少、延后、闭经都有一定效果。

还有人认为，胎盘可能有延缓卵巢衰老的作用。

❹ 骨质疏松症、再生障碍性贫血、白血病患者

骨髓不但与骨骼的生长有关，同时也是最重要的造血器官。多种原因可以导致骨骼坏死或骨质疏松，骨髓再生机能下降便是一个重要原因。胎盘有促使骨骼和骨髓再生的作用，有利于骨骼的愈合、新生，也可加强骨髓造血机能。

我曾经用胎盘加一些补血的中药治疗了多例再生障碍性贫血，均有效果。有一个小女孩患上了重度再生障碍性贫血，经过几年的西医激素治疗，也未能很好地控制；但我用补气血的药加胎盘为她治疗后，现在已完全康复。

白血病从本质上来说是幼稚的白细胞大量增加，而成熟的白细胞减少，因此治疗时可以用胎盘加上其他补肾填精的中药，同时配合抑制幼稚白细胞的异常生长的抗癌药，就可以取得较好的治疗效果。

至于胎盘的促生长作用会不会促使实体肿瘤增大，这是一个值得研究的课题。我曾在临床上尝试将胎盘与化瘀消积药和抗癌药同用，发现此举或可避免肿瘤增大这种情况。

❺ 发育迟缓的孩子

有些孩子的身高明显低于同龄人，家长往往会比较着急。其实，虽然一个人的身高由遗传、营养、锻炼、睡眠等多方面因素决定，但从身体的角度来看，身高主要由骨骼的生长决定。虽然现在有生长激素可以用，但一些家长往往不放心给孩子使用激素，而且生长激素的费用也较高。我在临床上用紫河车加补肾的地黄等药来促进儿童长高，取得了比较好的疗效。

胎盘怎么用

鲜胎盘可在漂净血后，分几次炖汤吃。但比较好的方法是，将其加胡椒（目的是防虫蛀）蒸 5 分钟，晒干后研粉吞服，干粉一日 5～10 克，病重者可用到 10 克以上。如果觉得味道不能忍受，可以装入空心胶囊内服用。

以前，各种中药店均有紫河车出售，但 2015 年国家药监局发文，将胎盘从《中华人民共和国药典》中剔除，所有药店一律禁售。现将胎盘作为医疗垃圾，原因是怕胎盘中含有肝炎病毒、艾滋病毒等。但胎盘是一味不可替代的好药，我认为应该加强监管，而不是一禁了之。很多动物产后会将自己的胎盘吃得干干净净，以补产时虚弱，这是动物的本能。如果找不到人的胎盘，动物胎盘如羊胎盘等，也有类似作用。

在中药里，有些药物是可有可无的，没了它，你还可以找到很多替代品。比如不用银花，可以用连翘，不用连翘，可以用黄芩、栀子等；但有些药物少了就不行，你找不到它的替代品，胎盘就属于不可替代的重要药物。在我看来，胎盘是一味不可多得的宝贝药物，绝不是垃圾。

10

是药三分毒——常吃中药会伤肝、伤肾吗

经常有人问我："蒋医师，吃中药会不会伤肝啊？"这个问题还真不是一句"是"或者"不是"能回答的。夸中药的，会说中药是天然药品，毒性比西药低；贬中药的，会说中药有很多副作用，缺乏监控，其质量评估缺乏标准，因此中药的毒性处于不清楚的状态，更危险。

那么，服用中药究竟是否安全，到底会不会伤肝、伤肾或有其他什么毒性？本节就来好好讲讲这个问题。

中药是天然药物，就比西药安全吗

中药绝大多数是天然药物，包括植物药、动物药、矿物药等；而西药大多是化学药。有人认为天然药要比化学药更安全，这种说法是不准确的。

实际上，早在汉代的《神农本草经》中，对药物就是按其毒性大小来分类的，共分为上、中、下三品。《神农本草经》认为，上品药物养命，且久服无毒；中品药物有益人体，但有一定毒性，要看具体如何用；下品药物多有毒，不可久用。这说明当时用药最重视的，就是药物的毒性，也表明了一部分药物是长久服用而没有毒性的，

一部分药物则是有毒性的。

许多非中医专业的人可能并不清楚，中药里有大量的有毒药物，有些甚至是剧毒药，如矿物药雄黄、砒霜、朱砂等，动物药斑蝥、蟾酥等，植物药巴豆、藤黄、狼毒等。

《神农本草经》中的上品药虽然大多是安全的，但由于当时人们的认识具有局限性，其中有许多也是有毒的、不安全的，并不适合久用。

明枪易躲，暗箭难防——隐性、慢性的毒性最易被忽视

毒性分为明显的和隐匿的，急性的和慢性的。

明显的、急性的毒性，比如服药后会出现腹痛、呕吐、腹泻、上火、头晕、出血、失眠等症状，人们很容易就会联想到吃了有毒的东西，这些症状是容易观察和建立联系的。而一些慢性的或隐匿的毒性常常不易察觉，最易疏忽。譬如有一种中成药叫龙胆泻肝丸，其中含有一味叫关木通的药，这味药里又有一种成分叫马兜铃酸，这种成分可以损伤肾脏，严重的可导致尿毒症。在西医发现龙胆泻肝丸有肾毒性之前，这个药被广泛使用，我以前也经常开此方，但是患者短期服用，并不会出现明显的症状。当然，后来用木通代替关木通之后，龙胆泻肝丸就没有肾毒性了。这说明，中医单凭自身的方法，不借助西医的检测，不太容易发现中药中这些慢性或隐性的毒性。

实际上，马兜铃酸还存在于一些其他的中药里和一些中成药内，虽然这些年国家的监管力度比以前更大了，但成效还是不太理想。有些中医对中药被曝出的这些问题，常带着情绪狡辩，说人家不懂中药的药性，这是不应该的。我认为，指出中药存在的问题，是有利于中医的完善和发展的，这是好事，并不是坏事。

还有，中医普遍使用的何首乌，会导致一些人服用后有肝损害的情况。近年来相关报道逐渐多了起来，如果没有现在的肝功能检查，我们是不会发现何首乌的毒性的。当然，何首乌的毒性有个体体质的问题，而关木通的肾毒性几乎与体质无关。还有一些中药所含的重金属，对肝、肾亦有毒性，这在以前也缺乏科学的数据。

所以，如需长期服用一些中药，在服药前后可以验个血，查一下肝、肾功能，以了解服药后的副反应。

毒性大小要看什么体质的人吃

中医所说的毒性与西医所说的并不完全对等。

中医认为，药物的偏性就是毒性，人的疾病是气血、阴阳、寒热、虚实的偏差所致，而治疗就是用药物的偏性纠正疾病状态下身体的偏差。如果加重人体气血、阴阳的失衡，就是有毒性，然而可能一做检查，还真不一定有什么肝、肾功能不正常的表现。从这一点来看，中医界定的毒性范围比西医还要宽。而西医所说的毒性，是指服用药物后，查一下患者的肝、肾功能，血液指标等是否正常，以及服药后是否有致癌或致基因突变等副作用等。因此，从中医的角度看，没有偏性（毒性）的就不是药，常见食物大多偏性不大，而药物则往往偏性大。

所谓"聚毒药以供医事"，姜是食物，我们很少说姜有毒性，但姜性温，对胃热的人来说就有毒性，因为胃热重的人吃姜后会导致胃黏膜充血加重，进而加重炎症，这就是姜的偏性；但胃寒的人吃了姜，就没有毒性，反而有治疗的效果，是有益的。

再如黄连是寒性的，一个人有胃热或有心火，黄连的苦寒便能清其胃热或心火；如果这个人没有胃热或心火，或者这个人胃寒或心阳虚，那么这类人吃黄连就是吃毒药。也就是说，黄连的毒性不在其本身，而在其使用。所以我不能告诉你黄连是否有毒。

附子大热，当然偏性大、毒性大，但对心肾阳虚大寒之人来说，就是救命之药，是有益的；但对阴虚阳亢的人来说，附子就是大毒之药。

同样，阿胶、地黄、枸杞等都是补阴血的药物，阴血不足的人服了是补药；但如果体质湿热、寒湿积聚，或有积食之人服用此类药物，就不会对身体有补益的作用，反而是有害的，因为它们会加重这类人的阴阳失衡。

毒性大小看什么时候吃

药物的毒性大小还取决于什么时候吃这个药。

比如你着凉了，鼻塞、流涕、畏风寒，这个时候你吃一点儿热性的、发散风寒的药，比如麻黄、姜等，就有治疗的效果，可一旦你的感冒好了，再吃麻黄、姜，就不合适了；或者你的感冒加重了，开始高热、嗓子痛、出大汗、便秘了，虽然你的病是风寒引起的，但这个时候身体状态已经变了，是阳气太旺的热症了，此时再吃热性的姜、麻黄等，就会阻碍身体的痊愈，这些药就变成有毒的了。

再比如你是气营两虚的虚寒体质，适合吃肉桂、姜、枣等温养的药物，但如果你怀孕了，这个时候人的全身代谢水平会提高，身体会偏热一些，就不再适合吃这些东西了——原来养你的东西，这个时候再吃可能就会有害身体，这就是有毒性。

毒性大小看什么病患吃

实事求是地讲，药物的毒性当然有大小轻重的区别。有的东西吃几毫克就会致命，有的东西吃几斤最多也只是肚子胀。我讲过，药是拿来治病的，有些病就需要毒药来治，这个时候毒药就是救命之药。中医有句话，叫"有故无殒，亦无殒也"。说的是病情需要的时候，毒性就不会对身体有太大危害。

大家都知道砒霜有毒，然而砒霜可以治疗白血病和严重哮喘，这些患者服用后，砒霜并没有表现出明显的毒性，但一个正常人吃了砒霜就会出问题，甚至毙命。现在许多中药店已不出售有毒或大毒的药了，虽然用药安全了，但一些疑难杂症的治疗缺了这些药，往往会无从下手，慢慢地很多中医都不会使用有毒药了。人们常说"以毒攻毒"，说的大概就是这个意思。

大毒的药如虎狼之师，战斗力很强，是否能做到善用，要看统帅的能力。曾经有位脑膜瘤患者手术后频发癫痫，用各种办法治疗都无效，但在我使用大毒的巴豆、大戟、芫花等药物后，第二天患者的癫痫症状即消失。患者服用药物几年后，遗留的瘤也缩小了，各类症状完全消失，经检查，身体各类指标也显示无中毒的反应。针对许多体格壮实的肿瘤患者，我经常会使用大毒的药物。其实，用毒药亦是不可或缺的治疗手段。

药物的毒性还与中药的加工炮制、煎煮时间、配伍等都有关，是个十分复杂的问题。现在通过网络查资料很方便，经常有患者拿着处方里的药去查，查完就会来问："蒋医师，你这个方子里有毒药，我吃这个药没事吗？"比如，附子有毒，但遇高热后，乌头碱分解，也就无毒性了，其实有些药物煎煮时间长一些就安全了（古代使用炮附子，就是将附子包裹后在火上煨熟，基本已无毒性）。同时，我在方中还加了解毒的甘草等配伍。有些中药的现代加工方式表面上看很安全，但往往药中的有效成分也丧失得差不多了，比如对半夏的加工。

有些人喜欢给中医、中药贴标签，但贴标签容易，写标签不容易，读明白标签后面的意思更不容易。所以，中药是否有毒性，并不是用简单的有或无就能下定义的。

第十一章

经络穴位养生

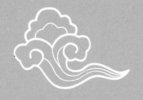

古代中医所说的经络，原意就是指大小血管，虽然有些经脉的分布是有解剖基础的，但更主要的是基于理论的需要。临床上，经络的效应主要是通过伴随血管的神经纤维和感应器发挥作用。

01

看不见、摸不着的经络，究竟是什么

本章我要谈的内容是经络与穴位，虽然我不是针灸方面的专家，但几十年来，我一直在关注与思考经络的本质。我对经络本质的看法可能会使很多盲目崇拜中医的人失望，但坚持求实求真是学者的本分。

经络与针刺、艾灸、气功、按摩、刮痧、药物贴穴位等紧密相关。顺便说一下，很多人将针刺与艾灸混为一谈，并称为"针灸"，这不严谨。其实，针刺是将针刺入体表特定的穴位以获得特定的效果；而艾灸通常是用艾条熏烫经络、穴位或与针刺同用温针来治疗。

中医虽然还称不上风靡全世界，但要说全世界兴起了一股针灸热，却是一点儿也不夸张。近年来，许多城市的大街小巷都有提供艾灸、按摩调理服务的医馆，经络与穴位已然是绝大多数中国人耳熟能详的词。但如果要问大家经络是什么？穴位是什么？十有八九的人说不上来，甚至一些专家也说不清楚。

许多人习惯性地认为一件事情非黑即白，黑白分明，比如看电影，里面的角色要么是大坏蛋，要么是大英雄。然而，现实往往是一体多面的，大英雄也有见不得人的阴暗面，大坏蛋也有人性闪光的一面。同样，对待学术问题，应该讲究逻辑严密的论证。可令人泄气的是，现在有些所谓在学术上被科学严密论证过的"真理"，恰恰混杂着大量迷信与主观的内容。这种情况在中医学中屡见不鲜，经络就是这样一个典型的例子。

中华人民共和国成立后，特别是近几十年来，我们国家投入了大量的资金来研究经络的本质是什么，但非常遗憾，至今仍没有定论。为什么会这样呢？因为很多人心里都有一个情结，那就是要证明经络是一种还没有被发现的特殊组织，是我们祖先的伟大发明，否则就会有巨大的失落感。研究人员预设了一个前提，那就是经络理论是完全正确的，把《黄帝内经》的内容当成不能有错的真理。因此，要揭开经络究竟是什么的迷雾，就要先看看《黄帝内经》里是如何讲述的。

经络是经脉和络脉的总称，《黄帝内经·灵枢·本脏》里说"经脉者，所以行气血而营阴阳，濡筋骨，利关节者也"。也就是说，经脉是运送气血的，而身体里运气行血的地方就是血管，没有别的组织可以输送血液。《黄帝内经·素问·脉要精微论》里说"脉者，血之府也"，说明脉就是藏血的地方。中医有一个诊断方法是号脉，号脉的位置一般在手腕的桡动脉处，古代称此为"气口"。《黄帝内经·灵枢·经脉》记载"经脉者常不可见也，其虚实也以气口知之，脉之见者皆络脉也"。《黄帝内经·灵枢·脉度》记载"经脉为里，支而横者为络，络之别者为孙"。总结起来就是：经脉是位于身体内部的大血管，是主干；而络脉则是经脉的分支，是浮于肌表的一些小血管。所以《黄帝内经》里讲的经络的本义就是循环系统里的大小血管，这一点是毫无疑问的。那么，经络的本质就是血管吗？不是。

中医认为，人体主要的经脉有十二条，手臂和腿部各有六条，手足的内外侧各有三条，在外侧的称为"阳经"，按阴阳的属性属阳，在内侧的称为"阴经"，属阴，所以有手三阴经、手三阳经、足三阴经、足三阳经之分。这三阴三阳经是怎么排列的呢？它们分别在内、外侧行走。阴阳是二分法，把能量释放的温热状态称为"阳"，把能量抑制的储存状态称为"阴"。后来，又把阳进行进行了细分，称为"太阳""阳明""少阳"，阴分为"太阴""少阴""厥阴"。这样就有了六阴六阳的手足十二经脉。经脉走行的具体路线，大家可以找有关教材或针灸书来看，都有详细介绍。

这十二条经脉，相互联系，每一条经脉与肌肤的表层、体内的脏腑均有联系，十二条经脉首尾相连，形成了一个环。

为什么总共是十二条，内外侧都是三条呢？古典中医所说的经络系统与现代解剖的循环系统是一致的吗？我们还是要看《黄帝内经》的原文。

在《黄帝内经·灵枢·阴阳系日月》中说"故天为阳，地为阴。故足之十二经脉，以应十二月"，天有十二个月，所以身体必须有十二条经脉。由此可见，古人不是发现了十二经脉，而是认为必须有十二经脉。因为古人信奉天人合一的自然观，认为世界是天、地、人组成的，所以必须有阴阳，各分为三。

虽然经络系统中有相当多的内容是基于实际的观察，是对真实的血管的描述，但为了与阴阳、五行、脏腑等其他理论完美吻合，十二经脉其实是基于天人相应的理论推演，而不是真实客观的记录。这样一个不是实际观察得到的十二经脉，当然不可能用现代科学的方法证明其有解剖基础的存在。在中医理论中，还有不按常规路线行走，不与脏腑有直接关联性的八条经脉，被称为"奇经八脉"。这个，在这里就不重点解释了。

看到这里，可能读者朋友会有疑问："蒋医师，那你的意思是说，这经络学说是主观的、不科学的吗？"不是的，如果一个现象能如此简单明了地下定义倒好了，问题是很多针刺穴位的治疗方法被临床验证是有效的，也就是说针刺的效果并不是主观的，是客观存在的。另外，针刺的穴位基本也不是在血管上，穴位丰富的地方大多是神经末梢或感应器分布密集的部位，如手足末端、头部等，臀部的穴位就比手足的穴位要少很多。目前大多数的科学研究证明，针刺的效应主要通过神经调节起作用，一些非神经的作用，实际上是由神经的间接作用引起的，因为神经对其他生理功能都有重要的调节作用。因此，如果封闭神经，针刺的作用就会大大减弱乃至消失。古人所说的经络明明是大小血管，而针刺的效应却被证明基本是通过神经起作用的，这一矛盾又该如何解释呢？

要弄清楚这一矛盾，还要从神经与血管的关系来寻找答案。血管的分布与神经的分布有非常大的一致性。许多神经纤维是沿着血管分布的，血管和神经还可以形成血管神经束，还有交感神经纤维缠绕在血管上。十二经脉上有许多穴位分布的地方，基本上都是神经纤维经过的地方。

还有，许多穴位不在理论所述的十二经脉上，中医就用经络的侧支说法来弥补其理论的缺陷。甚至把不在经脉上，只要有压痛，针刺有感觉，连名称都没有的穴位，泛称为"阿是穴"。这说明临床上医师们更注重的是实际效果，而不是理论模型。

我接着再来说一下穴位，大众常将其称为"穴道"，中医书上更为常见的名字是"腧穴"或"俞穴"，"腧"不读 yú，读 shù，"穴"就是孔。腧穴是气血运输汇聚的一个地方，是体内气血输送到体表的一个缝隙处，也是一个敏感点。大部分古代中医典籍上所标注的穴位，确实比穴位以外的地方更敏感，但也不是完全如此。曾有德国科学家研究治疗关节炎的针刺疗法，并通过实验来证伪：他把一组针刺在穴位上，另一组针刺在穴位的外周，结果二者的效果并无明显差异。

总结一下本节的要点：古代中医所说的经络，原意就是指大小血管，虽然有些经脉的分布是有解剖基础的，但更主要的是基于理论的需要。临床上，经络的效应主要是通过伴随血管的神经纤维和感应器发挥作用。由于通过刺激经络和穴位取得的疗效，在古时主要是通过经验记录的，而在现代则被证实是客观存在且经得起重复验证的，导致许多科学家误以为古代的经络路线也是客观存在且完全正确的，从而使对经络本质的研究进入了一个死胡同。

02

针灸、按摩、刮痧等疗法很神奇，有科学根据吗

一个好医生，尤其是中医，既要有道，也要有术。在我眼里，一个好医生最应该懂得的大道就是：患者是活人，不是死人。

有的人可能觉得这话有点儿奇怪——患者当然是活人，死人还需要治疗吗？什么是活人？就是有反应的、有调节能力的人。活人有自调节、自愈能力，感染了病毒，身体会抗毒；发热了，身体会散热。那么，什么叫把患者当死人呢？你血压高了，我给你降压；你有癌细胞，我就用杀癌细胞的药；你拉肚子，我就用止泻药；你便秘，我就用泻药……也就是说，不相信人体有自调节能力，或者不去帮助或利用人的自调节能力，而是越俎代庖，直接用外力去干预人体。

大多数针灸、刮痧、拔罐等疗法，就是利用人的自调节能力。

针刺可镇痛的科学原理

如果你感到疼痛，该怎么办？用药物止痛吗？非也。以痛止痛，或者模仿痛来止痛，这就是针刺止痛的主要原理。

正如前文所说，身体发热了就会散热，身体冷了就会产热，如同作用力与反作用力。身体痛了也一样，身体痛了大脑就会释放镇痛

物质。因此，针刺一定的穴位，刺激局部的神经，身体就会将其识别为一个损伤性的刺激，随之释放保护性和修复性的止痛物质，让人感到愉快。

我们学校的韩济生教授从 20 世纪 60 年代就开始研究针刺麻醉。他们用电针刺激老鼠的某些穴位，然后取老鼠的血液，测定血液中神经递质的变化。结果显示，这些经电流刺激一定穴位的老鼠，血液中内啡肽类物质明显增加，内啡肽就是体内所含类似于吗啡一类的物质。可能你不知道什么是吗啡，但你一定知道鸦片与海洛因，吗啡就是鸦片的主要成分，而海洛因则是吗啡的衍生品。你一定很惊讶，这不是毒品吗？是的，我们的大脑中就有类似于吗啡这种毒品的东西。内啡肽能给人类带来欣快感，没有它，我们就不知道什么是愉快——关键在剂量，人体自身释放的量要比吸毒者吸入的量低许多。内啡肽有很强的镇痛作用，还能让人产生欣快的感觉，可以说，我们体内就有天然的止痛药。

这种天然的止痛药会在什么时候释放呢？人体有创伤和疼痛时。比如被刀瞬间切掉了一根手指，人在短时间内是不会感觉到痛的，因为体内有大量内啡肽等物质释放，但由于短时间内的大量消耗，随后产生的内啡肽不足以维持在高水平，人很快就会感到疼痛。要知道的是，尽管你感到痛，但是此时身体还在不断地释放各类止痛和修复损伤的物质。"痛快"这个词非常有意思——痛了才快乐。我们常说有的人是"自虐狂"，喜欢被人抽打或自己抽打自己的肉体，其实这种人并不是真的喜欢被打，被打当然痛了，他只是喜欢被抽打过后的欣快感，这就是疼痛后引起内啡肽释放的效应。人们喜欢吃辛辣食物，比如川菜，也是基于同样的原理，其实人们喜欢的不是辣，而是受到辣刺激后的爽快感。麻辣的东西也会使大脑释放类似内啡肽的物质，这就是川菜流行全世界的奥秘所在。

针刺对神经的唤醒和强化功能

当然，针刺不仅有止痛的功能，它还有很多其他功能。

大家都知道"十指连心"这个词，这里的"心"指的就是神经系统，因为中医认为心主神，这个词说的就是当手指被刺伤时，会感到特别疼。人体手指末端有个穴位，就位于手指尖，距离手指甲与手指肉边缘 0.1 寸，十个手指共有十个穴位，因此叫十宣穴。如果你睡着了，我用针刺一下你的手指尖，你肯定会醒来。古代孩子高热昏迷或因其他原因昏厥，大夫救治他时，就是拿针刺十宣穴，孩子很快就会苏醒。

实际上，针刺治疗中风后遗症也是基于同样的原理。由于脑血管病变导致的神经细胞损伤、功能减退，在肌表刺激特定的穴位，可以对神经系统进行一个很强的信号刺激，有利于神经系统功能的恢复。

上述例子仅仅是针对昏迷的治疗，其实身体不同的体表部位与特定的神经都有对应的关系。针刺某些部位会对特定的神经有增强作用，从而有利于该神经发挥其原有的功能。

针刺的跷跷板治疗原理

下面先举个例子来说明针刺的另一个治疗原理。如果发生了急性腰扭伤，针刺人中穴（鼻唇沟的中点）、委中穴（膝盖后正对着的腘窝正中），即可立竿见影。我曾在针灸科看见一人急性腰扭伤后动弹不得，是被别人抬进来的，但针刺上述两个穴位后，患者立即便可下地行走，很神奇。这是什么原理呢？

腰部组织如果出现急性撕裂或挫伤引起的疼痛，就会导致附近的肌肉剧烈痉挛，局部疼痛和这种痉挛会导致运动功能障碍。如果此时在远离疼痛、痉挛处的敏感部位针刺，使得针刺部位异常疼痛和肌肉紧张，即可释放和解除远处腰部肌肉的痉挛，这就类似于跷跷板效应。

穴位与内脏间的特定关联作用

针刺或按压特定穴位，可治疗与内脏相关联的脏腑疾病。

长期临床研究发现，刺激足三里穴（膝盖下缘 3 寸旁开 1 寸处），可以改善消化功能和胃肠道功能。现代科学研究发现，针刺足三里穴对胃肠道蠕动、神经调节、电活动、激素分泌和消化液分泌都有双向的改善作用。

再如合谷穴与口腔、内关穴与心脏、三阴交穴与子宫等很多例子可以证明，特定的肌表部位与内脏功能有所关联。

灸法的科学原理

灸法，又称"艾灸"，就是将艾绒点燃后直接或间接熏灼体表穴位，轻者可造成局部红晕，重者可致烫伤、起泡，称为"发泡灸"。这种热的灼伤就是人为制造了一个无菌性或感染性炎症。制造炎症，自然会激发人体的抗炎功能、免疫功能和修复功能，所以灸法对防治感染性炎症有非常好的效果。

对于一些呼吸道感染的患儿，如哮喘、支气管炎、反复感冒等，夏季在靠近其肺部的背部穴位艾灸或用三伏贴发泡，从本质上讲，都是在激发人体的免疫、抗炎机制，按中医的说法就是"扶正温阳"。经过这样的治疗，到了冬季，呼吸道发病的可能性会明显降低，可以起到一个预防的作用。我曾见过一个腿部长期溃疡的孩子，他身上有一个奇怪的现象，即班里别的孩子都会感冒，而他却很少感冒，这实际上也体现了以炎症防治炎症的原理。

与此同理，艾灸还可用于对类风湿关节炎或其他炎症的防治。

总的来说，灸法是一种对机体功能的兴奋和刺激，属于兴奋阳气的疗法，所以较适合虚寒体质之人，对血热或阴虚体质之人则不太理想。个别医院或诊所为吸引患者，把艾灸说成人人可用、包治百病的保健措施，这是不恰当的。

拔罐、按摩、刮痧的治疗原理

拔罐、按摩、刮痧等疗法的一个共同特点是，通过局部的刺激、挤压等手段，改善局部血液循环，中医称之为"疏经通络""活血化瘀"。这些疗法常常与针灸、放血等结合使用。

拔罐、刮痧通过负压或挤压，可导致局部血管的充血甚至毛细血管的破裂出血，俗称"痧"。这样做，一是可以使局部炎症的一些代谢废物，如炎症渗出液、细菌毒素、乳酸等，从粘连处排出，有利于炎症的消失，中医称之为"排湿"或"排毒"；二是这种人为制造的损伤和炎症，与针刺、发泡灸一样，可以激发人体的抗炎功能、免疫功能和修复能力。

小儿发热时用推拿按摩疗法，实际上就是使肌表局部温度升高，激发身体的散热功能。这与西医治疗发热用退热药的思路完全不同：你不是发热吗？我就让局部更热以诱发散热的自调节能力。清代夏禹铸的《幼科铁镜》是非常有名的儿科疾病推拿书，书中具体讲了操作手法，有兴趣的读者可以找来看看。

老子说"有无相生"，如果你渴望拥有快乐，就不要害怕痛苦；如果你渴望变得强大，就直面创伤。这不但是针灸的原理，也是人生的原理。

03
强壮体质的保健穴有哪些

　　南宋绍兴年间，在岳阳的一个刑场上，人们里三层外三层地围观一个犯人。人们并不是对杀头感兴趣，而是好奇这个犯人的传奇经历——一个九十岁的人还如年轻人一样行走江湖，做大盗。这个犯人叫王超，本来是军中的一个士兵，后来在洞庭湖（当时叫重湖）一带落草为寇，经常在岳阳一带偷盗行窃。王超曾经遇到一位道士，跟他学习抗衰老的妙法，结果到了九十岁仍显得非常年轻。后来王超被官府逮住了，在问斩前，监斩官问他："听人说你有神奇的抗老方法，是真的吗？"王超临死前说出了实情："也没什么特殊的，就是用灸法罢了。我每年在夏秋之交，都在关元穴灸一千炷，时间久了，不怕冷也不怕热，几天不吃饭也不饿，我肚脐下现在还有一块儿老觉得暖暖的。"这个监斩官处死王超后，剖开他的肚子，果然在他的关元穴下发现了一块既不像肉也不像骨头，如石头一样的东西。

　　这个案例，记载于《扁鹊心书》的《住世之法》一章中。"住世"按现在的流行说法就是"冻龄"，把时间凝固了，说的就是抗衰老的方法。《扁鹊心书》的作者是窦材，他很有才，是大宋的御医。他的姓倒是名副其实，窦姓就是上面一个"穴"，下面一个"卖"，我们这位窦医师真的是在叫卖穴位和灸法。他自己的很多病，最后也是通过灸关元穴治好的。他在这本书里，就特别推崇这种艾灸和温补阳气的方法。

其实，穴位在远古时代就已被人们发现了。当人体某些特定部位偶然被刺或被压迫时，身体就会有像电击一样的感觉顺着某条线路传播，同时身体的一些症状会减轻。下次再出现这类症状时，人们就会试图再刺或压迫、按摩这些部位，而症状也会再次减轻，这个时候穴位就被发现了。所以，穴位的发现远早于经络理论的产生或其他理论的解释。当经络理论产生后，人们就会主动去发现或命名一些穴位。当医者将这些穴位与中医的阴阳五行脏腑理论结合后，经络与穴位就成为一种非常独特的疗法。

对穴位的刺激手段有很多种，如针刺、指压、灸法、按摩推拿、注射、放血、药物贴等，针刺是最常用的方法之一。古时人们用尖的石头或其他器具，后来，随着金属冶炼技术的完善，金属的针开始投入使用，当下，针已经非常方便我们使用。很多人，特别是一些外国学生，都是从学针灸爱上中医的。民间的许多爱好中医的人也完全可以自学针灸，上手非常快。开始时可以拿个结实的棉团练手指的力量，待进针熟练后，可以在自己或亲朋好友身上试，可以先在四肢穴位练习，如手部的合谷穴、足部的足三里穴，这些穴位非常安全，不用担心。穴位图可以很方便地从教材上或网上找到。

我要强调的是，找穴位的位置时说的一寸或几寸，并不是实际量的寸，而是同身寸法。所谓"同身寸"，是因为个体大小不一，取穴就必须按一定的比例，比如脐下三寸，婴儿与成人的比例就不一样。古人用自己的手指来替代尺子，除拇指外的四指宽度表示三寸，拇指的最宽处代表一寸。

如果害怕针刺，可以用手指压迫穴位，但是这个压迫必须有一定的力量并持续一定的时间，且必须压到快不能承受痛的程度，每次五分钟左右，一天数次。有的人用大一点儿的火柴棍圆头来按压穴位，同样有效，你也可以自己制作一些类似的小工具。

穴位的刺激立竿见影，且几乎没有副作用，经济成本低，非常容易在百姓间流传。我母亲有腰痛的老毛病，是年轻时干活扭伤留下的。每次发作，都是通过推拿、针灸治好的。我曾用指压解决过很多人的病痛。最有意思的一次是一位肠梗阻患者，他腹胀腹痛，难受至极，当时外科医生主张手术，否则会肠坏死，结果我这个略懂中医经络穴位的人在患者腹部的压痛点按压后，患者当即排出大量粪便，肠梗阻也随即解除。

由于穴位众多，功用不同，本节我只介绍一些常用的保健强壮穴。

关元穴：抗衰老、长寿之穴

第一个强壮穴是关元穴，也就是丹田，位置在腹部正中，肚脐下三寸（四指宽）。关元穴是任脉上的穴位，任脉的"任"与妊娠的"妊"同义。中医认为，任脉起于胞宫，行走于人体胸腹面的正中，这一侧属于阴，所以任脉总管阴脉，有调节气血的总管作用，对于女性的月经和妊娠有调节滋养作用。而关元穴是阴脉和阳脉的交会处，是人体元气的汇聚之地，所以灸关元穴有补肾、滋补元气的作用。关元穴是人体最重要的保健强壮穴之一，也是重要的抗衰老、长寿穴之一。

可能有人要问，为什么灸关元穴可以强壮身体、延年益寿？我想主要是因为这个穴位在下腹部的正中，临近生殖系统与泌尿系统，所以这个穴位既可以治疗泌尿生殖系统的疾病，如痛经、小肚子冷痛、月经不调、腰酸、小便不畅（如前列腺问题）、尿频或夜尿多、阳痿、遗精、白带清稀等多种疾病，同时，灸关元穴也可改善下腹部的血液供应，有利于增强邻近的生殖腺和肾上腺等重要腺体的功能。按中医的说法，这些都是肾中的精气，属肾阳，灸这个穴位可以温补肾阳。

那么，什么人适合灸关元穴？应该在什么时候灸？怎么灸？第一，我个人认为灸关元穴并不适合所有人，它比较适合虚寒体质的人，也就是我在"体质养生"一章讲的气营虚体质或其他阳虚所致舌头偏淡或暗的人；第二，我一般不主张给孩子灸关元穴，因为孩子多为纯阳之体（除非虚寒之症非常明显），这个灸法比较适合中老年人。灸关元穴以在夏季或夏秋之交为宜。可以用艾条熏灸，也可用艾柱直接灸，以上午灸为宜，一般一次半小时为宜，一日一次。灸关元穴的时间则以灸到穴位发烫为止，也可以发泡灸，如果烫出水泡，可以等水泡结痂后再灸。

气海穴：治疗消化系统疾病之穴

在肚脐与关元的中点，即脐下一寸半的地方，还有一个穴位，叫气海穴，作用与关元近似。但它与胃和肝胆近一些，除了可以强壮体质外，还可以治疗消化系统的一些疾病，灸法与关元相同。

足三里穴：改善消化功能之穴

第三个要介绍的强壮穴是大名鼎鼎的足三里穴，在小腿外侧，膝盖下缘三寸，旁开一寸的地方。足三里穴是足阳明胃经上的穴位。中医认为脾胃是主管消化吸收的脏腑，负责身体消化吸收营养并转化成气血，所以称为"后天之本"，意思是人出生后健康与否，主要看脾胃是否强健。所以，刺激足三里穴主要是通过改善消化功能而达到保健长寿的目的。

足三里穴可以治疗食欲差、胃痛、腹痛、大便不正常、急慢性胃肠炎、肝胆疾病等。民间有很多顺口溜形容足三里穴的作用，如"常灸足三里，胜吃老母鸡""若要身体安，三里常不干"，所谓"常不干"，意思是经常灸足三里穴导致的起泡、发炎、流水。

在 20 世纪 30 年代，日本有一位西医博士原志免太郎，他在上学时期体弱多病，不得不休学回家。他曾尝试过各种医疗手段，但都没有效果，最后用了灸足三里穴的方法，结果居然好转了。后来，原志免太郎迷上了灸法，专门推广灸法与足三里穴的作用，还写了一本《灸法医学研究》。这本书在日本出版了五十版，可见其受欢迎的程度。原志免太郎还写信给日本厚生劳动省，促成其下文件倡导"国民三里灸运动"。足三里穴老少咸宜，可以用针刺、灸法或指压、贴药等多种手段刺激它。

大椎穴：温补人体阳气之穴

第四个强壮穴是大椎穴，在第七颈椎棘突下。什么是棘突呢？大家摸一下自己的脊柱，一个个突起的地方，就是棘突。第七个棘突是最高的一个，大概在平肩的位置。有一个办法可以找到大椎穴，就是动一下脖子，不会动的是胸椎，会动的是颈椎，胸椎上面的凹陷处就是大椎穴。还有一个更简单的办法，我们低头时顺着脖子向下摸，在脖子和背部交接的地方，有一个非常明显的骨性突起，那就是第七颈椎的棘突，在它的下面凹陷处就是大椎穴。

大椎穴在督脉上，督脉行走于脊柱正中，主管人一身的阳气。中医认为背部属阳，而大椎穴又是督脉与手足三阳经交会之处，所以，治疗大椎穴既可发泄人体阳气过旺的热毒，也可温补人体的阳气。

发泄热毒，一般是在大椎穴处放血或刮痧、拔罐等，可以治疗高热不退、惊厥、痤疮、精神改变。如果需要温补阳气的话，一般是夏季在大椎穴处艾灸，这一方法适合阳虚体弱之人。因为大椎穴近呼吸系统，所以对呼吸道易反复感染的体弱小儿尤其合适。

强壮的穴位还有中脘穴、命门穴、内关穴、涌泉穴、三阴交穴等，有兴趣的读者不妨自己查阅。

04

缓解消化不良、便秘、肚子胀痛的保健穴有哪些

针刺、艾灸、按摩等虽然是很直接的简单疗法，可手法与穴位的选择依然必须遵循中医的逻辑。比如针刺有强刺与弱刺之别，进针与出针也有快慢之分。中医认为，这些不同的针法体现了补泻的区别，强刺、进针慢、出针快被认为有补的作用，反之则有泻的作用。同样，一些穴位有补的作用，一些穴位有泻的作用，穴位之间也有配伍的问题。

上述补泻手法及穴位的选择是根据疾病的寒、热、虚、实及不同脏腑的失衡情况来决定的。因此，本节在讲具体的穴位之前，要先说说中医理论中脾胃、大肠的特点及它们与胃肠疾病的关系。

中医理论中脾胃、大肠的特点

中医讲的脾与胃的关系，与西医对消化系统的认识有很大不同。中医认为胃主管受纳，并进行初步的消化，胃只是接受了吃进来的食物，作了初步消化，那么进一步的转化吸收靠谁呢？要靠脾。也就是说，你吃进去的食物，比如肉、米、面等，最后会变成葡萄糖、氨基酸、维生素等被吸收入血液，而这一过程是由脾来完成的，也

527

是由脾负责将这些营养物质运输到上面的心肺。简单地说，胃是受，脾是化；胃是降（浊），脾是升（清）。

我说这些枯燥的理论有什么用呢？有很大的用处。比如同样是胃痛、肚子胀，如果这个人食欲佳、大便正常，那说明他脾的运化功能没问题，治疗要以通降胃气为主；而另一个人食欲差、大便溏稀，则说明他是脾虚，运化功能弱，治疗则以健脾补气为主。

那么中医怎么看小肠和大肠的功能呢？西医认为营养物主要靠小肠吸收，而这个功能在中医看来是由脾来完成的。中医认为小肠的功能是分清泌浊，就是把脾转化的清浊进一步分解，清的由脾来转化吸收，浊的往下送，所以小肠的另一功能就是"传化物"——将胃送下来的消化物继续往前推送。在中医理论里，肠道功能被人为地弱化了，这是中医理论的缺陷，我们很少能看到中药方中有治疗小肠的。而且，在中医理论中，大肠的功能仅仅是传输糟粕，所以中医有一句话，叫"六腑以通为用"，意思是胃、小肠、大肠等中空的器官，以通畅、往下降为功能正常的表现。

所以你看，胃肠的疾病多半是胃胀、嗳气、泛酸、便秘等，这都是胃肠不通、不往下降造成的。现在生活条件好了，不少人大吃大喝，肚子里塞满了东西，肠胃往往因此不畅通了，就像交通拥堵一样。这类疾病本身已是饮食不当所致，再服用药物，只会增加肠胃负担，如果我们能在此时使用简单的针灸、按摩等疗法，就非常方便、经济，而且见效也迅速。

什么穴位能解决肠胃问题

❶ 足三里穴：对肠胃疾病有双向调节作用

我在上一节已详细讲过足三里穴，这里就不重复了。大家要知道，足三里穴既是长寿保健穴，也是治疗脾胃问题的要穴，治疗肠胃的虚症和实症都可以选用这个穴位，它对肠胃疾病有双向调节作用。比如便秘时针刺此穴可以加强肠蠕动，促进排便，反过来也可以止泻。

需要注意的是，针刺、艾灸、指压按摩足三里穴都可以，但一般不在此穴刮痧或拔罐。

❷ 中脘穴：藏在肚子里的促胃动力药

中脘在腹部正中线上，肚脐眼上方 4 寸的地方。还有一个简单的找穴方法：心窝这里有一个尖尖的骨头，解剖学上叫剑突，这个剑突与肚脐眼连线的中点就是中脘。中脘的下方就是胃的幽门部，所以中脘是胃的精气反映到体表的特殊敏感点。读者朋友不妨拿手指去按一下你的中脘穴，看看是否有压痛，正常情况下应该是不痛的。若一碰中脘穴就痛得不得了，则说明脾胃功能有问题。

中脘穴有什么作用呢？它的主要作用是和胃降逆，也就是让胃里的东西往下降。胃里有东西堵着，就会有食欲不好、不想吃东西、胃痛、胃胀、呕吐、腹泻、便秘等问题。可以说，中脘穴就是藏在肚子里的促胃动力药，是真正的随身带的吗丁啉。中脘穴还有一定的健脾和强壮作用，配合足三里穴一起，效果会更好。

一般针刺中脘穴宜刺 0.5～1 寸，当然，这要根据人腹壁的厚度来调整，也可以用灸法或指压。由于治疗目的主要是通降胃腑，按摩时应该由上往下推拿，以每分钟 100 次左右，每次 5 分钟为宜。

❸ 天枢穴：促进肠蠕动，有利于排便

下面我再讲一个肠动力穴，那就是天枢穴。天枢穴很容易找，在肚脐眼左右各旁开二寸，也就是旁开两个大拇指宽的那个点，两侧对应各有一个天枢穴，其下方是小肠。

天枢的意思自然是枢纽，是人体升清降浊的交界点。前文讲过，小肠的功能之一是分清泌浊，将营养物和糟粕区分开来，天枢穴就是这个功能的敏感点。

用针强刺激天枢穴，或用手指按压、按摩，都可以促进肠子的蠕动，有利于排便，可以治疗腹胀和便秘。艾灸天枢穴可以温阳，有利于治疗虚寒性的水泻。

大家不要小看肠道功能，人体很多疾病都是由于长期排便功能不良引起的，若排便通畅则有利于各类毒素的排走，所以历代养生家很重视排便与长寿的关系，认为"欲得长生肠中清"。排便还与失眠、皮肤病如痤疮等都有关系——毒素堆积于体内，就会反应在皮肤上。因此天枢穴也可以治疗因肠胃问题引起的失眠和痤疮等皮肤问题。排便有问题的读者朋友，平时可以多多按压天枢穴。

❹ 脾俞穴：调理脾虚的重要穴位

介绍了两个胃肠动力穴位，下面我再来讲一个和脾运化有关的穴位，即脾俞穴。

脾俞穴在背部脊柱旁，找起来稍微复杂点儿，在第十一胸椎下，水平旁开一寸半的地方。第十一胸椎在哪里呢？平肩胛骨下缘是第七胸椎，再往下数四个就是。在第十一胸椎下凹陷处旁开一寸半便是脾俞穴。由于下面是胸腔，刺这个穴位要斜刺，还要刺得浅一点儿，大约半寸多一些，太深怕刺到肺，造成气胸。

脾俞穴是脾运化水谷的功能反映在体表的一个敏感点，所以刺激

这个穴位可以加强脾消化食物、运输水液和营养物的作用。

脾虚的常见症状首先是谷物不消，即患者往往有食欲差、不想吃饭、胃胀、大便溏稀或腹泻等问题，通俗地说，就是不吸收，人瘦弱。有些孩子吃得少、瘦弱、大便烂，家长平时就可以按压或艾灸孩子的脾俞穴。

其次，脾虚不运输水液，湿气容易停在体内。此时刺激脾俞穴有排湿气的作用。舌苔厚腻、易出汗、肥胖的人，可以强刺激脾俞穴。这个穴位自己不方便操作，得请别人帮忙或请针灸师来治疗。

治疗消化问题还有很多穴位可用，比如与胆囊功能有关的阳陵泉穴、与肝经有关的期门穴等，我会在后文详细讲解。

❺ 组合穴位的疗法

下面我讲讲调理消化不好的穴位配伍。其实，针灸选穴和开药方有相似之处，必须将各类穴位配合在一起，效果才会更好。

胃痛、胃胀：一般选中脘穴、足三里穴、合谷穴，儿童可配合四个手指中间的指缝做推拿。

便秘：可以选天枢穴、中脘穴、上巨虚穴（足三里穴往下三寸）。若偏于热结，可以加合谷穴；由脾肾虚引起的便秘，可以加脾俞穴、神阙穴（肚脐眼）等。

腹泻：一般选中脘穴、天枢穴、足三里穴。如果是脾肾虚引起的虚寒性腹泻，可以加脾俞穴、关元穴等，以温灸为主；如果伴呕吐，加内关穴；食积引起的腹泻，可以加下脘穴（脐上二寸）、璇玑穴（剑突下一寸）。

一个人健康与否，其中一个重要的指标就是吃得香、排得畅。要想肠胃健康，不一定非得吃药，如果不是器质性病变，完全可以不花一分钱，自己解决。本节讲的主要穴位就是让你吃嘛嘛香的"内药"。

05

生殖功能的强壮，也可以靠刺激穴位来实现

其实，人们对知识的掌握到了一定境界后，会发现许多不同领域的学问与道理是相通的，甚至人生哲学与科学原理也是一脉相承的，此时书会越读越薄。

我们常说穷人的孩子早当家，实际上，不管是穷人的孩子还是富人的孩子，遭受磨炼越多的孩子，往往能力越强。人体也一样，越是有刺激、有承重的地方，越是强壮，越能发育得好。如果一个人从小在很干净甚至无菌的环境中生活，他的免疫器官往往就发育得不强壮，长大了就容易对很多东西过敏。如果你天天跑步，给骨骼与肌肉以力量，身体分配资源就会向骨骼与肌肉倾斜，骨骼就会有力，肌肉就会结实——用进废退就是这个意思。

中医的按摩与推拿，从某方面来讲，就是人为地在某些特定的部位给予刺激与重力，从而使这些部位的功能变得强大。传统中医通过对生殖器官的刺激以增强生殖功能，就是一种模拟行为。当然，这种外界刺激与人体的适应必须在一定范围内，太轻则起不到应有的效果，太重则会导致损伤，只有适度的、渐进的刺激，才有利于功能的增强。

本节我就讲一讲，按摩哪些部位可以增强生殖功能，按摩哪些穴位有调节生殖功能的作用。

三阴交穴：不只治疗妇科疾病，还可健脾、疏肝和补肾

对生殖功能有重要作用的穴位是三阴交穴。所谓"三阴交"，就是三条足部阴经交会的一个点。中医认为，腿内侧的经脉按阴阳的属性划分，属于阴经，分别为足太阴脾经、足少阴肾经、足厥阴肝经。三阴交穴在足内踝高点上三寸，胫骨后缘。小腿与足背间内外两个高起的骨头就是踝骨，内侧高起的就是内踝骨，在那个最高点向上四横指，交胫骨后缘的那个点，就是三阴交穴。

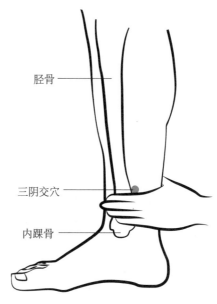

对生殖功能有重要作用的三阴交穴

三阴交顾名思义，是脾、肝、肾三条经脉的汇聚点，所以刺激三阴交穴可以一举三得，即同时健脾、疏肝和补肾。

但是，临床上三阴交穴最主要的作用还是治疗妇科疾病，许多医师把它称为"女三里"。有研究发现，用针强刺激三阴交穴，可以看到子宫和泌尿管的收缩。因此，孕妇一般不宜强刺激三阴交穴，怕引起子宫收缩，导致流产。血热或气血虚的人，若经期出血量过多，也不应刺激三阴交穴，否则会导致出血加重。相反，如果气血瘀滞，则收缩子宫有利于瘀血的排泄，如经血中黑的血块较多，且有痛经、月经不通畅等问题，便可以针刺、艾灸或指压按摩三阴交穴，从而通过子宫或附近生殖器官的收缩来改善这些器官的血液循环，就好像是给这些器官做按摩操。因此，三阴交穴可以治疗月经不调、痛经、子宫收缩无力的脱垂等。

当然三阴交穴也可以治疗男性性功能不佳、阳痿、遗精等。

女性子宫及卵巢功能的增强，间接有利于皮肤改善和延缓衰老，但有些人将三阴交穴看作治疗女性所有疾病的神穴，这样的夸大其词虽然很吸引人，但不符合实际，不可完全相信。

刺激三阴交穴还可以使肠道收缩，所以可以用来治疗肠道蠕动无力的便秘。这说明这个穴位并非仅与生殖功能相关联，刺激它可引发下腹部许多器官运动的增强，有利于改善这些器官的功能。

涌泉穴：滋补肾阴的要穴

中医很多穴位的名字都带有与水有关的字，如池、泉、溪、海等。这是因为古人认为人体内气、血、津液的流动，与大地上江河湖泊的流动是相似的，这些穴位就是气血的汇聚点。涌泉穴，就是肾经流注的一个敏感点。涌泉穴在脚底心，我们的脚趾向内弯时，足底会有一个呈"人"字形的线，这个"人"字的交叉点，便是涌泉穴。

涌泉穴是足少阴肾经的穴位，中医认为按摩或指压涌泉穴可以滋补肾阴。电影《大红灯笼高高挂》里有一个镜头，老爷在小妾房里就寝前，都要敲打足底，此举就是为了补肾。其实，按我个人理解，按摩足心的原理并没有这么玄乎，这实际上是一种跷跷板机制。人愤怒或精神亢奋时，血会往大脑走，会脸红脖子粗。如果我们在足底用力按压，或者用手掌搓足心到发烫，血液就会往下走，减少头部充血，这样就可以降低血压，减轻中枢神经的兴

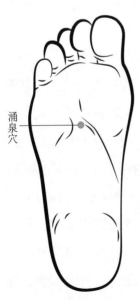

涌泉穴

滋补肾阴的涌泉穴

奋度。这就是为什么睡前用温水泡脚会睡得比较香的原因。

中医常用按摩涌泉穴的方法来治疗阳气亢的头痛、头晕、头胀等，这些症状常见于高血压病或其他疾病的热症（如咽喉痛），也可治疗高热惊厥、休克、癫痫抽筋等。如遇到急性热病，则用针刺。

我们日常保健，一般可采用按摩揉搓涌泉穴的方法。可采取坐位或盘腿坐，把双手搓热后，手掌分别紧贴脚面，搓涌泉穴 100 次。摩擦时，宜意守涌泉穴。

命门穴与肾俞穴：补肾强腰的组合穴

中医讲的督脉在脊柱内侧，一般认为它主管身体的阳气，许多重要穴位都在脊柱附近。实际上，这里大多是脊神经发出的部位，这些神经对内脏功能有重要的支配作用。

本节要介绍的命门穴，就位于第二腰椎棘突下。这个位置很好找，正好在平肚脐的位置，如果你的身材比较好，差不多就是腰最细的位置对应的棘突下。实际上命门穴附近腰神经丛生，对生殖泌尿功能有很重要的支配作用。命门穴是督脉上的穴位，再加上这附近是肾脏所在位置，所以中医认为，按摩或针刺命门穴有补肾强腰的作用：可以治疗肾虚腰痛或肾阳虚所致排尿改变，如夜尿多、尿频、排尿不畅、小儿遗尿等；对性功能低下如遗精、阳痿等，也有改善作用；同时还可治疗妇科疾病，如月经不调、白带多而清稀、性冷淡等。

命门穴水平旁开 1.5 寸的地方就是肾俞穴，作用与命门穴类似。

这两个穴可采用针刺、指压按摩或艾灸等方法进行刺激。按摩时，两个手掌的拇指放在腰间，其余四个手指放在腰背，两手掌贴于肾俞穴，中指正对命门穴，意守命门，双掌从上向下摩擦 100 次，使局部有温热感。

关元穴：改善生殖和泌尿功能

关元穴是重要的强肾穴，能改善生殖和泌尿功能，我在"强壮体质的保健穴有哪些"一节已详细介绍，此处不再重复。

男性外生殖器官的按摩法

中医认为，通过搓、抓、拿、拉外生殖器官，或在会阴部按摩揉搓，可以刺激局部血液循环，达到强肾壮元固精、延缓生殖功能老化的目的。

具体做法有：托住阴囊并抖动；拉抓睾丸或阴茎，一抓一放为一次；两手掌夹持阴茎来回搓动；还可一手托住阴部，一手来回搓摩会阴部及尾闾部。这些功法，一般每次需要重复 100 下左右。这些功法比较适合中老年人，做时要放松肌肉、意守关元，不能有邪念，要知道这纯粹是为了健身而不是其他。

女性乳房的按摩法

很多人认为丰满的乳房展现了女性身姿的美好，殊不知，这也反映了女性内分泌功能良好。中医认为，乳房的发育既与脾胃气血有关，也与肝肾有关。

按摩乳房可促进乳房发育、滋补肝肾、延缓内分泌功能老化、增强性功能、有利于孕育胎儿等。

常见的按摩法有：两手同时揉乳房正反方向或左右与上下各 50 次，也可抓乳房或捏、拉乳头，一捏一放为一次，连续 50 次。

我们要知道，增强生殖功能并不是为了纵欲行乐，而是因为生殖功能是人体最重要的基本生理功能，生殖功能健康是身体健康的重要基石。

06

小儿发热与食积的推拿法：
学几招让宝宝恢复活力

小儿最常见的疾病有感冒、发热、咳嗽、哮喘、消化不良、腹泻等。

对于这些疾病，一些药物疗法可能并不适合小儿。首先，治疗感冒发热的药，味道通常不太好，年龄太小的孩子往往不愿服药，年龄大一点儿或懂事听话的孩子可能在家长劝说下勉强喝汤药；其次，有些家长担心孩子太小，内脏发育不完善，怕伤了他的肝肾，不敢轻易或长时间给孩子服药；再次，有些孩子往往是先有食积，然后才引发感冒发热，食欲本来就不好，一吃苦的药，食欲就更差。

因此，针对小儿疾病的非药物疗法，特别受家长青睐，尤其是小儿推拿。孩子的中枢神经系统正处于发育期，体表穴位对来自外界的刺激十分敏感，使用推拿法易产生明显疗效。小儿推拿安全无副作用，家长可以自己学习、自己操作，年轻的父母学几招简便的小儿推拿，非常实用。

有的孩子高热、怕冷、无汗，家长推其天门穴、三关穴，即刻见小儿汗出热退；有的孩子呕吐，家长推其天柱骨和脾土穴，呕吐立止。这都说明孩子对推拿的刺激非常敏感，特别是三岁以内的幼儿。

小儿推拿的常用手法

在讲具体穴位前，我先简单说一下小儿推拿的常见手法。

推法：用拇指（有时也用食指、中指）的指腹面，在选定的穴位上做直线上下推动，称"直推法"；用双手拇指腹面由同一穴位起向两端分开推，称"分推法"。

揉法：用指端（拇指、食指、中指均可）或掌根，在选定的穴位上贴住皮肤，带动皮肉筋脉做旋转回环活动，称"揉法"。治疗部位面积小的用指端揉，面积大的用掌根揉。

捏脊法：捏脊要双手操作，提拿皮肤主要用拇指和食指，双手的中指、无名指和小指屈起来握成半拳状即可。食指半屈，拇指伸直对准食指前半段，顶住患儿皮肤，拇指、食指前移，提拿皮肉，自尾椎两旁双手交替向前，推动至大椎两旁。这个方法主要用于小儿食欲差、消瘦，即小儿疳积。

如果还是不清楚如何操作，可以在网络上搜一下小儿捏脊法的视频。

治疗小儿发热的常用穴位

治疗小儿发热，首先要搞清楚病因，是普通感冒，还是流感，抑或肺炎、肠炎等，现在小儿患白血病的也不少见，除此之外，还有一些其他罕见病。这里主要指呼吸道或肠道炎症引起的发热，在没有明显的其他严重并发症的情况下，推拿法可以作为一个有效的辅助手段，如果病情为轻中度或孩子比较敏感的话，也可以不服药。

家长首先要分清孩子的发热是属于表寒还是属于内热。如果孩子着凉、鼻塞，发热时不出汗、怕冷、舌头和嘴唇不是很红，那多半是表寒；如果有上述症状，但舌头红、高热，就属于表寒内热；如果孩子高热、汗出、咽痛、舌红，则属于内热。为什么要区分得这么清楚呢？因为这会影响推拿穴位的选择和操作手法，小儿推拿中有散寒发表出汗和清热的不同推拿法。

"推上三关，代却麻黄肉桂。退下六腑，替来滑石羚羊。水底捞月，便是黄连犀角"，这里说的"三关""六腑""水底捞月"都指穴位，下面我具体介绍一下。

❶ 六腑穴：清热退烧的要穴

六腑穴在前臂的后侧。我们的手臂贴着身体自然下垂，手臂前面的一侧称为桡侧，后面的一侧称为尺侧，也就是小拇指的那一边为尺骨侧。我们的前臂尺侧边缘，自腕横纹直上至肘横纹成一条直线，就是六腑穴。可以看出，这个穴位不是一个点，而是一条线。

这个穴位有清热的作用，可以治疗小儿高热汗出，按照夏禹铸的说法，推拿这个穴位可以取得服用羚羊角的功效——羚羊角粉是名贵的退热药。但是，推拿这个穴位不适合特别虚弱的孩子。

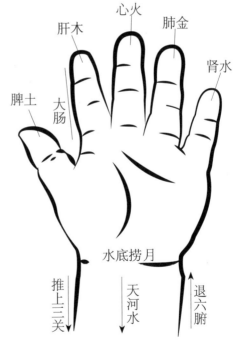

散寒发表出汗和清热的不同穴位

刺激这个穴位主要用推法，要注意推的方向不能弄反，要从肘部推向腕部，视具体情况推 100～500 次为宜，每天可推两三回。因为这个手法是由上往下推，所以又称"退下六腑法"。

❷ 天河水穴：主治外感发热、烦躁

天河水穴在前臂的内侧正中，掌侧腕横纹中点直至肘横纹中点连成一条线，这个穴位也是一条线。

天河水穴有清热退烧的作用，主要治疗小儿外感发热、烦躁。

治疗时一般用推法。家长用拇指指腹，如果孩子年龄大，也可以用几个手指并拢后推，推的时候从腕向上推到肘部，稍用力，一般推 100～500 次为一回。

❸ 大椎穴：有清热退烧之效

大椎穴在"强壮体质的保健穴有哪些"一节中已有介绍。

推拿法或刮痧法，特别是刮痧或用三棱针放血，有很好的退热作用，这也可用于成人。

如果孩子太小，不宜刮痧或放血，可以用捏脊法。用中指和食指沿着孩子脊柱由上往下，推到尾骨处，有清热退烧的作用。

❹ 三关穴：有散寒解表发汗之效用

三关穴在前臂桡侧边缘，自腕横纹直上至肘横纹成一条直线。

三关穴主要有散寒解表发汗的作用，它是个温阳的热性穴位，以前的儿科医书上说这个穴位可以代替麻黄、肉桂等发汗的热药。因此，本穴位主要治疗小儿外感发热无汗的表寒或表寒里热。

治疗时推的方向是从腕向上推到肘部，一般推 200～500 次为一回。

❺ 天门穴：发表解热、发汗、止头痛之穴

天门穴又名天庭，自两眉中点印堂至前发际成一直线。

相术说一个人"天庭饱满，地阁方圆"，实际上是说这个人的骨骼发育完善，先天比较足，身体的元气比较充沛——虽然一个人的命运与外形有一定的关系，但并非完全由外形决定。

天门穴的作用与三关穴相近，是一个发表解热、发汗、止头痛的穴位。

可以用中指或拇指来推天门穴，一般以100～200次为宜。从印堂往两边的眉弓成一线，是坎宫穴，也有类似作用，可以采用同样的手法推拿。

退烧的穴位还有很多，如曲池穴、合谷穴、耳尖穴等，这里就不一一介绍了，有兴趣的家长可以找专门的小儿推拿书来学习。

治疗小儿腹泻、食积的常见穴位

小儿腹泻的常见原因是食积，也就是吃多了，还有可能是受寒贪凉、食物不洁净等。脾胃弱、消化差的孩子，更易消化不良。健脾止泻的穴位，我在前文已有介绍，即可以按压足三里穴、中脘穴、天枢穴、脾俞穴等。下面我介绍四个治疗腹泻、食积的小儿推拿常用穴位。

❶ 板门穴：可治食积呕吐、腹泻

板门穴位于手掌大鱼际隆起的地方。

推板门穴可以起到健脾、消食化积、止呕、止泻的作用，对小儿食积呕吐或腹泻都有很好的作用。

家长左手握住孩子的手指，用右手拇指按揉板门穴。按揉时，顺时针或逆时针都行。也可使用推法，由拇指指根推向腕横纹可止泻，由腕横纹推向拇指指根能止呕。一般来说，由远处向近处推都是补，由近处向远处推是泻。每回推 100～200 次。

❷ 脾土穴：可治腹泻、呕吐、便秘、食欲差

拇指的指腹有指纹那一面，就是脾土穴的位置。

按揉脾土穴有健脾的作用，可治疗小儿腹泻、呕吐、便秘、食欲差等问题。一般用推法，每回推 200～500 次。

❸ 大肠穴：可治食积、腹泻

大肠穴的位置自食指端桡侧边缘至虎口成一直线。

推拿大肠穴，可治食积、腹泻等问题。每回推 100～300 次。

❹ 七节骨穴：可防治小儿腹泻、便秘

七节骨穴就是自命门穴到尾椎骨端（长强穴）所形成的一条直线。

推七节骨穴可防治小儿腹泻，也可治便秘。用指腹由上往下推，可治便秘；由下往上推，可治腹泻。与摩腹、揉脐（神阙穴）结合起来，效果更好。

07

点击快乐之门：
抑郁、焦躁、失眠的穴位按摩法

"人有悲欢离合，月有阴晴圆缺，此事古难全。"近些年来，社会和经济处于急剧变革分化阶段，每个人的心情都会随着这些外界的变化而波动。其实，出现心理和精神的问题很正常，并不可怕，可怕的是错误地对待这些问题。

我曾遇到过一位患者，她情绪低落、失眠，之前有位医生随意地说了句她可能是抑郁症，结果她为了确认自己是不是抑郁症而看了十几位医生，因为她认为抑郁症是治不好的。

俗话说"心病还须心药医"，但这个心药就如指间的沙，抓得越紧，丢失得越多。只有将心理问题当作感冒、胃痛一样，理性客观地处理，才能有效地解决。治疗这种疾病，除了要依靠心理疏导和来自家庭、社会的关爱外，也可以采用药物、食物、针灸等方法。本章我就讲讲如何用针灸或按摩指压等办法来调节情绪。

抑郁、焦躁、失眠与体质的关系

从中医的体质理论来看，郁滞体质或者说肝气郁结的人容易患抑郁症，这类人往往兼有血瘀或阳气虚。

痰浊体质的人胆小，易心慌、失眠，常常容易被误诊为抑郁症。而这类痰浊体质之人因为胆小，被诊断结果吓到后，病情更易加重。

心脾两虚或心肾阳虚之人的心理抑郁，实际上是因为他们极度疲劳、睡眠欠佳、兴致不高；而狂躁、易动怒、失眠、多梦、舌红的人，多半是肝火旺血热。

对待不同原因的情绪问题，应该选用不同的穴位和治疗手段。

内关穴：宁心安神、理气止痛之穴

内关穴是治疗心脏疾病的重要穴位。内关穴很好找，在手前臂内侧正中两条肌腱间，腕横纹上 2 寸。

中医认为，内关穴有宁心安神、理气止痛的作用。从现代研究来看，这个穴位下有丰富的神经行走，刺激内关穴可以使胸腔内的血管及肌肉舒张，从而使管腔内气体或血液的流动更通畅，特别是对心脏本身的缺血有很好的治疗作用。若心脏缺血，便会出现胸闷、

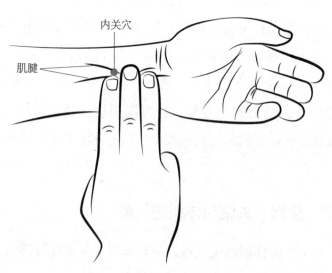

内关穴

肌腱

宁心安神、理气止痛的内关穴

胸痛、心悸、心慌、睡眠障碍、心律不齐、情绪不稳等症状。刺激内关穴，心率过快的可以变慢，心率过慢的可以变快，其原理都是因为改善了血管的缺血。

内关穴还可以治疗呃逆，也就是俗话说的打嗝儿。这种情况本质上是食管及膈肌痉挛造成的，刺激内关穴可以解除肌肉的痉挛，也就是前文讲过的跷跷板效应。按内关穴可治晕车，也是同样的原理。

刺激内关穴适用于治疗肝气郁结、心脾两虚的抑郁、失眠等问题，对痰浊阻滞也有一定效果，但对血热火旺引起的症状则效果不太理想。

可以用针刺或手指按压内关穴，针刺时要注意避开血管，指压则每次按3～5分钟。

太冲穴：调节肝经郁火最重要的穴位之一

很多人都会遇到心里愤怒、抓狂却又不能发泄的情况，也就是生闷气，这就是中医说的肝经郁火。肝经郁火时间久了，会引发很多疾病，如头痛、头晕、抑郁、焦虑、失眠、血压高、甲状腺炎及结节、乳腺肿块、月经不调、痛经、不孕不育等。

太冲穴是调节肝经郁火最重要的穴位之一，这个穴位的名字与它所治的适应证很匹配——太冲穴可治有火冲不出，有冲刷积聚的肝经郁火的作用。太冲穴位于大脚趾和第二个脚趾之间的缝隙向上1.5寸的凹陷处，其实就是两个脚趾交叉连接的凹陷处。

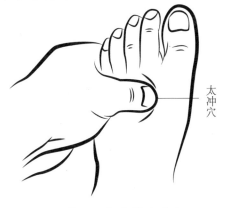

太冲穴

调节肝经郁火的太冲穴

可以说，太冲穴是位于脚背上的加味逍遥丸，是随身携带的四逆散。有些脾气很坏的人总想找别人出气，我看还是揉按一下太冲穴比较稳妥，每次按5～10分钟即可。也可以用推的手法，向下往大脚趾的趾缝方向推，同样有泻肝火的作用。

期门穴：治疗生气所致乳房胀

人生气后最常见的症状之一就是胸胀、胸闷，女性则体现为乳房胀。治疗这些症状有一个重要的穴位——期门穴，它有疏肝理气的作用。期门穴位于胸部，就是沿乳头直线垂直往下，数两个肋骨的下肋间隙处，这是肝经气血出入处的敏感点。期门穴可以治疗肝经局部问题，如胸胀、胸痛、唉声叹气、抑郁、易怒，或伴有脾虚的消化不良、肚子胀痛、嗳气等。

期门穴下面是肺脏，如果用针刺，一般要斜刺，且不宜深刺，还可以按摩或指压。气不顺的人，可以多按按期门穴。

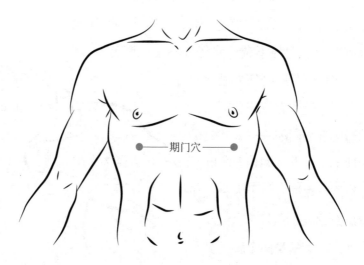

期门穴

疏肝理气的期门穴

由于身体左侧的期门穴下方距离肝胆很近，针刺期门穴对肝胆疾病如肝炎、肝囊肿等，也有较好的治疗效果。

膻中穴：可治呼吸系统、心血管系统疾病

大猩猩愤怒时会用上肢敲打自己胸部正中，其实人类也一样：生气时人类也会拍打胸脯；而在害怕或遇到陌生人时，人类会双手交叉护于胸前；遇到亲人时，人类则会张开怀抱。这些行为都与胸腔后有心脏有关。

中医认为，胸骨正中有一个穴位叫膻中穴，就在两个乳头连线的中点。道家认为这个穴位是中丹田，是胸部最重要的穴位。"膻"这个字一般读 shān，就是我们说羊肉有膻味的那个意思；但作穴位时读 dàn，不过在中医界，大家约定俗成读作 tán。《黄帝内经》言"膻中者，臣使之官，喜乐出焉"，就是说这个穴位跟喜乐有关。

现代研究发现，刺激膻中穴可松弛胸腔内平滑肌、扩张冠状血管，按中医的说法，就是理气活血，这一点与内关穴相似。膻中穴可以治疗呼吸系统的哮喘、咳嗽，心血管系统的胸闷、心悸、心烦、心绞痛等病症。刺激膻中穴后，有的人当时就会觉得胸部舒畅宽松，所以膻中穴改善情绪是通过疏通胸部的气血来实现的。

按揉膻中穴，每次 3～5 分钟即可，也可以艾灸膻中穴，或者在三伏天于穴位上贴药物贴。

百会穴及四神聪：升提阳气、开窍醒脑

前文讲过，刺激脚底心的涌泉穴可以让上部的血液往下走，从而降低血压、抑制中枢以安神。那么刺激头顶呢？刺激头顶部可以使

血液往上走，升高血压，改善脑部的血液供应，有开窍、醒脑、提神的作用。可以看出，刺激脚底和刺激头顶，一个降，一个升，一个安神，一个醒神。百会穴就在头顶部位，在头部前后正中线与两个耳尖连线的交叉点。刺激百会穴有升提阳气、开窍醒脑的作用。

什么叫升提阳气呢？中医认为，人乏力、内脏下垂、脱肛、头晕，都是由于阳气不能把血液送到头部的大脑，类似于现代医学所说的低血压或脑供血不足。有的人血压虽然按标准是正常的，但是却处于临界值的下限，比如高压是 90～100mmHg，低压在 60mmHg 左右。这类人往往提不起精神、食欲偏差、怕冷、比较瘦，属于血液循环偏慢，按中医的说法，就是阳气升提不足。有大量的报道证明，刺激或艾灸百会穴，可以治疗低血压。

因此，以百会穴治疗心血不足、心肾阳虚、脑部缺血或供血不佳引起的精神心理问题更适宜。还可以通过百会穴治疗抑郁、焦虑、失眠、健忘等问题。也有人用百会穴来治疗癫痫和阿尔茨海默病，因为这些疾病的缓解也与改善血液供应有关。

那么，是否高血压患者就不能用百会穴了？虽然有报道说，百会穴有升压和降压的双向作用，但单纯针刺，降压效果一般。治疗高血压，一般不用温针或艾灸百会穴，而是在百会穴放血或强刺激，让阳气在这个点发泄掉。这与大椎穴放血可以退烧，温灸可以壮阳的原理是相似的。

据《新唐书》记载，唐高宗李治有一次在欣赏歌舞时，突然头痛、头晕、眼花，就叫来擅长针灸的御医秦鸣鹤。秦鸣鹤诊断李治为风邪上攻（类似于现代的高血压病），在百会穴上少量放血后，李治马上眼睛亮了，头也不晕了。秦鸣鹤还是蛮厉害的，敢在帝王的头上放血。

百会穴前后左右各一寸的地方还有四个穴位，叫四神聪穴，其治疗效果与百会相似。

可以调节情绪与改善睡眠的穴位，还有涌泉、印堂、安眠、太溪等穴，读者朋友可以自行找来研究。

　　要开心，先理血，心血相连。在中医看来，情绪问题多半是血及血管的问题，总结起来无非是血不足、有瘀堵，或是血中热毒太盛。而上述不同穴位的治疗方法就是根据这些原理达到治疗效果的。

神门穴：清心火之穴

　　神门穴位于腕掌侧横纹尺侧端，尺侧腕屈肌腱的桡侧凹陷处。

　　神门穴有清心火的作用。按摩或针刺神门穴的作用与内关穴类似，可以治疗心绞痛、失眠及精神心理疾病等。下次你睡不着，就不要数羊了，不妨按揉一下这个神门穴。

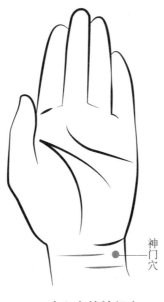

神门穴

清心火的神门穴

08

肥胖、湿气重，针刺穴位管用吗

你要是问我，针刺穴位能不能减肥，我会坦率地告诉你，能够减肥，但作用有限。所谓"作用有限"，一是减肥的效果没有你想象中的那么好，二是如果不结合运动和饮食控制，就很容易反弹。

那为什么我还是要讲针刺穴位这个减肥方法呢？因为针刺减肥有其特点，一是它与运动、控制饮食结合起来，效果会更好，也就是说，同样跑步一小时或少吃半碗米饭，再加上针刺，体重会下降得更快；二是针刺减肥方便无副作用，既不伤关节，也不用忍饥挨饿；三是它可以调节人体的整体机能与内分泌，有控制饮食与运动不可替代的作用——不只减体重，而且能让你更健康。因此，本节我就来讲讲针刺穴位减肥的那点儿事。

肥胖分为继发性肥胖和单纯性肥胖。继发性肥胖就是由其他原发疾病引起的肥胖，比如内分泌疾病，这种人要减肥，必须先治疗原发疾病。各种原发疾病的治疗方法讲起来比较复杂，故本节主要谈单纯性肥胖。

在讲解减肥方法之前，我们要先明确一个问题：什么样的人才需要减肥呢？

国际上有一个简单的体重指数计算方法，即以体重除以身高的平方，体重以千克数计，身高以米数计。中国人体重指数的正常范围在 18～24 之间，低于或超过这个数值就是不正常了。24～28 是超重，28 以上就是肥胖了。一般情况下，身高 1.7 米的人体重超过 70 公斤就是超重，超过 80 公斤就近乎肥胖了。

由胖到瘦有几条路

世上最折磨人的事，并不是你很胖，而是你有一颗减肥的心却又有一张吃货的嘴，而且减肥的心总是输给吃货的嘴。

体重问题其实就是一个能量失衡的问题，身上的每一斤肉都是从嘴里吃进去的，根据这个原理，瘦下去也有很多途径：一是抑制食欲。二是增加燃烧，让身体的基础代谢增加（燃烧产生能量以供生理和体温的需求，就是基础代谢）。针刺穴位，通过调节内分泌增加基础代谢就是这个原理。三是通过运动加速代谢。四是排泄掉，有些穴位可以促进排便和利尿。

针刺减肥并不是知道几个穴位以后扎一下那么简单，它必须有主穴和配穴，治疗时还要根据体质来选择不同的配穴，才能使效果更理想。从临床观察来看，热积体质、痰湿兼脾虚体质和阳虚体质之人比较容易肥胖。这些体质的判断，可以翻看一下"体质养生"一章的内容。

减肥的主穴有哪些

减肥的主要穴位是足三里穴、三阴交穴、上巨虚穴、天枢穴、关元穴等。

足三里穴有健脾和胃的作用，是个保健穴，对改善消化和代谢有重要作用；三阴交穴是重要的内分泌穴；天枢穴有促进肠道蠕动的作用。

这些穴位的位置，在前几节已经讲过了，只有上巨虚穴是第一次讲，这个穴位的位置就在足三里穴下三寸（也就是四横指），它是个调节肠道的穴位。

热积体质之人减肥的配穴

热积体质之人容易便秘，所以要配合一些加强肠道排泄和清热的穴位，曲池穴、内庭穴、大横穴等穴位就很合适。

❶ 曲池穴：可清表热兼里热

我们把前臂往里曲，与后臂交界处会产生一条皱纹，这条皱纹的末端就是曲池穴。中医认为曲池穴是个清热的穴位，既可以清表热，治疗如伤风感冒、发热、咽喉痛等症状，也可以清内脏的里热，治疗大肠有热的热积便秘，还可以治肝火旺的头痛、眼睛红等。此外，眼睛不好的人也可以刺激这个穴位进行治疗。

合谷穴也有类似的通便泻热作用，这个穴位在手背第一掌骨和第二掌骨之间，偏于第二掌骨的中点。

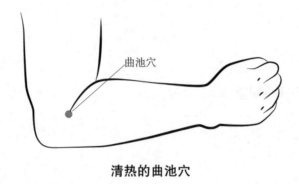

清热的曲池穴

❷ 内庭穴：可泻胃火

内庭穴在足背部，位于第二趾、三趾的趾缝间赤白肉交接处，是个泻胃火的穴位。什么样的人有胃火呢？这种人往往食欲特别旺盛、口臭、泛酸、牙龈肿痛或出血、大便偏硬或便秘、舌头偏红。多数肥胖的人食欲都非常好，内庭穴就有一定的抑制食欲的作用。

凡是泻火的穴位一般都需要强刺激，用三棱针刺后放少量的血，效果更好。有针灸师在内庭穴放血，再加上压耳朵上的饥点，可以达到与西药中抑制食欲的减肥药芬氟拉明相近的效果，但这种针刺的方法没有西药的副反应。

如果你想让自己少吃点儿，就可以刺激内庭穴。

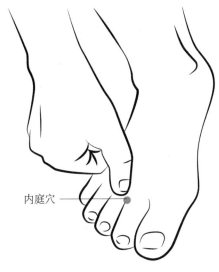

内庭穴

泻胃火的内庭穴

痰湿体质之人减肥的配穴

痰湿体质之人往往身体内油脂较多，血脂容易高，体内水液容易潴留，所以要用到化痰消脂和利尿的穴位。

❶ 丰隆穴：化痰降血脂的要穴

丰隆穴在小腿的外侧上，这个穴有点儿难找。首先你要找到膝盖骨，在膝盖骨的外下方有个凹陷处叫外膝眼，然后找到外踝骨尖，这两个点连成一条直线，直线的中点就是丰隆穴，距离胫骨前缘两横指。其实有经验的中医不会这么找，他摸一下这个位置的凹处就能感觉到：脚背往小腿方向跷，这里是凹陷的；脚背向后挺，这里有肌肉鼓起来。这个地方就是丰隆穴。

中医的痰浊指包括脂肪、糖等在体内的过多堆积。现代研究发现，丰隆穴有很好的降血脂作用，而肥胖的人有不少伴有高脂血症。古人最先发现的是丰隆穴可治头痛和癫痫，实际上，引起头痛和癫痫的原因有很多，后来才发现这个穴位对痰浊引起的头痛和癫痫比较有疗效，从而逐渐推广开来。痰湿体质之人平时可以多按压丰隆穴。

❷ 水分穴：排除体内湿气之穴

水分穴很好找，在肚脐眼上一寸。顾名思义，水分穴就是个利湿穴，有利于排除体内的湿气和排尿。这个穴位通常可配水道穴，水道穴在关元穴水平方向旁开二寸的地方。

其实许多胖人不只是脂肪比普通人多，他们体内的水分也比正常

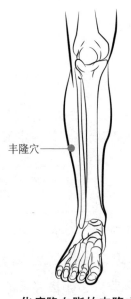

化痰降血脂的丰隆穴

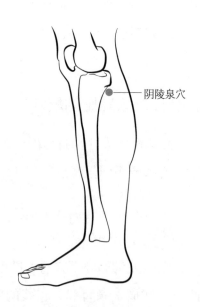

健脾利湿的阴陵泉穴

丰隆穴

阴陵泉穴

体质的人高，所以利尿和排湿，同样可以帮他们减轻体重。这种人往往大便是不成形的、溏稀的，舌头胖大而有齿痕。一旦将体内多余的水分去除了，那么大便也就成形了，因此水分穴也可以治腹泻。

❸ 阴陵泉穴：健脾利湿之穴

阴陵泉穴有健脾利湿的作用。找这个穴位很简单，在小腿内侧沿着胫骨边缘往上，到了拐弯地方的凹陷处，就是阴陵泉穴。

脾虚的人还可以加脾俞穴、中脘穴等，这两个穴位在讲调理肠胃的穴位时已讲过。

减肥的耳穴

中医认为，每一个局部都包含整体的信息，比如耳朵上就有联系五脏六腑的穴位。针灸师们临床发现，针刺穴位与耳针结合起来，减肥效果更好。所谓"耳针"并不是真的针刺，而是把一种中药的种子——王不留行——用胶布固定在穴位上，然后用手来压这粒种子。这个种子可以在药店买到，也有的地方卖这种已经粘好了种子的胶布，方便大众使用。

减肥最常用的耳穴是饥点耳穴、内分泌穴、神门穴（与腕掌侧的神门穴不是同一穴位）和交感穴。

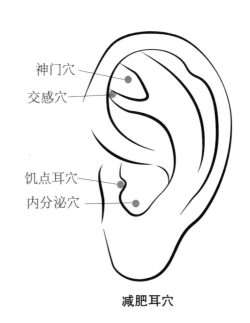

减肥耳穴

使用时只要在耳部固定好的胶布上有种子的地方使劲压，压到痛得快不能忍受的程度即可。每次按压三秒，再松三秒，这样反复做五分钟，一天可做数次。饥饿时不妨多压一下，一则可以抑制食欲，二来也可以提醒自己在减肥。一般三四天换一次耳针。

针刺减肥一般需要强刺激，由于肥胖的人脂肪层厚，针往往需要刺入较深。按压穴位虽有一定的效果，但最好还是去医院，结合电针或埋线，效果才更为理想。

肥胖问题是个复杂的问题，大家可以结合第八章"妇科保健"中"不同原因的胖，要用不同的减肥方法"那一节的内容进行综合调理。

第十二章

房事养生

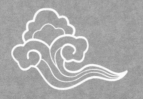

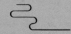

　　所谓"房事养生",就是根据个人年龄、健康状况和体质特点,采取合理健康的性行为,以达到防病保健,维护家庭幸福和社会稳定的作用。

　　中医书籍中探讨房中术,主要是为了保障夫妻的健康与子代的正常发育。因此,本节有关房中术的讲解,也主要是以增进夫妻情感、保障夫妻健康,以及孕育健康的子代为目的,希望读者能够正确对待。

01
古代中医眼中的性生活

可能很多人小时候都问过父母："我是从哪儿来的？"有的父母可能会说："你是从胳肢窝里钻出来的。"这样的笑话反映的是大人认为这个话题儿童不宜。但这个儿童不宜的话题，一些成年人也未必就完全明白。作为从事临床工作三十几年的中医，我发现相当多的健康问题都与性生活密切相关，有时甚至关系重大，比如胎儿发育的好坏就与性生活和受孕有密切联系。

曾经有一位女性反复流产，我发现她有明显的肾精不足症状，建议她半年内不要有性生活，同时服用补肾的中药。但她不久后又怀孕了，由于有流产的征兆，所以她服用了各种保胎药，结果她终于保住了胎儿，可是她生出的孩子却是脑瘫儿，终生不能行走。孩子现在已经十多岁了，这位母亲每次看见孩子不良于行的样子，都忍不住流泪。每次在门诊遇到情况类似的孩子，我也与他们的家长一样，极其痛心。

所以说，性生活不仅给人带来快乐，更重要的是，其对夫妻和睦、子代健康和家庭幸福有非比寻常的意义。

所谓"房事养生"，就是根据个人年龄、健康状况和体质特点，采取合理健康的性行为，以达到防病保健，维护家庭幸福和社会稳定的作用。

由于汉以后封建礼教及儒家思想的束缚，我国性学及性医学相关知识的普及和教育，遇到了来自社会礼教和习俗的偏见、误解和阻碍，人们不能很好地正确对待它。有的人把正常的性保健教育看成伤风败俗的诲淫，以致正确的性学保健知识的缺乏，最终导致不正确的，甚至是有害的内容在暗处传播。

性是人的本能，如同吃饭一样，是件再自然不过的事。鲁迅曾说过一句颇为深刻的话，"譬如勇士，也战斗，也休息，也饮食，自然也性交"。但是要像谈论吃饭那样谈论性生活，像谈论心、肝、脾、肺、肾等器官一样谈论阴茎、睾丸、阴道、子宫，却是十分难为情的事情。这涉及人的观念、社会伦理问题及人类天然的羞耻感。可以说，性保健教育是健康教育领域十分薄弱的环节。

我国是世界上未婚女性人工流产率最高的国家。人工流产对女性健康有着巨大的损害，对她们未来的生育也有不良影响。可以想见，在我国普及基本的性教育的需求是多么迫切。

可能很多人不知道，中国两三千年前对待性生活的态度是非常开明的，有许多专门研究性生活（当时称为"房中术"）的专家和专著，在这些著作中，谈论性器官就像谈论脾和胃一样自然。马王堆三号汉墓出土的一些竹简中，就有许多性学方面的专著，如《天下至道谈》《合阴阳》《十问》等。从这些书名可以看出，当时已把男女做爱看作天下最重要的道之一，表明了那个年代性学之兴盛。虽然这些著作中有关采阴补阳的思想是不可取的，这与道士将房事作为修道的途径之一有关，但除此之外，还有相当多的内容与现代性医学观点基本一致。

有位非常著名的房中术专家叫容成，他有一本房中术著作《容成阴道》，这里的"阴道"，并不专指生殖器官，古时把性爱称为接阴，有关性生活的知识，即为接阴之道，即房中术的一些规律。有专家认为，《十问》就是黄帝与容成问答对话的内容，这些内容可能就被收入了《容成阴道》中。还有务成、子都等房中术专家，甚至还有两位女性房中术专家——素女、玄女，她们的著作分别叫《素女经》《玄女经》。这些书虽然基本都失传了，但内容散见于一本叫《医心方》的医学书中，有人把有关的内容一条条重新摘录出来，使当代人能够看到古人有关性学方面的理解。

综合各类著作，大致有以下内容。

房事是人的自然欲望

男女过性生活是一件自然的事，中国古人并不认为这是罪过或羞耻的事。告子说"食、色，性也"，《礼记》说"饮食男女，人之大欲存焉"。他们的意思都是说性欲和食欲一样，是人的基本生理需求，是人的基本属性之一。

房事符合阴阳之道

中医将性事放在天地之道下审视，而天地之间最大的道便是阴阳之道。为什么中医要将男女房事与阴阳之道等同起来呢？那是因为古人认为天为阳，地为阴，天地阴阳的交会化生了世界的万物。什么叫天地阴阳交会呢？阳光提供能量与动力，土地提供滋养的物质基础，如此万物方能生长。古人甚至认为，天上的太阳洒下阳光，地上的水蒸腾向上化为云，云遇冷后化为雨，雨又灌溉土地，这也是天地间的阴阳交会。

《黄帝内经》说"清阳为天，浊阴为地。地气上为云，天气下为雨"，至今，文学作品中还将男女房事比喻为云雨之情。古人认为男为阳，女为阴，男女交合是天地阴阳在人身体上的体现，男女阴阳交合才能繁衍后代，与天地阴阳交会化生万物是同一道理。

因此，房事技巧与动作、房事频率、房事地点与时间的选择，都是基于这些原理而展开的。《素女经》中说"天地有开合，阴阳有施化。人法阴阳，随四时"。《玉房秘诀》中说"男女相成，犹天地相生也。天地得交会之道，故无终竟之限"。《黄帝内经》甚至认为，除了繁衍后代，掌握房事之道还是调理自身阴阳最为关键的内容之一。

男女房事的生理基础

《黄帝内经》的《上古天真论》篇谈到，人肾中的精气，是由幼年的未充盈，至青壮年的完备，再到老年的衰竭。在这一变化过程中，女子以七岁为一个基数，男子以八岁为一个基数。女子二七（十四周岁）时因为一种特殊的物质——天癸——的产生，而有了月经，也就有了怀孕的可能；到了三七（二十一周岁）时，肾中精气才完备，身体才足够强壮，这与《中华人民共和国婚姻法》规定的法定结婚年龄接近；到了七七（四十九周岁）时，天癸这种特殊物质消耗尽了，所以就绝经了，不能怀孕了。而男子二八（十六周岁）时才可能有子，三八（二十四周岁）时肾中精气完备，八八（六十四周岁）时天癸消耗尽了，不能有子了。《黄帝内经》认为，肾中的精气是接受了五脏六腑之精气而储藏的，所以五脏健康、精气充足，才可以泻精。

中医认为房事需要五脏的配合才能正常完成。肾中精气是使性器官发育和保持正常性能力的原始物质基础和动力，中医称之为"元阴""元阳"；而心主管血脉与神志，性生活也涉及情感、心理等神志的内容；生殖器官的兴奋与局部的血液循环加速有关，而肝脏与血管及筋的收缩舒张有关，故射精、生殖道分泌液的分泌都与肝的疏通和宣泄有关。

合理的房事有利于健康和优生

传统的房中术研究，特别是道士将房中术作为修道的途径之一，主要目的不是追求淫乐，而是通过房事来保健。虽然其中的采阴补阳、返精还脑等理念是不应该提倡的，但除此之外涉及的一些内容，恰是可供现代医学研究采信的。

比如强调男女双方都应该在有性欲时进行性生活；性生活时应该互相嬉戏，生殖器官要达到兴奋状态才进行交合；要配合按摩、呼吸、意念的导引（类似于气功），这个可能一般人不太愿意接受；男方不应过于仓促粗暴，不要频繁地泄精，要让女方也产生快感；等等。同时还提倡男子在房事后应服用补肾食物，如动物的性器官、昆虫、某些种子等，来预防性器官的老化。

中国古代的性学著作中还有一些特殊的内容，那便是认为性生活的质量与合理与否，与所孕育的后代的健康、寿命、相貌、性格等均有关系。比如受孕前的性爱频率，性爱时的姿势与导引法，性爱发生的时间，性爱时的节气与环境，性爱前的饮食及是否饮酒等，都被认为会影响子代的发育生长，这就涉及优生的内容——父母那几分钟的时机选择，很可能会影响宝宝一辈子的体质。

02

长期没有性生活，易致什么病

清朝有一位非常厉害的医生，叫徐灵胎。有一天，他接诊了一位叫汪令闻的商人，这个人做生意很专注，满脑子都是如何赚钱，多年不回家。他找徐医生看病，是因为晚上睡不着觉，还自述气短、头上特别容易出汗。徐灵胎发现患者的脉非常有力且洪数，特别是上部的脉象更明显，就问他最近吃了什么热性的药没有。汪令闻说："我以为自己体虚，吃了好多人参。"还说自己十年不近女色了。徐灵胎说："你是阳气太旺，得不到宣泄，导致心火太旺，才出现这些症状的。"汪令闻就让徐灵胎开药，徐灵胎没开一味药，只是劝他回家与自己老婆过夫妻生活。结果第二天汪令闻的失眠、汗出、气喘就好了。这个徐灵胎真是很厉害，不知道现在还有没有医生给人治失眠时不开药，而是劝患者回家过夫妻生活的。

让我们将时间再往前调。西汉时期有一位大名鼎鼎的医生淳于意，人称仓公，他的医术与扁鹊一样了不起，在《史记》中他与扁鹊齐名。有一天，淳于意被济北王请去为他家的一个侍女看病。这个侍女得了腰背痛，伴有发热，看了许多医生，这些医生认为是感受邪气的寒热病（相当于现在的细菌感染性炎症）。淳于意给这个侍女号脉，发现她的脉细涩不流畅，而且脉律不齐，断定她体内血脉有瘀阻，就问她月经情况。这个侍女说自己月经延期了。淳于意推断，她的腰背痛、寒热病与经血不能正常排出有关，便通过熏灸加上外用药温通她的血脉。治疗后，患者的月经很快就来了，腰背痛与寒热病也消失了。济北王就问淳于意这个病的病根是什么，淳于意答"病得之欲男子而不可得也"——得了相思病，导致气血郁结，月经不畅。

适当的、满意的性生活，可宣发阳气、疏通气血

从这两个医案中，我们可以验证前一节中对房事相关中医理论的解释。中医认为，适当的、满意的性生活有宣发阳气，疏通气、血、津液，调节情绪，解除郁闷等作用，这是任何药物都不可替代的。一个健康的成年人强行抑制性生活，会导致阳气闭塞于体内，阳气就会化热成热毒，气、血、津液不流通，就会出现血瘀、痰浊、肿块等。性学著作《十问》指出："胶气菀闭，百脉生疾。"精气不能正常排泄，全身的脉道不通，就会产生各种疾病。

可能有人会说自己就是不想那种事，如果你真的没有那种想法，那有两种可能：一种情况是你的身体可能有某方面的问题，另一种情况是你是一个了不得的高人。对此，名医孙思邈的说法很精彩："男不可无女，女不可无男。无女则意动，意动则神劳，神劳则损寿。若念真正无可思者，则大佳长生也，然而万无一有。强抑郁闭之，难持易失，使人漏精尿浊，以致鬼交之病，损一而当百也。"

从现代医学的角度来看，健康的、满意的性生活，不但可以促使心跳、呼吸和血液循环加快，有利于各个器官血液供应的改善和代谢废物的排泄，而且充满激情的性高潮可以使身体产生大量神经递质和激素，这些物质有利于延缓组织老化。此外，让身心有愉快感觉的激素还有助于舒缓精神压力和焦虑。

可以说，健康合理的性生活，可以让人容光焕发、光彩照人、精神饱满。令人满意的性生活，胜过昂贵的化妆品。《玄女经》就说"阳得阴而化，阴得阳而通……二气交精……色如华英"。

长期没有性生活，可造成哪些影响健康的问题

❶ 热毒疮疡

压抑性需求，可使阳气郁闭于体内，阳气性质属热，阳气有余，即为热邪。这个热邪聚于局部，可灼伤肌肤致腐烂，发为疖子、疮等化脓性皮肤病。有些小青年满脸痤疮，结婚后痤疮就消失了，这就是阳气得到宣发的结果。有些人的性压抑，甚至可以诱发生殖系统局部的炎症，一定要注意这方面的问题。

❷ 肿瘤

中医认为，健康而充满激情的性生活，可以加快全身血液流动、津液分泌，有利于疏通瘀滞。长期没有性生活，会让人的血脉壅滞，日久就可能会形成肿块，比如子宫肌瘤、卵巢囊肿、乳腺肿块、甲状腺肿块等，这都与精神上的压抑有关。虽然没有直接的证据证明二者有必然的联系，但根据古代医理的推断，这个推测是可信的。现代医学的调查发现，独身和离婚且无性伴侣的男女性，其乳腺癌的发病率比一般人要高，患病后死亡率也较高。

葛洪说"故幽、闭、怨、旷，多病而不寿也"。"幽"就是关在监牢里没法有性生活的人；"闭"就是藏在深闺的千金小姐或闭门苦学的青年学子；"怨"就是名义上有配偶，可是没有实际的夫妻关系的人；"旷"就是没有丈夫或妻子的单身者。

有些人虽然有性生活，但由于情感、心理、观念等问题，往往

不能全身心地放开和投入，实际上也较难真正起到宣通气血的作用，也会导致相关疾病。

❸ 精神心理疾病：失眠、抑郁、暴躁等

我在临床上经常遇到一些成年女性，她们满脸愁容、面容憔悴，来求诊的主要问题是失眠。详细询问后，发现她们大多夫妻关系紧张，缺乏正常的情感交流和性生活。

人的大脑有兴奋和抑制作用，这是阴阳节律变化，如果一个人的大脑白天处于萎靡慵懒的半梦半醒状态，到了晚上也很难形成快速抑制。只有大脑有正常的亢奋，才能自动转入抑制。满意的性生活和高潮体验，对改善夫妻的睡眠质量很有帮助。人有了高质量的睡眠，第二天自然精神饱满。

中医认为，缺乏正常的夫妻情感和性生活，会使一些人肝气郁结，易抑郁，或是肝气郁而化火，成为肝火上炎，以致出现烦躁、易怒、头痛等情况。有些人还会出现梦交，古人称之为"鬼交"，这同样会影响睡眠质量和心情。

❹ 前列腺疾病和月经不调

成年男子如果长时间没有正常的性生活，但性冲动仍然存在，那么性冲动时便会使盆腔充血、精液和前列腺液充盈，然而充而不泄，郁滞在局部，就容易引发前列腺炎等疾病，出现孙思邈所说的"漏精尿浊"。长年累月，也可导致前列腺增生、肥大等疾病。前列腺增生会影响日后的正常性生活，还会导致排尿不畅、局部胀痛等。

成年女性很多年没有性生活的话，如果心境平和，没有性欲的冲动，则不会明显影响月经。如果所思不得，子宫及生殖器官反复充血和郁血，便会导致气血郁滞，容易诱发痛经、月经周期不规律等。健康的性生活可以使性器官产生较强的收缩扩张，使得局部血液循

环加速，有利于月经恢复正常。

　　把一粒种子埋在地下，等到春暖花开时，它一定会发芽、开花。如果你在上面放一块石头，那种子发芽、开花时，便会从石头的边上钻出来，这个时候，长出的花枝就是扭曲的。男欢女爱是自然规律，强行压制，一定会以病态的形式呈现，我希望每一位读者都不要在性爱之花上放那一块石头。

03

性生活过度，会导致哪些疾病

不被重视的病因

中医看诊时，可能会问一些西医不太会问的问题。我曾遇到一位来看高血压病的患者，我看他头发稀疏而油、面色潮红、眼圈暗黑、脉尺部无力，就问他："你是不是以前性生活较频繁？现在性功能不太好了？"他非常诧异："你怎么知道？"在西医看来，高血压病当然要检查血管、心脏、血脂、血压一类，不太可能去问一个高血压病患者的性生活如何。

还有一位患者有严重的复发性口腔溃疡，我问他是否最近有连续的性生活？他说："你不说我还真没有把这两者联系起来。是呀，我每次性生活一频繁，就会生口腔溃疡。"之前他都是到口腔科找医生看病，医生的诊断和治疗总是围着口腔转。

我读西医教材时，会特别留意每个病种前描述病因的那一段，但那一段常常写得很简单，或者干脆说"病因尚不明确"。这是因为，病因与结果之间的联系有时不是那么直接的，而是较难被发现的。

北京刮沙尘暴的原因是什么？有人说，是内蒙古等地的植被破坏所致。为什么植被被破坏了？因为放牧过度，羊把草吃光了。为什么要养那么多羊？因为有人要吃羊肉，有人要羊皮。羊皮用来做什么？做皮衣、皮鞋……最后你会发现，当你骂环境太差时，其实是因为爱美的你要买一柜子的皮鞋，说到底是因为人的贪婪。

性生活与疾病的关系，如沙尘暴与柜子里的皮鞋一样，并未被很多人重视与发现。古人常将此类疾病称为"暗疾"，黑暗的"暗"，不可明说，这个写法很形象。就好比你今天去商场买一百双皮鞋，第二天也不会马上刮沙尘暴一样，你今天性生活过度，第二天也不会马上就骨质疏松或耳聋。

性生活的频率

中医对待性生活非常理性，既不主张禁欲，也不主张纵欲，而是主张节欲。性生活既可养人，也可杀人。

可能有人要问，多少次性生活才算适度，才算有节制呢？古代有个基本的说法："人年二十者四日一泄，三十者八日一泄，四十者十六日一泄，五十者二十日一泄，六十者闭精勿泄。"当然，这也因个人的体质和健康状况而有所不同，身体强壮的人可能会频繁一些，身体虚弱的人可能会少一些，不必机械地按这个数来过性生活。

每个人可以根据自己的情况来判断合适的性生活频率，一般而言，如果性生活后的第二天或后几天都神清气爽，并无不适，就是可以接受的；如果第二天或后几天精神疲惫、腰酸背痛、头晕耳鸣、小便次数增加，或出现其他症状，那就可能是性生活过度了，要克制。

此外，古人认为性生活次数还应视季节的变化而调整，应做到天人合一，即"春二夏三，秋一冬无"：春天一月两次，夏天一月三次，秋天一月一次，冬天尽量避免性生活。

现实生活中，性生活的频次大致是多少呢？据统计，当代成年人的性生活差不多两三天一次，远远高于古人所主张的频率。我估计这也是所有哺乳动物中最勤快的。

其实，性生活主要有三个目的，一是繁衍后代，二是获得健康，三是追求感官和心理的快乐。对于大多数只想生一两个孩子的夫妻来说，繁衍后代恐怕不是主要目的，那么，性生活过度更多的就是为了感官的快乐，这样的人要尽量克制自己的欲望。

纵欲会带来哪些问题

❶ 早衰

中医认为，纵欲可耗伤肾精，而肾精是决定人体生长发育和衰老的物质基础。肾精包括脑髓、骨髓、脊髓等。频繁地过性生活，大脑会过多地分泌激素和神经递质，导致中医称之为"脑髓空虚"的状况，人就会出现精神疲倦、头晕、耳鸣、耳聋、听力下降、记忆力减退等问题。因此，可以将频繁射精及生殖道分泌体液看成是在射脑髓。

脊髓、骨髓失养，会出现腰酸背痛、膝软无力、骨质疏松、各类关节病等问题；头发失于精血的滋养，会出现脱发、发白、头发稀疏干枯、头发油等问题；牙髓失于精血的滋养，会出现牙齿松动、脱落，牙龈发炎等问题。

中国古代帝王都坐拥三宫六院，统计有出生和死亡日期的帝王有数百位，然而即使排除他杀致死者，他们的平均寿命也才 39 岁。曾有一个流行病学调查，数据显示性生活次数与人的健康和寿命成正比，也就是说性生活多的人，健康状况佳、寿命长。有人据此说，性生活越多越长寿，这完全是颠倒因果。实际上，健康长寿的人器官功能好，性生活次数自然比普通人多，而不是相反。

❷ 生殖功能下降

肾精也包括生殖之精，纵欲耗伤肾精，可导致精子质量下降、生育功能下降，甚至使男性出现阳痿、早泄、尿频、小便不畅等问题；女性则会有月经不规律，如经期提前或延后、崩漏、提前绝经等问题。无论男女，纵欲都可能导致不孕不育的问题。

我在临床上经常遇到不孕不育的患者，有时我会告诉他们要减少性生活，要养精，不要操之过急，欲速则不达。

❸ 免疫功能和修复机能下降

骨髓作为肾精的一部分，是化生精血之源，肾精不足的人，可致骨髓生血、化血功能下降，进而导致气血亏损。中医认为气有抵御外邪的作用，正气下降，人就容易感受外邪。体弱的人，性生活后容易出现冷空气过敏性鼻炎，许多有慢性炎症的人，如肝炎、肾炎、支气管炎、肺结核、肿瘤等的患者，往往在性生活后症状加重。白血病、再生障碍性贫血等疾病患者，也不宜性生活过多。

过度的性生活会消耗过多的性激素和神经递质，身体出于代偿，会加快合成以补充，这样就占用了身体的物质资源，影响其他抗炎激素的合成，如糖皮质激素。从中医的角度看，这个糖皮质激素就是肾阳。糖皮质激素是体内最强大的抗炎物质，一些免疫性疾病，如类风湿关节炎、红斑狼疮、皮肌炎等，常会在性生活后加重，就是这个道理。

另外，频繁地过性生活，容易引发女性生殖道炎症。正常情况下，满意的性生活可以使女性产生性高潮，生殖道会产生适量的分泌液，这些分泌液和男性的精液中均含有大量杀菌、杀病毒的成分，所以通常情况下不会有阴道炎或宫颈炎等炎症发生。说句更夸张的话，动物交配前从来不会清洗生殖器官，但它们几乎不会发生生殖道炎症。可以说，生物体内都含有天然的抗生素。但当性生活过于频繁时，一是男性精液或女性生殖道分泌液中的天然抗微生物物质的浓度会下降，古人称纵欲后射出的精液"薄"；二是女性阴道或宫颈长时间处于充血状态，黏膜的间隙增大，屏障的保护功能下降，因而容易引发宫颈炎、阴道炎及盆腔炎。如果炎症转化为慢性，还可能引起输卵管堵塞、子宫肌瘤、宫颈癌等疾病。

❹ 高血压病、糖尿病、高脂血症、动脉硬化等多种老年病

古代并无高血压病，这类人部分的症状表现为头晕、头胀、面红易怒，脉属弦，按中医的说法是"肝阳上亢"。临床上，慢性病的阳亢多半是阴虚所致——肾精不足，不能滋养肝阴，肝阴虚，则易导致肝阳上亢。另外，由于肾中精气是元阴元阳，肾精不足，也会引起心气不足，致心脏推动血脉无力，阻力加大，便会出现脉弦紧。

虽然现代医学并没有直接的证据证明性生活过度会导致高血压病，但从中医的角度来看，二者之间有明确的联系。

糖尿病、高脂血症、动脉硬化等老年病，是因为人吃进去的东西不能被消化掉而引起的。消化食物需要消化液和激素，肾中的元气一虚，就化不掉这些东西，致使盐及一些代谢废物的排泄功能下降，这样就容易导致血糖、血脂等堆积在体内，造成动脉硬化、冠心病、中风等疾病的发生。

❺ 后代发育不良

如前所述，纵欲可导致男性精液质量下降，女性子宫内环境及卵巢功能下降，在这样的情况下受孕，容易导致胚胎发育不良。明代医家张景岳认为"凡寡欲而得之男女，贵而寿；多欲而得之男女，浊而夭"。

可能有人会说："好，蒋医生，你说的有道理，可是我忍不住，做不到啊！"这倒是句大实话。其实这很正常，名医朱丹溪也一样。他很坦率，他说"夫以温柔之盛于体，声音之盛于耳，颜色之盛于目……谁是铁汉，心不为之动也？"美色在旁，谁能做一个不会动心的铁汉呢？因此，古人有一个办法，叫"上士别床，中士异被。服药百裹，不如独卧"。上等的修行是分床睡，中等的修行是两人分别睡在两床被子里。吃一百天补肾药，还不如一个人独自睡。

夫妻生活与别的养生方法不同，它涉及夫妻之间的理解与配合。夫妻的身体素质之间的差异、对性生活的态度与兴趣等，都会影响家庭幸福，这需要夫妻或伴侣之间真诚沟通、相互尊重与理解。

04

行房有道之房中术

　　对于性生活相关问题的讨论，人们的态度可谓冰火两重天，一方面，人们绝少在公共场合谈论此事；另一方面，内容夸张、污秽不堪的色情文学作品却长盛不衰。虽说"食、色，性也"，但公开谈论做菜与品菜可以，要是公开谈论性，往往会引起非议。人们常说没有爱情的婚姻是不道德的，其实在一般情况下，没有理想的性生活，爱情也会打折扣。换句话说，没有理想的性生活的婚姻同样是残缺的。遗憾的是，现实生活中，对性生活常识和技巧缺乏基本了解的大有人在。

　　中医书籍中探讨房中术，主要是为了保障夫妻的健康与子代的正常发育。因此，本节有关房中术的讲解，也主要是以增进夫妻情感、保障夫妻健康，以及孕育健康的子代为目的，希望读者能够正确对待。

对象：生物性与社会性的冲突

　　性保健与其他保健最大的不同在于，它是两个人之间的事，要获得理想满意的性生活，首要条件就是双方身体和心理的契合。然而，人类的性生活，除了具有生物性之外，更主要的是社会性。

　　在动物社会，健壮的雄性动物，总是意味着发育更好的性器官和更充足的雄性激素，这就更有可能吸引雌性动物，获得繁育健康子代的机会，因为这是一个弱肉强食、适者生存的世界。而在人类社会，人们选择配偶，并不完全是基于生理的健康水平，还有相貌、性格、经济实力及社会地位等多方面的考虑，这从一开始就埋下了不和谐的因素。

我在出诊时会遇到一些气血虚弱、反复感染生殖道炎症的女性，她们中的多数人和我说："蒋医生，我其实很注意个人卫生的。"我问到性生活问题时，她们会说："我每次性生活后都腰酸背痛，过一两天还会白带增多，我都有些反感、害怕过性生活了。"而有些陪诊的丈夫看上去非常壮硕，夫妻之间生理强弱差异十分明显，这样的两个人，性需求不可能一样。与之相反的是，有些女性健康、丰满，她们来求治的是失眠或乳房肿瘤问题，这与其肝气不舒、性生活不满意有很大的关系。这样的一类患者，她们的配偶不乏瘦小虚弱者。

当然，这种情况需要夫妻之间的互相体谅与理解，但大家要知道的是，掌握适当的性技巧就可以弥补生理差异带来的遗憾。对于有些病，确实得跳出疾病本身才能找到它的病因，所谓"治了病治不了命"，也有点儿这个意思。

那么，选择配偶是否应该以身体素质相当为原则呢？这对于强壮的夫妻来说是没有问题的，但对于虚弱的夫妻来说，则会导致后代更弱，所以选择配偶很难理想化。

古时男性择偶，多强调女性的容貌。比如毛发不能太粗，喉结不能太大，关节及骨骼不能太粗大，说话不能粗声粗气，声音要柔和，皮肤要光滑细腻，眼睛要明亮，性格要温顺……从现代的角度来看，这是女性化的表现，能达到这种标准，往往说明女方的雌性激素比较充足，雄激素没有异常，有利于孕育健康的子代。

时机：双方意愿最重要

古时房中术所述性技巧，最为强调的一点是男方不能操之过急。《玉房秘诀》中，彭祖说："交接之道，无复他奇，但当从容安徐，以和为贵。"他认为性技巧没什么玄虚，就是要从容、安定、缓慢，双方都有强烈意愿时才交合。什么叫有强烈意愿呢？古人提出男子有三至，女子有五至，这才是进行交合的时机。所谓"三至""五至"，就是男女双方性兴奋时，各脏腑之气到达了性器官，有这个火候就可以了。

具体描述是这样的："男有三至者，谓阳道奋昂而振者，肝气至也；壮大而热者，心气至也；坚劲而久者，肾气至也"。阴茎勃起，是肝脏之气到了；阴茎勃起壮大而温热，是心脏之气到了；阴茎坚硬而持久，是肾气到了。

女子"面上赤起，媚靥乍生，心气至也；眼光涎沥，斜觑送情，肝气至也；低头不语，鼻中涕出，肺气至也；交颈相偎，其身自动，脾气至也；玉户开张，琼液浸润，肾气至也。五气俱至，男子方与之合，而行九一之法，则情洽意美"。女子脸上皮肤潮红、面含笑容，是心气到了；眼光脉脉含情，是肝气到了；低头不语，鼻中有分泌物，是肺气到了；相互依偎，身体上肌肉颤动，是脾气到了；外阴张开、有分泌液，是肾气到了。女子有这五种表现，男子才可与之交合。

在《合阴阳》中，也有类似的女子性兴奋时的特征描述，被称作"五欲"。

技巧：兼顾健康与愉悦

❶ 情感与心理的调整

古代关于房中术的书籍中，不乏以男权为中心的论调，强调女子仅是男子采阴补阳的对象，这些内容是必须批判的。但是，有些书中的内容还是有正面意义的，比如强调行房时男女双方心理上都要从容、专心、愉快。

《素女经》中提出了"三气皆至"的要求——定气、安心、和志。"定气"就是呼吸平稳，人不慌张或不过于兴奋，要泰然对待，没有呼吸急促等情况；"安心"就是心态平和，没有七情（喜、怒、忧、思、悲、恐、惊）等情绪波动；"和志"就是男女双方的性欲和想法是和谐同步的，不是一方强求另一方的。

❷ 对呼吸的控制

强调性生活时对呼吸的控制，是中国古代房事养生的一大特点，这与房中术主要由修道的道士研究、推崇有关。

如《素女经》中说"浅内徐动，出入欲希"，所谓"出入欲希"，就是男子抽动阴茎时，必须有长而深的、缓慢的一呼一吸。虽然古时是从补精气的角度来强调这一动作，但从现代医学的角度来看，深长的缓慢呼吸可抑制交感神经，有利于使男性射精时间和高潮来临的时间延后，对调动女性的快感和令其产生高潮，有一定的帮助。

❸ 按摩与导引

古代房中术强调，正式交合之前一定要有嬉戏的动作，而且要将按摩抚摸穴位结合进去。

帛书《合阴阳》中叙述，合阴阳时，可握住对方的手，按摩从手腕外侧开始，沿着手臂外抚摸到腋旁，到达颈部，然后抚摸嘴唇下面，再围绕颈项抚摸一圈后，向下到达锁骨窝，最后才到乳房、腹部、耻骨及阴蒂。当然，这只是举个例子，一般人也不必这么机械，但其强调先弱后强、先外周再中心的观点是可取的。

《黄帝内经》《天下至道谈》及其他许多房中术著作中，都提出了导引的方法，包括著名的"七损八益"中的"八益"，也就是八种有益健康的房事导引方法，即性事保健方法。

八益

治气：晨起打坐，伸背松臀敛肛，导气下行至阴部。

致沫：导气下行后使阴液不断产生。

智（知）时：男女双方产生强烈性欲时再交会。

畜（蓄）气：交会时导气下行使阴部充满精气。

和沫：交会时动作和顺。

窃（积）气：交会时不要久恋，阴茎尚能勃起离去。

寺（待）赢（盈）：交会将结束时，静敛精气，导气下行。

定顷（倾）：将余精洒尽后结束。

这是八种有益健康的性生活时的措施。

还有七类有害健康的性生活习惯，必须避免。

七损

闭：无精可泄而交会。

泄：交会时大汗淋漓。

竭：交会无度，耗伤真精。

勿：想交会，却阳痿不举。

烦：交会时神昏气乱。

绝：女方无性欲而强行交会。

费：交会时急躁图快。

很多人误以为房中术是教人淫乐的，恰恰相反，传统房中术的主流思想是反对淫乐，这在"七损"中就可以看出。比如在男方阳痿或女方无性欲等情况下，便不能交合。他们也反对性生活过度，认为这会损伤肾精。这与现在一些人阳痿时服用伟哥或春药以贪图感官享受的做法正好相反。在这些传统书籍中，还反对性生活时动作过于孟浪剧烈，称这样的交合是"颠倒五脏，伤绝精脉"，容易致病。冲和子认为，"极情逞欲，必有损伤之病"，明确反对纵欲。

可以说，感官的愉快是为了追求满意的性生活，而满意的性生活是孕育健康后代的身体反应的保障——性生活时感官的愉快，本来就是让身体各种机能兴奋，为孕育下一代做准备。因此，单纯追求感官的快乐，并不是房中术的目的。这就如同做菜时加一些调料可使菜肴的味道好一些，可以增加人们的食欲，但味道本身并不是进食的目的，滋养身体才是。

05
什么情况下不可以有性生活

有一个词是"春暖花开"，其实，开花的不只是植物，还有动物——绝大多数动物只在春天发情、交配。为此，人们创造了一个贴切的词——"叫春"。雌性动物也只在此时吸引、接纳雄性。

有一种叫作人的奇怪动物，似乎从来没有发情期，又似乎是四季如春，每天都是发情期，不分任何时间，都可以做爱。然而，如果不考虑人的生理状况及所处环境、季节等因素的性爱，很可能不是做爱，而是做"害"。下面我就说一说哪些是不当有的爱。

中国古代很多著作中，都提出了在某些情况下不可以有性生活，大致可以分为三个方面：一是男女的身体在特定状况下不可以有性生活，这是人忌；二是在特定的天气和气候条件下，不能有性生活，这是天忌，这与中医主张天人合一、男女交会是阴阳相合的理论是一致的；三是在某些地理环境下，不宜有性生活，这是地忌。

行房原则之人忌

❶ 醉莫入房

人饮酒后容易兴奋，也就是人们常说的"酒能乱性"，但这不是

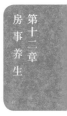

正常的自然兴奋，因此容易耗伤肾精，损伤肝脏及其他组织。

中医认为，酒后莫行房事，特别是在醉酒的情况下。如果酒后行房事，首先伤自身，其次伤对方——酒气熏天，不可能给对方带来好感，而且动作容易失去控制，会伤害对方。还有一个最重要的原因是，如果正在备孕，那么，无论男方还是女方，都不应该饮酒。正常情况下，生殖细胞从产生到成熟要三个月，因此，计划受孕的夫妻提前三个月就应该戒酒——酒精可以使生殖细胞基因突变。我国古代文化名人写下了很多流传千古的佳句，他们的生活似乎充满了诗情画意，但其中不少人在生活习惯上其实并不健康，有的人嗜酒如命，结果生下了痴呆儿，陶渊明的五个儿子就全是痴呆。

❷ 有不良情绪时禁欲

性生活本是两情相悦、灵与肉融会的好事。如果任何一方处于恼怒、忧悲、惊恐等不良情绪下，身体就会处于气血逆乱、五脏阴阳失衡的状态，此时过性生活，一是感官上难以令人满意，二是失精可加重气血阴阳的紊乱。

孙思邈认为，愤怒时行房，易发痈疽。什么是痈疽呢？就是化脓性炎症。因失精而耗阴，阴虚则阳亢，再加上恼怒也是阳气亢奋，因而易致阳气郁于体内化热生痈疽。

恐惧时行房，易发生劳病。恐伤肾，肾虚情况下再伤肾，易引起虚劳疾病。

再者，情绪不良时行房，如果受孕，易影响胎儿的发育，这个内容我在下一节会详细讲。

❸ 疲劳时禁欲

人在较为疲劳时也不应该进行性生活，如远行、做重体力活、休息不好等情况下，此时气血虚弱，行房可加重身体的耗伤，也不会有高质量的分泌液和充足的激素，对受孕不利。

❹ 病期慎欲

我曾有位患者，是个小伙子，得了慢性肾炎，治了很长时间，他的尿里反反复复有红细胞和蛋白质。我问他是不是有自慰的习惯，他说每周都有，我就让他必须先断了这个习惯，然后才给他开方。后来他戒掉了这个恶习，同时采用中药治疗了一段时间，最终完全康复。

很多疾病的加重与复发，都与疾病期间的性生活有关，中医里有个病名就叫"房劳复"，又称"阴阳易"。古时感染性发热是最常见的病症，人发热时，身体调动气血等主要资源，与细菌、病毒等邪气进行斗争，如果此时行房，消耗了肾精和身体的气血，与邪气斗争的元气势必减弱，修复机能也会下降，疾病就有可能加重。如果是在康复期，疾病也可能会复发。

此外，生病期间，人的生殖细胞质量没有达到最佳，女方的内分泌也不理想，如受孕，易出现遗传性疾病。

❺ 经期禁欲

女性经期时子宫内膜会脱落，整个子宫内有一个大的创面，宫颈口也处于张开状态，如果此时进行性生活，极易发生感染，导致女性出现各种妇科炎症，并引发痛经、月经不规律等问题，严重的可导致妇科肿瘤的产生。一些无良媒体或所谓"专家"声称经期可以过性生活，这绝对是错误的，不可提倡。

❻ 孕期早晚阶段、产后百日内禁欲

中国古代主张女性在怀孕期间禁欲，但现代医学主张孕早期头三个月及后三个月禁欲，孕中期三个月可以有性生活，但必须节制。

注意，如果女方有流产史，整个孕期都应禁止性生活。

孕期女性的精血主要用来滋养胎儿，若进行性生活就会消耗精血，不利于胎儿成长发育。另外，性生活也易引发感染，会危害胎儿，甚至导致流产。

孕期禁欲，对性欲正常的男性来说是一个考验，更是爱护妻子的一个机会。

❼ 哺乳期节欲

中医认为，乳汁乃女性阴血所化生。我在临床上发现，许多干瘦的阴血虚女性，往往乳汁特别少，这说明阴血与女性乳汁之间有明确的联系。因此，中医主张哺乳期虽然可以有性生活，但还是要尽量减少，这才有利于保证乳汁的高质量。如果性生活过度，可能会降低乳汁质量，影响婴儿的正常发育，容易导致孩子患各类疾病。

行房原则之天忌

古人认为，男女交合如同天地阴阳相合，其原理是一样的。因此，如果自然界出现极端异常的变化，就不可以有性生活。

孙思邈在《千金要方》中提到，日食月食、雷电暴击、狂风大雨、山崩地裂、奇寒异热等天地阴阳错乱之时，不可同房。如果此时同房受孕，可能使后代患各类疾病。

"交会者当避……大风大雨，大雾大寒大暑，雷电霹雳，天地晦冥，日月薄蚀，虹霓地动。若御女者，则损人神，不吉。损男百倍，令女得病，有子必癫痴顽愚，喑哑聋聩，挛跛盲眇，多病短寿，不孝不仁。"

虽然行房的天气禁忌不必完全如孙氏所说的那样，但天象异常确实可以导致胎儿的基因表达改变而影响后代的体质。曾有一位科学家根据人的出生日期与寿命进行研究，除去意外事故，他发现太阳黑子活动期间受孕而生的人，寿命比其他时间出生的人要短，这具有统计学意义。

行房原则之地忌

人类的性生活，多半在房屋内进行，故有"房事"之名。行房之时，房屋周围没有不卫生或污浊的异物，屋内寝具应洁净、舒适、令人愉快，这是最起码的要求——舒适愉快的环境有利于创造两情相悦的氛围。

《千金要方》中提出，在墓地、灶旁、井边等，都不可以进行性生活，这可能与行房卫生和心理有关。另外，在宗教场所如寺庙等地，更万万不可以有性生活，因为这有悖社会公序良俗，也会亵渎信仰和伤害信教人员的感情。

两情若是久长时，又岂在朝朝暮暮。如果你爱慕我，也请你爱护我，请不要以爱的名义伤害我。我编了一段词，有机会你不妨说给你的爱人听一下。

当你醉了，身体累了，心情很坏，请别说爱我；

当姨妈来了，肚子大了，还在喂奶，请别说爱我；

当风雨来了，寒热难耐，电闪打雷，请别说爱我。

06

什么时机怀孕有利于生个健康宝宝

　　优生，就是在怀孕之前或孕期采取一些适当的方法，以保证生一个健康的宝宝。在正式讲优生的内容之前，我先讲一则重大的科学发现。

　　可能大家都认为，过量摄入高脂、高糖食物，会诱发高血压病、冠心病、糖尿病等，也许还会认为富裕地区的人更容易得这类病。但在20世纪70年代，挪威科学家安德斯·福斯达尔（Anders Forsdahl）发现，事实好像并不是这样。他发现同一地区的人群中，冠心病死亡率及血脂高低与其现在的生活水平没有关系，而是与该地区人群婴幼儿时的生活状况有关系，如果婴幼儿时营养不良，成年后冠心病死亡率就高。后来，南安普敦大学的巴克（Barker）教授顺着这条线索继续研究，在全英格兰和威尔士调查后发现，低出生体重儿群体成年后冠心病死亡率高。后来，更多科学家进行了相关研究，结果显示，不只是冠心病，还有高血压、2型糖尿病和高脂血症、癌症、骨质疏松等多种疾病，都与婴儿出生时的状况有关。胎儿期母体营养缺乏或过度，都会影响胎儿的器官发育，而人体有相当多的器官主要在胎儿期及婴儿期基本成型，如胰岛的发育在四岁前就差不多定型了。巴克教授认为，成年以后所患的这些慢性病，其实在胚胎期就已种下了病根，这就是成人疾病胎源说。

一说到某种病是娘胎里带来的，可能很多人会联想到遗传或是基因，其实这几个词之间有联系，也有区别。就好比是建造一栋大楼，设计图纸如同基因，施工便如同胎儿在母体内的发育生长。如果设计有重大缺陷，也就是基因有问题，胎儿的生理就会有重大缺陷；在母体子宫内的发育，需要各种营养，如氧气、糖、氨基酸、脂肪、维生素、矿物质、激素等，这些就如同建筑施工材料，其质量、数量、修建装配是否合理等因素，都会影响建筑质量及功能，如果这些营养过低或过高，就会影响基因的表达。

科学家发现，除了极少数重大的基因缺陷疾病，绝大多数成年人所患的慢性病中，父母基因因素占比不到百分之四十，而孕期的发育因素则占百分之六十以上。所以，在妈妈肚子里的九个多月的发育，决定了宝宝一生的健康，这绝不是夸大之词，而且妈妈孕前的各种状态也与孕期胎儿的发育有重大关联。

怀孕的适宜年龄

古时由于战争及妇女地位问题，女性大多早婚，但是现在城市里很多女性很晚才结婚生子，这其实不利于生育健康的宝宝。

按照《黄帝内经》的说法，"三七，肾气平均，故真牙生而长极；四七，筋骨坚，发长极，身体盛壮"，也就是说，在三七（二十一周岁）至四七（二十八周岁）之间怀孕，是女性身体最强壮、肾中精气最完备的时候。

可能有人认为，只要女性能排卵，且卵子质量很好，什么时候怀孕都可以。从基因的角度来说，当然没问题，但如前文所说，基因的表达，器官组织的发育完成均依赖于母体的精气、激素及营养水平。而女性三十五岁以后，各类指标和功能就开始下降了，因此我建议受孕年龄不要太大。

怀孕的适宜季节

虽然健康成年女性每个月都会排卵，从理论上讲，每个月都可以受孕，但按照中医天人合一的理论来看，春季受孕较为理想。

有科学家曾做过调查，自然人群受孕季节有两个高峰，一是春季，一是秋季，其中春季更高一些。可以看出，人类虽然没有发情期，但多多少少还是会受季节的影响。人的生理激素在春季处于最有利于受孕的状态，因此，一般情况下春季怀孕，深秋或初冬生下孩子更好一些。

母体在孕前的月经及激素状况

中医认为，月经是女性气血的晴雨表，女性判断自己的身体状态是否适合怀孕的一个比较简单、可靠的指标便是月经是否正常，而且最好要看连续 3 个月的状态。通常情况下，月经周期在 28 天左右，行经 3～5 天干净，经血量不是太多或太少则说明身体状态较好。若月经量太多而色红，多有血热或气虚的倾向；太少的话，可能有精血不足或其他原因。月经提前或错后以不超过 5～7 天为宜。行经时如果痛经，调理到没有此症状再怀孕较理想——痛经往往表明子宫内环境不理想，气血不通畅。

还有一个简单的判断方法，就是监测自己的基础体温。基础体温就是早上起来睁开眼，不喝水、不活动，拿一支口腔体温计，放在舌下含 3～5 分钟，记录下连续 3 个月的体温。也可以在网络上下载一个基础体温曲线图或相关的软件，每天做好记录（可参看 P400 的示例表）。正常女性的基础体温是双相的，也就是女性排卵后基础体温会升高约 0.5℃，这叫高温相，在此期间同房容易受孕，一般高温相会持续14 天左右，然后体温下降，就代表很快又要来月经了。所以正常女性的基础体温有低温相和高温相之分，叫双相体温。如果一个女性连续3 个月的基础体温都是理想的双相体温，且身体没有其他问题，就可以考虑受孕。

如果一个人的基础体温忽高忽低，或者高温相不到 14 天，只有 12 天或更短，甚至根本没有高温相，那么她的卵巢功能或其他激素就可能存在问题。如果卵巢或其他激素水平不正常，即便怀孕了，也可能会有流产或者胎儿发育不良的情况发生。

如果女性基础体温不理想，或者平时有月经不调的话，最好去医院查一下性激素六项，看看自己的性激素水平是否正常。如果不正常，可以找中医调理至正常水平，再考虑受孕。

母体在孕前的身体状况

胎儿的发育影响孩子一生的健康，所以女性想要宝宝的话，一定要在自己身体状况最佳时怀孕。我们国家于 2003 年取消了婚前强制婚检，改为自愿婚检，但随后我国新生儿生理缺陷率就大幅上升。如果没有强制婚检，许多人根本就不会去体检，以致每年都有几十万有生理缺陷的新生儿给家庭和社会带来巨大的痛苦与负担。我在此呼吁，受孕前一定要做婚检，也呼吁国家立法恢复强制婚检。

除了体检数据外，女性体重也是个重要的指标。体重过轻，说明营养储备不好，易生低体重儿；体重超重，或孕期体重增加过大，易生超重儿。低体重或超重，对孩子的发育和终身健康都会产生不良影响。

受孕前后，女性是否处于精神比较平和的状态也很重要，在过于焦虑、抑郁、愤怒等情绪不稳定的情况下，家庭内有重大矛盾的情况下，有麻烦事缠身影响情绪的情况下，均不宜受孕。

孕期母体的情绪，会通过血液中大脑释放的递质影响胎儿大脑的发育。曾经有科学家通过实验发现，不断刺激受孕的母鼠，激怒这些母鼠，这些母鼠生下来的小鼠就容易有攻击行为，会不断撕咬其他老鼠。母鼠释放的一些神经递质会影响小鼠，这就等于在告诉这些小鼠："孩子，你将来到一个充满斗争的世界。"因而小鼠会发育出一个有攻击性思维的大脑。

明代医家张景岳提出，一个人在心情紧张或郁怒的情况下受孕，可以导致后代"夭枉残疾"。后经证实，这是有科学根据的。

母体在孕前的疾病状况

如果夫妻双方中的任何一方处于各类疾病急性期时，如肝炎、肾炎、肺结核、生殖器官炎症、高热等，要尽量等恢复健康以后再考虑受孕。因为这些疾病会影响卵子和精子的质量，受孕后，也会影响受精卵的发育，易造成流产、早产、胎儿畸形、胎儿智商缺陷等问题。此外，治疗这些疾病所用的药物也会对胎儿产生不利影响，因此，应在疾病痊愈后再怀孕。

需要注意的是，孕妇在孕期头三个月内想要服用化学药物之前，必须先咨询医生，然后再决定是否要吃。

烟酒也能影响受精卵发育，尤其是大量饮酒可使孩子体力、智力低下，甚至造成畸形。所以，夫妻双方最好在受孕前三个月或更早的时间开始忌烟酒。

夫妻任何一方在特殊环境工作的，如放射线室、同位素室、麻醉室、手术室以及化工行业等频繁与放射物、有毒物接触的地方，最好调离岗位三个月以上方可受孕。

　　怀孕，必须天时、地利、人和俱全，选择最佳时机受孕，是真正的防病于最初。